中老年
长寿保健千问千答

王迪 ◎ 编著

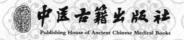

图书在版编目（CIP）数据

中老年长寿保健千问千答 / 王迪编著. -- 北京：中医古籍出版社, 2023.9
ISBN 978-7-5152-2714-6

Ⅰ. ①中… Ⅱ. ①王… Ⅲ. ①中年人—长寿—保健—问题解答②老年人—长寿—保健—问题解答 Ⅳ. ①R161-44

中国国家版本馆 CIP 数据核字 (2023) 第 141530 号

中老年长寿保健千问千答
王 迪 编著

策划编辑	姚 强
责任编辑	李美玲
封面设计	韩海静
出版发行	中医古籍出版社
社　　址	北京市东城区东直门内南小街 16 号（100700）
电　　话	010-64089446（总编室）010-64002949（发行部）
网　　址	www.zhongyiguji.com.cn
印　　刷	德富泰（唐山）印务有限公司
开　　本	710mm×1000mm　1/16
印　　张	22
字　　数	419 千字
版　　次	2023 年 9 月第 1 版　2023 年 9 月第 1 次印刷
书　　号	ISBN 978-7-5152-2714-6
定　　价	59.00 元

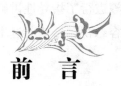

前　言

中老年人是最应该注重健康和保健的人群，虽然中年是人生最辉煌的阶段，但是机体已经由盛转衰，许多健康隐患在中年时期开始暴露：眼睛变花、视物不清，皮肤干皱，大脑开始衰老而健忘，骨密度明显降低、易发生骨折，腰、颈、髋关节等出现不同程度的劳损，对脂肪消化能力降低、易患高脂血症等等。尤其是在生活工作节奏越来越快的今天，中老年人免疫功能常处于失衡状态，各组织脏器的功能都开始减退，抵抗力、免疫力都开始下降。

虽然人体的衰老是一个必然的过程，但健康长寿却取决于自己。要想长寿就必须学会保健，只有身体健康才能长寿，益寿延年始于健康。健康长寿的内涵包括两个方面：一是机体的健康，就是生理上没有疾病；二是精神的健康，就是拥有良好的心态。只要以健康为基础，以长寿为目标，有意识地进行自我保健，健康的钥匙就掌握在自己手中。

保健方法人人都懂，但是操作实施起来，又会遇到很多困惑，如中老年保健品该怎么选择？药物进补为什么没有效果？拍打健身需要注意什么？捏脊疗法应该怎样操作？癌症的发病信号是什么？……为了更好地帮助中老年人解决这些问题，科学、合理地养生保健，我们编写了这本《中老年长寿保健千问千答》，希望通过给予中老年人正确的指导，让中老年人怀着轻松、愉快的心情，健康地过好每一天。

针对中老年人的生理特征、日常生活、养生保健、饮食健康、体育锻炼、疾病防治等方面，本书进行了详尽、全面的剖析，具体包括头面部、腰腹部、颈胸部及四肢部位的对应疾病、成因、表现和保养方法；中华传统的养生长寿方法，如揉腹、按摩、刮痧、拔罐等；在日常饮食中如何均衡营养，科学指导中老年人合理安排膳食，改善饮食习惯；心肌梗死、高脂血症、高血压、骨质疏松等中老年常见疾病的防治；癌症的信号和预防；适合中老年人的体育运动，如散步、骑自行车、健身球、太极、八段锦等；中老年人用药和进补的原则与禁忌；还围绕中老年人常见和多发的心理问题，如孤独症、抑郁症、疑病症、丧偶的心理调适、再婚心理障碍、退休偏异心理等进行了指导性讲解。

　　中老年人群的身体健康不容忽视，希望通过本书，能够解决中老年人常遇到的问题，健康快乐安度晚年。

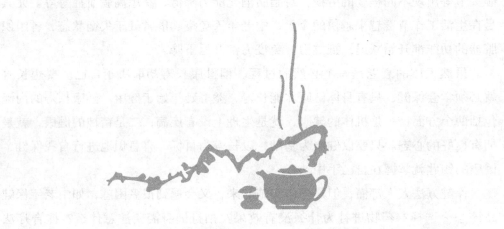

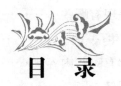

目 录

第一章 老年人的养生益寿：寿星都是"养"出来的

第一节 老年人的天年与长寿 ········· 2
世界人口平均寿命是多少 ········· 2
人的自然寿命究竟有多长 ········· 3
为什么要树立人寿逾百的新观念 ········· 4
哪些人会长寿 ········· 5
女人为何比男人长寿 ········· 6
夫妻恩爱有益长寿吗 ········· 7
为什么说勤奋有助于长寿 ········· 8
长寿者的典型性格 ········· 8
弹丸小国圣马力诺的居民为何长寿 ········· 9
世界五大长寿之乡的长寿秘诀是什么 ········· 10

第二节 老年人正确面对衰老 ········· 12
人体器官何时开始衰老 ········· 12
激素与衰老有何关系 ········· 14
血液老化是衰老的根源 ········· 15
老年人的呼吸系统有哪些变化 ········· 16
消化系统衰老首先体现在味觉退化上吗 ········· 17
衰老导致神经系统的变化 ········· 18
血管的衰老有哪些表现 ········· 19
衰老是如何影响肾功能的 ········· 20
排尿困难是因为前列腺衰老吗 ········· 20
衰老对生殖系统的影响 ········· 21
衰老会使骨骼出现哪些变化 ········· 22

		老年人关节衰老的表现有哪些	23
第三节	**中老年人的中医养生**		**24**
		中医传统养生学说都有哪些内容	24
		什么是中老年养生保健16宜	25
		什么是中医常说的体质养生	26
		足浴为何是老年人的养生妙法	27
		推拿主要有哪些作用	28
		艾灸疗法主要分为几种	29
		老年人在什么情况下可使用耳针疗法	29
		中老年人刮痧要注意什么	30
		中老年人拔罐有哪几种方法	31
		局部熏洗法包括哪几种	32
第四节	**中老年人的四季养生**		**34**
		四季变化对中老年人的身体有什么影响	34
		老年人为什么要"春捂"	35
		中老年人在春季有哪"四不"	36
		如何解决中老年人春困问题	37
		夏季饮食有哪些诀窍	38
		长夏为何要防湿	39
		秋季养生要注意什么	40
		什么是秋冬养阴	40
		冬季如何调理饮食	41

第二章 中老年人的饮食营养：吃出健康的"长寿之星"

第一节	**中老年人的膳食指南**		**44**
		什么是中国老年人平衡膳食宝塔	44
		为什么要食物多样，谷类为主，粗细搭配	45
		为什么要多吃蔬菜水果和薯类	46
		为什么要每天吃奶类或其制品	47
		为什么要每天吃大豆或其制品	48
		为什么要常吃适量的鱼、禽、蛋和瘦肉	49

为什么要减少烹调用油，吃清淡少盐膳食	50
为什么要吃新鲜卫生的食物	51
为什么饮食要酸碱平衡、荤素搭配	52
为什么老年人要重视预防营养不良和贫血	52

第二节 中老年人的一日三餐 54

为什么中老年人一定要吃早餐	54
中老年人健康早餐的黄金法则是什么	55
中老年人午餐时可适量多吃的食物是什么	56
什么是中老年人健康午餐的"三不"	56
中老年人的午餐为何要吃饱	57
中老年人为何晚餐要吃少	57
丰盛晚餐真的是中老年人的"催命餐"吗	58
中老年人健康晚餐应注意些什么	59

第三节 中老年人的饮食习惯 60

为什么老年人饮食宜清淡	60
"三菜一汤"能保健康吗	60
"两粥一饭"能让中老年人颐养天年吗	61
中老年人饭前可先喝点儿肉汤吗	62
汤泡饭是老年人的健康饮食习惯吗	63
为什么老年人吃饭宜八分饱	63
食物"趁热吃"好吗	64
早盐晚蜜是最适合中老年人的饮食习惯吗	65
为什么说中老年人"早吃生姜赛参汤"	65
中老年人饭后的错误习惯有哪些	66

第四节 中老年人的健康食物 68

中老年人适量吃些玉米有什么好处	68
为什么说老年人吃黑木耳好处多	69
老年人常吃花生的好处有哪些	70
豆腐渣也能帮中老年人防病保健吗	71
茯苓是中老年人的滋补良品吗	71
老年人多吃菇类有哪些益处	72
红枣是老年人的养生佳品吗	73

老年人常吃茄子有哪些好处 ·· 74
　　　芹菜对中老年人有哪些功效 ·· 75
　　　为什么说胡萝卜是明目抗衰老的良品 ······································ 76
第五节　**患病中老年人的饮食** ·· **77**
　　　老年糖尿病患者该怎么吃 ··· 77
　　　老年心脑血管疾病患者该如何吃 ·· 79
　　　老年痛风患者的饮食要注意什么 ·· 80
　　　老年脑出血患者应该如何吃 ·· 81
　　　中老年癌症患者应该如何调配饮食 ··· 81
　　　中老年胃炎患者如何食疗养胃 ··· 83
　　　中老年肝炎患者的饮食要注意什么 ··· 83
　　　中老年肠炎患者如何食疗 ··· 84
　　　中老年肾病患者的养肾佳品有哪些 ··· 84
　　　老年前列腺肥大患者的饮食注意事项有哪些 ···························· 85
　　　阿尔茨海默病患者应该如何吃 ··· 86

第三章　老年人的运动锻炼：科学锻炼，延年益寿

第一节　**老年人的运动原则** ··· **89**
　　　老年人在运动时要遵循哪几个原则 ··· 89
　　　运动对老年人的身体有哪些影响 ·· 90
　　　老年人应怎样制订健身计划 ·· 90
　　　老年人要养成的良好运动习惯有哪些 ····································· 91
　　　老年人怎样科学安排运动量 ·· 91
　　　老年人怎样控制运动强度 ··· 92
　　　老年人晨练好还是暮练好 ··· 92
　　　老年人四季运动锻炼守则是什么 ·· 94
　　　老年人初期运动健身方案 ··· 94
　　　老年人中期运动健身方案 ··· 96
　　　老年人长期运动健身方案 ··· 97
第二节　**老年人的最佳运动** ··· **98**
　　　老年人最好的运动是快走吗 ·· 98

八段锦可帮助老年人延缓衰老吗……………………………… 98
　　为什么说老年人多游泳可强健筋骨…………………………… 99
　　常练太极拳对老年人身体有好处吗…………………………… 100
　　每天骑自行车可健脑抗衰吗…………………………………… 101
　　为什么跳扇子舞有益老年人身心健康………………………… 102
　　中华通络操对老年人有什么益处……………………………… 103
　　老年人怎样使用霸王鞭………………………………………… 103
　　为什么老年人要多练太极柔力球……………………………… 104
　　无极健身球可让老年人敲出好心情吗………………………… 104

第三节　老年人的保健小动作……………………………………… **106**
　　为什么老年人要学会呼吸健身………………………………… 106
　　老年人伏案保健操怎么做……………………………………… 106
　　老年人边看电视边保健的运动有哪些………………………… 107
　　老年人常搓脚心可防病健身吗………………………………… 108
　　四肢行走健身法的益处是什么………………………………… 109
　　忙碌的老年人为何更适合原地慢跑健身……………………… 110
　　为什么老年人经常高抬腿可健身……………………………… 111
　　老年人可以经常甩腿扭膝吗…………………………………… 111
　　老年人可用的耳朵保健妙招有哪些…………………………… 112
　　老年人多叩齿有什么好处……………………………………… 113

第四节　患病老年人的运动方案…………………………………… **114**
　　老年人听力障碍该如何运动…………………………………… 114
　　老年人中风后应如何进行运动锻炼…………………………… 114
　　老年腰腿痛患者该如何运动…………………………………… 115
　　老年便秘患者可做哪些运动…………………………………… 116
　　老年肩周炎患者该怎样运动…………………………………… 116
　　老年颈椎病患者该怎样运动…………………………………… 117
　　骨质疏松的老年人怎么进行锻炼……………………………… 118
　　缓解老年人神经衰弱的运动有哪些…………………………… 118
　　适合痛风患者的运动疗法……………………………………… 119
　　适合冠心病患者的运动………………………………………… 120
　　高血脂的老年人该如何运动…………………………………… 120

　　　　糖尿病患者的运动方案 ·· 121
第五节 老年人运动伤害防治·· **122**
　　　　老年人运动前必做的准备活动有哪些 ································ 122
　　　　老年人运动前必做的基本活动有哪些 ································ 122
　　　　老年人运动后必做的放松活动有哪些 ································ 123
　　　　老年人运动健身与气温有什么关系 ···································· 123
　　　　运动时如何防治软组织急性闭合性损伤 ···························· 124
　　　　运动时如何防治软组织慢性损伤 ······································ 126
　　　　运动时如何防止膝关节慢性疼痛 ······································ 127
　　　　运动时如何防止颈肩及下腰部慢性疼痛 ···························· 128
　　　　心血管病人应避免哪些运动伤害 ······································ 128
　　　　运动性晕厥该如何防治 ·· 129

第四章　中老年人的睡眠健康：睡出身心的"年轻态"

第一节　中老年人的睡眠习惯·· **132**
　　　　中老年人睡眠的特点是什么 ·· 132
　　　　睡眠有哪四个阶段 ·· 133
　　　　睡眠周期与精神状态有什么关系 ······································ 133
　　　　什么是浅睡眠与深睡眠 ·· 134
　　　　怎样调整生物钟 ·· 134
　　　　什么是有益中老年人健康的睡姿 ······································ 136
　　　　午睡对中老年人的好处有哪些 ·· 138
　　　　中老年人白天打盹儿有益健康吗 ······································ 138
　　　　中老年人需要多少睡眠时间 ··· 139
　　　　8小时睡眠是必需的吗 ·· 140
第二节　中老年人的睡眠环境·· **141**
　　　　为什么中老年人宜住朝南房间 ·· 141
　　　　为什么中老年人居室室温不能过低 ··································· 142
　　　　为什么中老年人的住处不宜太安静 ··································· 142
　　　　为什么中老年人不宜睡软床 ··· 143

中老年人枕头高度的标准是多少 …………………………………… 143
　　　中老年人常用的安眠保健药枕有哪些 ………………………………… 144
　　　为什么要勤晒棉被 ……………………………………………………… 145
　　　中老年人应怎样选择床单 ……………………………………………… 146
　　　如何用照明来创造舒适的睡眠环境 …………………………………… 146
　　　为什么睡前要避免使用电脑和手机 …………………………………… 147

第三节　**中老年人的睡眠问题**……………………………………………**148**
　　　中老年人良好睡眠的标准是什么 ……………………………………… 148
　　　老年人梦多好还是梦少好 ……………………………………………… 148
　　　什么是睡眠呼吸暂停综合征 …………………………………………… 149
　　　睡眠呼吸暂停综合征会造成记忆力减退吗 …………………………… 150
　　　代谢综合征与失眠有关系吗 …………………………………………… 150
　　　帕金森病常会有睡眠障碍吗 …………………………………………… 151
　　　呼吸肌肉麻痹病人为什么会发生睡眠障碍 …………………………… 151
　　　如何防止睡眠中癫痫发作 ……………………………………………… 152
　　　精神分裂症和失眠有没有关系 ………………………………………… 153
　　　反应性精神病会失眠吗 ………………………………………………… 153
　　　引起中老年人睡眠障碍的疾病有哪些 ………………………………… 154

第四节　**中老年人失眠的自然疗法**………………………………………**155**
　　　大步行走能带来好睡眠吗 ……………………………………………… 155
　　　温热手脚也可帮助入睡吗 ……………………………………………… 155
　　　为什么热毛巾敷眼助入眠 ……………………………………………… 156
　　　中老年人泡温水澡可以助眠吗 ………………………………………… 156
　　　哪些音乐对中老年人有催眠作用 ……………………………………… 157
　　　怎样用瑜伽呼吸法改善失眠 …………………………………………… 157
　　　怎样用反射疗法改善失眠 ……………………………………………… 158
　　　为什么勤练"甩手功"能助眠 ………………………………………… 158
　　　怎样做安心宁神操助眠 ………………………………………………… 159
　　　为何勤练"45度倒立"可摆脱失眠 …………………………………… 159
　　　梳头也能治疗失眠吗 …………………………………………………… 160

第五章 中老年人的健康预警：疾病信号早知道

第一节 中老年人的头面异常·· **162**
    中老年人经常头痛仅仅是头的问题吗 ································ 162
    偏头痛是怎么一回事 ·· 163
    持续性头痛需要警惕脑肿瘤吗 ·· 163
    后枕部头痛是颈椎病引起的吗 ·· 164
    高血压患者的头部常有哪些症状 ··· 164
    中老年人久蹲站起头晕是什么原因 ··· 165
    中老年人哈欠不断为什么要首先排查脑卒中 ·································· 165
    中老年人头发早白要预防什么病 ··· 166
    中老年人白发突然转黑是好事吗 ··· 166
    为什么有的中老年人会出现"鬼剃头" ·· 166
    为什么老年人要注意面部出现老年斑 ··· 167
    为什么有的中老年人脸上突然长出小胎毛 ····································· 168

第二节 中老年人的耳鼻异常·· **169**
    耳朵色泽如何反映全身疾病 ·· 169
    中老年人为什么会出现耳鸣 ·· 170
    为什么有的中老年人耳垂出现皱褶 ··· 170
    为什么中老年人要注意耳痛 ·· 171
    中老年人耳中分泌物过多是什么原因 ··· 171
    为什么鼻子能反映五脏六腑的疾病 ··· 172
    鼻子呼出臭气是疾病信号吗 ·· 173
    鼻子发红可能与毛囊虫有关吗 ·· 174
    中老年人鼻痒提示哪些疾病 ·· 174
    中老年人流鼻血不止需防血压增高，对吗 ····································· 174
    怎样从人中的颜色来查病 ··· 175

第三节 中老年人的手足异常·· **176**
    指甲形状是健康的晴雨表 ··· 176
    手指甲的纹理与健康有什么关系 ··· 176
    为什么手指甲月牙儿是健康的晴雨表 ··· 177
    中老年人指甲颜色变化预示着哪些疾病 ··· 178

怎样从指甲的厚薄变化了解健康状态 …………………………… 178
　　为什么中老年人指甲上翘易裂需防贫血 ………………………… 179
　　鼓槌指可发现哪些早期疾病 ……………………………………… 179
　　中老年人手掌掌纹能反映哪些疾病 ……………………………… 179
　　中老年人腿痛有可能是冠心病吗 ………………………………… 182

第四节　**中老年人的十大高发病信号** ……………………………… **183**
　　中老年人患冠心病的信号是什么 ………………………………… 183
　　中老年人患心绞痛的信号是什么 ………………………………… 183
　　中老年人患心肌梗死的信号是什么 ……………………………… 184
　　中老年人患高血压的早期信号是什么 …………………………… 185
　　中老年人患中风的信号是什么 …………………………………… 185
　　中老年人患糖尿病的信号是什么 ………………………………… 186
　　中老年人患病毒性心肌炎的信号是什么 ………………………… 187
　　中老年人患病毒性肝炎的信号是什么 …………………………… 188
　　中老年人患一般性抑郁症的信号是什么 ………………………… 189
　　患更年期综合征的信号是什么 …………………………………… 189

第五节　**中老年人的九大高发癌信号** ……………………………… **191**
　　中老年人患胃癌的信号是什么 …………………………………… 191
　　中老年人患肺癌的信号是什么 …………………………………… 192
　　中老年人患肝癌的信号是什么 …………………………………… 192
　　中老年人患乳腺癌的信号是什么 ………………………………… 193
　　中老年人患食管癌的信号是什么 ………………………………… 194
　　中老年人患大肠癌的信号是什么 ………………………………… 194
　　中老年人患宫颈癌的信号是什么 ………………………………… 194
　　中老年人患膀胱癌的信号是什么 ………………………………… 195
　　中老年人患前列腺癌的信号是什么 ……………………………… 196

第六章　老年常见疾病防治：做好自己的健康顾问

第一节　**老年常见脑疾病** …………………………………………… **198**
　　老年人如何预防脑卒中的发生 …………………………………… 198
　　老年人患过脑卒中还会复发吗 …………………………………… 199

老年人得了脑卒中会遗传给子女吗 ················· 199
　　老年人脑卒中康复治疗包括哪些内容 ················ 200
　　老年脑卒中患者应怎样进行自我用脑训练 ············· 200
　　老年人脑卒中痊愈后没有后遗症还需要吃药吗 ·········· 201
　　中老年人如何预防脑出血 ························· 201
　　为什么低血压的老人要防脑血栓 ····················· 202
　　帕金森病和帕金森综合征是同一种病吗 ··············· 203
第二节　**老年常见心血管疾病**······························**205**
　　老年高血压患者应如何检测血压 ····················· 205
　　没有症状的高血压需要服药吗 ······················· 206
　　老年人降压是降得越低越好吗 ······················· 206
　　老年高血压患者能不能拔牙 ························· 207
　　老年人在服用降压药时应注意避免哪些问题 ··········· 208
　　高血脂是指哪些血脂指标异常 ······················· 208
　　老年人检测血脂前应注意什么 ······················· 209
　　血脂异常有哪些危害 ······························· 209
　　老年人甘油三酯升高该如何控制 ····················· 210
　　血脂异常控制到什么程度才算达标 ··················· 210
　　引发老年冠心病的原因有哪些 ······················· 211
第三节　**老年常见肺脏疾病**······························**213**
　　为什么老年人容易发生呼吸道感染 ··················· 213
　　老年人肺炎有什么特点 ····························· 214
　　为什么老年肺部疾病患者要慎用镇咳药 ··············· 214
　　为什么慢性阻塞性肺疾病患者吸氧浓度不宜过高 ······· 215
　　为什么患慢性阻塞性肺疾病老人应多进行腹式呼吸锻炼 · 215
　　为什么老年人要定期进行肺功能检查 ················· 216
　　老年人慢性咳嗽的常见病因有哪些 ··················· 217
　　老年人出现什么样的咳嗽有可能是哮喘 ··············· 217
　　老年人慢性支气管炎有什么表现 ····················· 218
　　老年慢性阻塞性肺疾病有什么表现 ··················· 219
　　老年人哮喘有什么特点 ····························· 219

第四节　老年常见肾脏疾病·················221
患有慢性肾衰竭的老年人应如何进行调养···············221
为什么老年人容易出现夜尿增多·····················222
老年肾结石患者的症状有哪些······················223
什么药物容易损伤老年人的肾脏····················224
老年人出现血尿应如何就医·······················225
患有慢性肾炎的老年人在日常生活中应注意什么···········225
老年人如何预防慢性肾盂肾炎·····················226
老年人肾虚是否等于患有肾病·····················226
老年人如何预防糖尿病肾病······················227
老年人出现眼睑、下肢水肿是肾病吗·················227

第五节　老年常见肝胆疾病·················229
老年人体检时发现肝囊肿、肝血管瘤怎么办··············229
老年人体检发现转氨酶升高意味着什么················229
老年人皮肤发黄是肝炎的表现吗····················230
老年人怎样防治慢性肝炎·······················231
哪些常用药物容易引起肝脏损害····················232
老年人如何防治肝硬化··232
饮酒与肝硬化有关系吗··233
身体瘦弱的老年人也会得脂肪肝吗··················233
老年人体检时发现患有脂肪肝怎么办·················234
老年性肝硬化应如何进行生活调理··················235
为什么"4F"老人易得胆结石····················236
老年人体检时发现胆囊息肉怎么办··················237

第六节　老年常见内分泌疾病················238
老年人易发生哪些甲状腺疾病·····················238
老年人甲状腺功能亢进有哪些特殊表现···············238
老年人甲状腺功能减退有哪些特殊表现···············239
老年人颈部结节局部疼痛意味着什么················239
老年人出现哪些表现说明患有糖尿病·················240
老年糖尿病人发生低血糖的原因有哪些···············240

老年糖尿病人怎样防止低血糖 …………………………… 241
为什么老年人肥胖容易患糖尿病 ………………………… 241
老年人多吃糖就会得糖尿病吗 …………………………… 242
老年糖尿病患者进行自我血糖监测要注意哪些问题 …………… 242

第七章 中老年人的用药护理：规范用药指导提升健康水平

第一节 中老年人懂药识药 …………………………………… 245
家庭用药大致可分为哪几类 ……………………………… 245
何谓假药和劣药 …………………………………………… 246
什么是国家基本药物 ……………………………………… 246
何谓药品的国际通用名与商品名 ………………………… 247
药品的包装上有注册商标吗 ……………………………… 247
什么叫剂量 ………………………………………………… 247
什么是药品的有效期 ……………………………………… 248
什么叫药品的生产批号 …………………………………… 248
药品的生产批号有几种表示方法 ………………………… 249
何谓药物的生物半衰期 …………………………………… 249

第二节 中老年人科学用药 …………………………………… 250
为什么中老年人用药重在"少而精" …………………… 250
中老年人应该怎样使用非处方药 ………………………… 251
中老年人依赖药物的坏处是什么 ………………………… 251
中药、西药可以一起服用吗 ……………………………… 252
中老年人服药"五原则" ………………………………… 252
怎样防止药物性营养不良症 ……………………………… 252
哪些药物宜餐前吃 ………………………………………… 253
哪些药物宜餐中或进食时服 ……………………………… 254
哪些药物宜睡前服 ………………………………………… 255
服用哪些药时不宜饮酒 …………………………………… 255
服用哪些药时不宜吸烟 …………………………………… 256
哪些中成药不能累加服用 ………………………………… 257

  哪些中成药不能与化学药同时服用 …………………………………… **259**

第三节　中老年人常备中成药 **261**
  中老年人如何用人参健脾丸、人参归脾丸 ……………………………… 261
  杞菊地黄丸可缓解视疲劳吗 ……………………………………………… 261
  为何男人年过四十要吃地黄丸 …………………………………………… 262
  枇杷膏能帮中老年人去火吗 ……………………………………………… 264
  如何根据咳声来选止咳中成药 …………………………………………… 265
  为什么内有积热、外感风寒者忌服双黄连 ……………………………… 265
  夏季防治空调病要喝藿香正气水吗 ……………………………………… 266
  牛黄解毒片为何会"毒性大发" …………………………………………… 267
  六神丸可帮中老年人治疗哪些疾病 ……………………………………… 268
  中老年人口腔溃疡可吃双料喉风散吗 …………………………………… 269

第四节　中老年人慎用补药 **270**
  "药补"不见效的原因有哪些 ……………………………………………… 270
  哪些中老年人不宜吃鹿茸 ………………………………………………… 271
  以"鞭"补"鞭"科学吗 …………………………………………………… 271
  蜂王浆为什么最好舌下含服 ……………………………………………… 272
  哪些人不宜服蜂王浆 ……………………………………………………… 272
  冬虫夏草保健陷阱有哪些 ………………………………………………… 272
  怎样识别冬虫夏草的真伪 ………………………………………………… 273
  人参的正确服用方法 ……………………………………………………… 274
  服用人参四不宜 …………………………………………………………… 274
  为什么不可把西洋参当作食品 …………………………………………… 275
  中老年人吃阿胶可抗衰老吗 ……………………………………………… 275

第五节　老年病人家庭护理 **277**
  家庭病床该如何设置 ……………………………………………………… 277
  老年人吸氧该如何护理 …………………………………………………… 278
  老年人常用按摩护理手法有哪些 ………………………………………… 278
  老年人长期卧床该怎样护理 ……………………………………………… 279
  如何为卧床老年人洗澡 …………………………………………………… 279
  如何为卧床老人做口腔护理 ……………………………………………… 280

老年人排便困难时应如何护理 …… 281
老年人排尿困难时要怎样护理 …… 282
老年病人呕吐和发热应做哪些护理 …… 283
脑卒中患者的良肢位该如何摆放 …… 283
如何护理长期留置鼻饲管的老人 …… 285

第八章 老年人的两性健康：老人也要"性"福生活

第一节 老年人的性观念 …… 287
老年人应该如何正确认识性与爱 …… 287
各年龄阶段男女对性反应有什么不同特点 …… 287
男女性功能有哪些差别 …… 288
老年人性心理有什么特点 …… 288
独身老年人的性心理特征是什么 …… 289
老年人应怎样看待性生活频率 …… 289
为什么性生活后不宜马上吃凉食 …… 290
为什么老年人性生活后不要马上睡觉 …… 290
老年人多运动能提升性能力吗 …… 290
为什么老年人性交时适当留尿有助性兴奋 …… 291

第二节 老年男性的性健康 …… 292
男性从何时开始性衰老 …… 292
男性进入更年期性功能就衰退吗 …… 293
雄性激素对老年男性有哪些作用 …… 293
如何通过按摩提升老年男性的性能力 …… 293
为什么老年男性要多锻炼性交肌肉 …… 294
老年男性可用冷热水交替浴提高性能力吗 …… 294
老年男性性生活时应注意什么问题 …… 294
男性激素与前列腺增生有什么关系 …… 295
前列腺增生有哪些表现 …… 295

第三节 老年女性的性健康 …… 296
女性怎样知道自己进入老年过渡期了 …… 296
老年过渡期女性如何安排自己的性生活 …… 297

老年过渡期女性如何安全地补充雌激素 …………………… 297
　　　什么是女性性冷淡 ………………………………………… 298
　　　中老年女性怎样防治性冷淡 ……………………………… 298
　　　老年女性性厌恶有哪些表现 ……………………………… 299
　　　老年女性如何判断自己是否患有尿失禁 ………………… 299
　　　老年女性的尿失禁如何自我护理 ………………………… 300
第四节　老年人的性问题 ………………………………………… 301
　　　老年高血压患者能有性生活吗 …………………………… 301
　　　老年冠心病患者能有性生活吗 …………………………… 302
　　　患心肌梗死的老年人能否过性生活 ……………………… 303
　　　前列腺肥大的老年人能过性生活吗 ……………………… 303
　　　肿瘤对老年人性生活有什么影响 ………………………… 304
　　　老年慢性支气管炎患者能有性生活吗 …………………… 304
　　　老年糖尿病患者能有性生活吗 …………………………… 305
　　　老年甲状腺疾病患者能有性生活吗 ……………………… 305
　　　老年脑卒中患者能有性生活吗 …………………………… 306
　　　老年肝病患者能过性生活吗 ……………………………… 306

第九章　老年人的心理健康：老无所忧幸福安康

第一节　老年人的心理变化 ……………………………………… 309
　　　老年人心理变化的特点是什么 …………………………… 309
　　　心理老化的表现有哪些 …………………………………… 310
　　　老年人感觉和知觉的变化有哪些 ………………………… 310
　　　老年人思维的变化有哪些 ………………………………… 311
　　　老年人意志的变化有哪些 ………………………………… 311
　　　老年人在情绪方面表现出什么特点 ……………………… 312
第二节　老年人常见心理问题 …………………………………… 313
　　　老年人要克服哪四种惰性 ………………………………… 313
　　　老年人如何摆脱自卑心理 ………………………………… 314
　　　什么是让老年人息"火"的药方 ………………………… 315
　　　为什么兴奋和痛苦都对老年人不利 ……………………… 315

　　　　老年人紧张过度有什么危害 …………………………………… 316
　　　　为什么要做一个合群的老年人 ………………………………… 316
　　　　老年人如何远离抑郁症 ………………………………………… 317
　　　　老年人如何摆脱孤独症 ………………………………………… 318
　　　　如何消除老年人的疑病症 ……………………………………… 319
　第三节　**老年人丧偶与再婚** …………………………………………… **321**
　　　　老年人丧偶后会产生哪些心理反应 …………………………… 321
　　　　如何调理老年人丧偶后的心理障碍 …………………………… 322
　　　　老年丧偶过分悲痛有何危害 …………………………………… 322
　　　　为什么说老年丧偶半年是道"坎" ……………………………… 323
　　　　晚年丧偶如何消除孤独感 ……………………………………… 323
　　　　怎样寄托对已故配偶的怀念 …………………………………… 324
　　　　老年人丧偶如何进行心理调适 ………………………………… 324
　　　　为何说再婚对老年人的心理健康有好处 ……………………… 325
　　　　老年人再婚为什么要以爱情为基础 …………………………… 326
　　　　老年人再婚应注意哪几个问题 ………………………………… 326
　　　　为何再婚老人离婚率高 ………………………………………… 327
　　　　老年人再婚后最忌讳什么 ……………………………………… 328
　第四节　**老年人离退休生活** …………………………………………… **329**
　　　　离退休前应做好哪些准备 ……………………………………… 329
　　　　怎样消除老年人离退休的消极心理 …………………………… 329
　　　　离退休老年人心理上有哪些喜和怕 …………………………… 330
　　　　心理问题对离退休老人健康危害有哪些 ……………………… 331
　　　　老年人退休后如何适应变化 …………………………………… 331
　　　　退休老人常见的偏异心理有哪些 ……………………………… 332

第一章
老年人的养生益寿：
寿星都是"养"出来的

每个人都希望自己健康长寿，但许多人因为不注意自我保健，到了老年就会出现许多疾病，甚至失去基本的生活能力，要靠别人照料才能生活。健康的身体是长寿的基础。因此，人们要明白：在很大程度上，生命的主动权是掌握在自己手中的，只有养生得法，保健有方，才能延年益寿。

第一节
老年人的天年与长寿

世界人口平均寿命是多少

"人生七十古来稀",是说在过去70岁以上高龄的人并不多见,而在现代社会,随着生活水平和医疗水平的飞速发展,人们的寿命已大幅延长,活到70岁是很普遍的事情。在很大程度上,一个国家居民的平均寿命反映了该国的经济水平,也是衡量特定国家和地区人口健康程度的重要指标。

平均寿命,是指人出生后在无意外的情况下平均能活到的年限。理论上讲,计算平均寿命要观察大规模人群从出生到死亡的全区间,这在实践中很难做到,所以目前通常采用人口普查中死亡人口的数据,根据不同年龄的死亡率来进行总体推算。除去后天难以改变的遗传因素,理论上社会安定是影响一个国家平均寿命的首要因素。在社会稳定的前提下,经济发展和医疗、公共卫生领域的发展,都对平均寿命有关键性影响。

根据世界卫生组织公布的2011年《世界卫生统计资料》显示,亚洲的日本和欧洲小国圣马力诺的居民平均寿命为83岁,并列世界第一;澳大利亚位居两国之后,平均寿命82岁。

世界卫生组织的这份2011年的统计数据是根据2009年的调查得出的结果。数据显示,日本女性平均寿命为86岁,超过西班牙和法国等国的85岁,高居第一位,而日本男性平均寿命为80岁,低于圣马力诺的82岁,与瑞士、以色列、冰岛等国并列第二。该资料显示,非洲马拉维的居民平均寿命最短,仅47岁,其中男性的平均寿命只有44岁。在2010年的统计中垫底的阿富汗和津巴布韦的居民平均寿命则大幅延长,分别由42岁增加到了48岁和49岁。

第一章 老年人的养生益寿：寿星都是"养"出来的

尽管美国是全球经济、科技最发达的国家，但美国居民的平均寿命却只有 78 岁，美国男性平均寿命为 75.7 岁，美国女性平均寿命为 80.6 岁，比排名首位的日本和圣马力诺两国低了不少。

从全球范围看，2000—2009 年，世界男性平均寿命从 64 岁增长至 66 岁，女性平均寿命从 68 岁增长至 71 岁。大多数国家人口平均寿命均出现了增长，但伊拉克、南非、乍得、多米尼加、牙买加人口平均寿命则出现了下降，这主要与当地较为混乱的社会环境有关。

人的自然寿命究竟有多长

人的自然寿命究竟有多长？这是许多科学家都想揭示的问题。

自然寿命是指生物在没有任何意外使生命缩短的情况下，由第一次呼吸到最后一次呼吸的时间。《尚书》记载"寿，百二十岁也"，认为人可以活到 120 岁，而现代研究也支持古人的这一说法。

从理论上讲，人类的寿命与哺乳动物的寿命有某些共同规律性。国外学者根据多数哺乳动物的个体寿命是其成熟期的 5～7 倍，对人类的寿命进行推算，人发育成熟一般在 25 岁左右，所以人的正常寿命应当是 125～175 岁。

人类自然寿命相当于细胞分裂次数与分裂周期的乘积。人体的细胞自胚胎开始分裂，平均每次分裂周期约为 2.4 年，可分裂 50 次以上，因此人类自然寿命应该在 120 岁左右。

生物学家利用选择性培养使果蝇的寿命提高了 1 倍，通过改变某一基因使线虫的寿命延长了 70%，此外，用超低热食物喂老鼠，竟使其寿命达到了相当于人 160 岁的水平。

综上所述，经科学估算，人的自然寿命应为 120～175 岁。换句话说，人是有可能活到 120 岁以上的。然而，人要活到 120 岁以上，也绝非易事。因为大自然带给人类许多使之衰老死亡的东西。

（1）空气环境：阴霾空气诱发肺癌的比例已超过烟草，空气污染成为诱发各种呼吸道疾病的重要"杀手"之一。外界环境中的电离辐射、氧化性环境污染，常会诱导异常自由基的产生和蓄积，导致老化。

（2）饮食习惯：西方传统"高热高脂"的饮食越来越多地影响了人们的生活，从而引发多种疾病。

（3）情绪波动：世界卫生组织曾公布，世界上有 10 亿人正经受着精神疾病的折磨。有调查显示，精神疾病的发病率已超过了心血管疾病，高居首位，严重影响着人们的日常生活。

（4）药物的毒副作用：古语常说"是药三分毒"，长年累月地服用药物在治疗某种疾病的同时，也会损害其他器官。

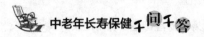

尽管如此,人类的平均寿命依然日益增高,这说明人们只要在战胜疾病、延缓衰老方面做出努力,健康过百岁就不再是一个遥不可及的梦。

为什么要树立人寿逾百的新观念

虽然理论上人类最少能活到120岁,但大多数人的生命车轮总是在行进大半时便戛然而止。这主要是由于人类从出生开始,所有的器官就迈上了"老化"的道路,再加上自然界中有无数的因素影响着这些器官的功能,使之不断衰竭,以致让大多数人无法达到"自然寿命期限"。

虽然"老"是不可避免的生命进程,但我们还是可以做到"年老而不衰",尽可能地延长我们的寿命。

1. 饮食合理

美国哈佛大学公共卫生学院和德国人类营养研究所的研究表明,延长寿命一方面要尽量减少摄入总量;另一方面,要多吃各种果蔬、全谷食品及高纤维食品,选择无脂或低脂奶制品,每周吃2次鱼。

2. 坚持运动

中医认为:"久视伤血,久行伤筋,久卧伤气,久坐伤肉。"因此想长寿还必须经常改变姿势、活动身体。而每天锻炼的最好时间是早晨6~10点和下午3~6点。

3. 心态平和

几乎所有的长寿老人都有一个共同特性,那就是豁达大度。人的一生难免磕磕碰碰,只有大彻大悟、看透世情的人,才有可能保持愉悦的心情,继而让身体也健康。

4. 睡眠充足

只有保证充足的睡眠,才能提高机体免疫力,继而远离疾病、强健身体。

5. 掌握健康知识

在世界上最长寿的国家日本,每个家庭的书架上都会有几本健康类的书籍,凡是四五十岁以上的中老年人,对流行的健康知识必然如数家珍。

6. 适当补充药物

比如抗氧化剂具有一定延缓衰老的作用,适用于体内维生素含量不足的人群;抗衰老激素广泛用于记忆力下降的老年人;大脑功能促进药能增进脑血流量,改善脑神经营养,促进代谢,提高大脑功能。

当人们做到以上几点,就能延长寿命,甚至活到天年。

第一章 老年人的养生益寿：寿星都是"养"出来的

哪些人会长寿

美国的人寿保险公司曾对一些百岁以上的老人做过调查研究，归纳出长寿者具有如下几个特征：

（1）有长寿的前辈：父母、祖父母、外祖父母6人总共活475年者，本人就有长寿的可能。

（2）本人脾气好：不忧愁，不易激动，心胸开阔，遇到困难和不幸，都能从容不迫，以乐观的态度对待。

（3）无烟酒嗜好：不吸烟，不喝酒，就可减少身体器官的损伤，也可避免因酗酒而造成意外伤亡。总之，凡是平时有良好生活习惯者，常能长寿。

（4）没做过大手术：活到90岁以上的人，在高龄前很少做过外科手术，只有少数人做过小手术，也就是他们没有得过严重的外科疾病。

（5）平时身体并不太健壮：相当多的长寿者平时体弱多病，在这些人中，发病率较高，但死亡率却很低。

此外，科学家通过长期研究证实下述8种人寿命较长：

（1）适度胖的人长寿：美国约翰大学教授曾经在数万人的大范围内分析寿命和体重的关系，发现适度胖者寿命更长。究其原因是较胖者抵抗疾病的能力（包括癌症）比身体消瘦者更强。

（2）食量少的人长寿：科学家通过对大白鼠所做的实验表明热量摄入减少35%～40%的大白鼠要比普通的白鼠至少多活10个月。而且少食的白鼠身体各项功能都比较正常，同时免疫能力也好，精力充沛。

（3）头胎生育者长寿：据2002年我国老年医学研究人员的调查资料表明，在所有的生育胎次中，第一二胎寿命最长。在90岁高龄组中第一二胎出生的人占60.6%，100岁年龄组中占77.3%。

（4）B型血性格的人长寿：B型血性格的人表现尤为温和平静、从容大度，不过分争强好胜，随遇而安；其与急躁易怒、缺乏耐心、竞争心理过强的A型血性格的人相比更长寿。研究发现：长寿人群中B型血性格的人占83%，而A型血性格只占14%。

（5）常做美梦的人长寿：2001年日本山梨大学研究人员发现人类有两种睡眠物质催眠肽。一类催有梦睡眠，另一类催无梦睡眠。将有梦催眠肽分离出来后注入狗的体内，结果大大延长其生存期。如果剥夺有梦睡眠，则脉搏、心率以及皮肤感觉功能都会发生紊乱，出现紧张、恐惧、焦虑、抗病能力低下等不适反应。因此，常做美梦的人，脑中有梦催眠肽的含量多于无梦催眠肽，寿命会更长。

（6）血压偏高的人长寿：很多人都认为高血压会缩短一个人的寿命，

但芬兰和美国的医生根据多年观察研究，意外地发现收缩压在120毫米汞柱、舒张压在70毫米汞柱的人的寿命远远低于收缩压在160毫米汞柱、舒张压在90毫米汞柱的人。国内研究人员发现80岁以上的长寿老人都有不同程度的高血压情况存在。

（7）个子矮的人长寿：美国科学家早在20世纪70年代研究发现，人类的生存保持着一个合适的高度，这样身体的内在潜能将会得到很大程度地发挥。具体高度为：男子160～170厘米，女子155～165厘米，超过这个高度则可能会影响并缩短寿命。这是美国研究人员对1500余名死者研究后所得出的结论。研究发现人的身高每增加3厘米，寿命就有可能减少1年，所以有人认为这也是女性的平均寿命高于男性的原因之一。

（8）秃顶的人长寿：美国研究人员发现秃顶男子具有独到的抵抗疾病的能力，所以寿命相对较长。究其原因，秃顶人身体内雄性激素分泌旺盛，而雄性激素相当于男人的保护神。国内研究人员曾对多名秃顶男人做观察分析，发现这类人的寿命基本在80岁以上。

女人为何比男人长寿

世界各国的人口寿命数据表明，女性的平均期望寿命要比男性长7年。为什么女性比男性更长寿？科学家认为，主要有以下几个原因：

（1）女性特殊的身体结构：由于女性自身的身体构造、雌激素、性激素等原因，使其整体表现较为柔弱，这在女性受到外部环境冲击时起到了一定的缓冲作用。更有医学研究表明，高水平的雌激素可以保护神经元免受损伤，从而延长寿命。

（2）女性生活方式更健康：男性具有吸烟、酗酒等更多的不良生活方式，造成慢性病高发，更容易引起早死和残疾，而女性则相反。此外，女性更注意个人卫生，更喜欢洗澡、洗头、洗脸、洗手、刷牙和重视饮食卫生，减少了感染性疾病的发病机会。

（3）女性爱哭和唠叨：对于男人来说，哭泣常常被认为是有损男子汉形象和不可原谅的，爱哭的女性则被认为是可爱的、多愁善感的和柔弱的。研究表明，哭泣不但能够舒缓心理压力，而且泪液能够排出体内的毒素。男人爱唠叨会被蔑视为"婆婆妈妈"，女人爱唠叨却被认为是一种美德。事实证明，经常唠叨就是在随时进行心理宣泄，相当于经常性的自我心理治疗。

而且，与女性不同，男性在外界环境中所受的冲击较大，如劳动、心理、挫折感都更为强烈。承受更多压力的男性，往往不善于表达自己的情绪，情感转移较慢。被压抑的感受，不断在体内循环，长期下来严重影响了内分泌，这时男性容易感染慢性病，造成身体素质的下降，从而导致过早衰老甚至死亡。

（4）女性从事的行业更安全：男性更多从事危险职业和工种，如军人、驾驶员、采矿工作等高风险职业，而女性多从事文秘、医学、文艺、教育、家务等低风险职业，早死和残疾的风险比男性低。

（5）女性吃得少：女性的饭量比男性小，胃肠负担小，摄入热量少，降低了慢性病的患病风险。科学研究表明，吃得过饱还可使体内的自由基增多，增加患癌的风险。

夫妻恩爱有益长寿吗

综观长寿者，会发现他们有一个共同的特点：夫妻恩爱。

国外有位学者曾根据对长寿的调查，得出这样的结论："终生不结婚的，或早年丧偶的人很少长寿，生活充满爱情、夫妻恩爱的人与长寿有缘分。"

美国科学家对心肌梗死患者的家庭情况研究也表明，其中35%的患者是离异或因不和睦而分居者。与爱情生活幸福的人相比，那些经常吵闹、夫妻生活不幸福的人患心脏病的可能性至少要高出10倍。

国外有调查显示：夫妻恩爱的长寿者，他们的心态都比较平和，往往对免疫系统产生明显的影响，使机体的免疫系统得以增强，所以恩爱的夫妻很少患病，更易长寿。

还有医学研究证实：丈夫是妻子最好的美容师，与丈夫恩爱的妻子，她的心情常处于欢愉的状态，体内就会分泌一种激素，这种激素能使皮肤细嫩光洁，少生皱纹。

总之，医学家普遍认为，夫妻恩爱则精神愉快、心情舒畅，夫妻双方的体内都能分泌有益健康的激素、酶和乙酰胆碱。这些物质能把血液的流量、神经细胞的兴奋度调节到最佳状态，提高机体的免疫力，有益于身心健康。相反，夫妻关系不好，经常争吵打闹，是对大脑的一种恶性刺激，时间一长，就会造成神经功能失调，内分泌紊乱，机体抗病能力下降，容易诱发高血压、心律失常、冠心病、消化性溃疡等多种身心疾病，还会加快人的衰老。

要真正做到夫妻恩爱，就要在爱情婚姻中做到以下几点：

（1）选好并当好对象：要想婚姻成功，不仅要找对对象，而且自己也要成为一个好的对象。因为成功的婚姻，往往是双方多方面的结合与接收的结果。

（2）赏识对方：欣赏和赞美对方，是双方步入爱情的第一步，在婚姻中，如果能够对对方始终保持赏识的态度，将是恩爱夫妻婚姻美满的保鲜剂。

（3）尊重对方：夫妻恩爱之道，贵在互相尊重、互相体贴，遇事多商量，千万不要强求对方完全服从自己，导致出现"大丈夫""妻管严"等现象。

（4）容纳对方：夫妻既然因恩爱走到一起，就需要互相信赖、互相宽容。夫妻争吵在生活中是难免的，但应理智地处理，不要使一方有"桎梏感""压抑感""奴役感"，更不要因争吵而伤了感情，且争吵后要主动与对方和好。

（5）相互扶持：夫妻生活时间越长，年纪越大，就越应该相互扶持，相依为命。因为相依为命是人世间最为凝重、深厚、坚固的情感，这种情感是天长日久的渗透，是双方彼此生命的温暖与呵护，是爱情、亲情的结晶。

（6）用爱引领性：夫妻的结合，性生活占有相当重要的部分。但夫妻性生活一定要以"爱欲引领性欲"为原则，绝对不能让性占据主导位置。

为什么说勤奋有助于长寿

《新科学家》杂志曾登载过一项关于长寿的研究成果：勤奋、认真的人平均寿命要比普通人长2~4年。也就是说，勤奋和认真不仅会让人取得事业上的成功，也会延长人的寿命。

该项研究由美国加利福尼亚大学的霍华德·弗里德曼博士主导，研究人员对8900人的性格和年龄进行了比较，他们将勤奋分解为多种特征，包括有组织性、做事一丝不苟、可靠、服从命令、有责任感、有抱负、自律以及沉着。

研究发现，具有这些品质越多的人，他们的平均寿命越长。研究人员分析，勤奋认真的人往往生活有条理，比较关注自己的身体健康，他们不会过量吸烟或饮酒，同时也不会冒太多风险，这样的生活更为稳定并且面临的压力也更小。

研究还发现，守纪律、有责任感和可靠的人寿命也更长。许多领导人的寿命比普通人长，这也与他们的能力和态度有关。比如，美国第一任总统乔治·华盛顿（George Washington）活到67岁，是当时平均预期寿命的2倍。这是因为华盛顿是一个非常勤奋、认真的人，而且他的生活一点儿也不枯燥。

长寿者的典型性格

尽管百岁寿星、长寿老人的生活习惯和人生经历各不相同，但是几乎所有长寿老人的性格都具有与世无争、淡泊名利、乐观开朗的特点，这些长寿者应该属于"性格健康"的人。

国内有位学者按贝滋氏分类法对长寿老人性格进行了一次调查，发现性格乐观开朗型占51.14%，安静温和型占44.32%，孤独忧郁或性格粗暴者占4.54%。

那么，究竟什么样的性格才算健康呢？

美国心理学家把人的性格分为 A 型与 B 型两种，其中 A 型性格人的主要特征为个性强、有过高的抱负、固执、急躁、紧张、好冲动、行为匆忙、好胜心强、时间观念强等。这种性格的人往往具备成功的潜质，但也容易患心脑血管疾病。

B 型性格的人情绪心理较稳定，社会适应性强，为人处世比较温和，生活有节奏，做事讲究方式，表现为想得开、放得下，与他人的关系较协调，能面对现实，不气馁、不奢求，患病的概率也比 A 型性格的人低。

由此可见，B 型性格比 A 型性格健康，也更容易长寿。

弹丸小国圣马力诺的居民为何长寿

圣马力诺共和国是世界上面积最小的国家之一，位于欧洲南部，意大利半岛东部，整个国家被意大利包围，是一个国中国。但这个弹丸小国的居民平均寿命却高居世界榜首，成为享誉世界的"袖珍长寿国"。

许多人都很好奇：圣马力诺这个略显神秘的小国居民长寿的秘诀是什么呢？科学家在对圣马力诺的居民生活进行了长时间的调查研究后，发现其长寿的秘诀主要来源于三个方面：

1. 饮食习惯

圣马力诺人认为，晚餐吃"全麦面包＋葡萄酒＋橄榄油"，能使人精神百倍。对此，营养专家分析：全麦面包中的膳食纤维可以帮助消化，并消耗摄入过多的脂肪；葡萄酒中含有较多的酚类化合物，适量饮用可减轻动脉硬化和预防心脏病；橄榄油中含有丰富的单不饱和脂肪酸，也有助于预防心脑血管疾病。这三种食物搭配在一起，低热量、高抗氧化，对健康很有利。

此外，圣马力诺人还爱吃西红柿、胡萝卜、蘑菇等具有抗氧化、抗衰老作用的蔬菜，这也是促使其长寿的一个原因。

2. 自然环境

圣马力诺属亚热带地中海气候，气候温和适中，四季阳光明媚，且降水量多，空气湿润。再加上圣马力诺街上汽车不多，使得该国的空气清新无比。研究人员表示，圣马力诺所处的意大利半岛三面被地中海包围，北部又有天然屏障阿尔卑斯山阻挡寒流，气压较低，风速较大，太阳辐射尤其紫外线充足，有助于钙、磷代谢和机体免疫力的提高。呼吸清新的空气，可稳定情绪，预防哮喘，还能改善肺的换气功能。正是清新的自然环境与洁净的空气令当地居民尽享健康与长寿。

3. 心态平和

圣马力诺因为民风淳朴，被称为"君子国"，而且这里也是世界上绝无仅有的"不设防城邦",仅有一座国门,异域游客和本土居民均可自由出入,无哨所、关卡、边检,也无须签证。在这样轻松的环境中生活,当地居民心态平和,少有压力,自然健康长寿。

世界五大长寿之乡的长寿秘诀是什么

联合国规定,只要一个地区每百万人口中有75位以上的百岁老人,这个地区就是长寿地区。然而,尽管全世界国家和地区众多,却只有5个地方被国际自然医学会认定为长寿之乡:中国广西巴马、中国新疆和田、巴基斯坦罕萨、外高加索地区及厄瓜多尔的比尔卡班巴。

很多人都好奇,为什么这5个地区的人容易长寿?下面,我们就为大家揭晓答案。

1. 中国广西巴马

广西壮族自治区巴马瑶族自治县是五大长寿乡中唯一长寿老人不断增多的地方,在全国第三次人口普查时,巴马90岁和100岁以上的老人分别是242人和44人,到全国第五次人口普查时,巴马90岁和100岁以上的老人已经增加到531人和74人,还有3位110岁以上的老寿星。

巴马人之所以长寿,是因为当地良好的自然环境。

巴马位于广西盆地和云贵高原的斜坡地带,属于亚热带气候,空气清新,每立方米负氧离子的含量为2000~5000个,最高可达到20000个,被称为"天然氧吧"。喜欢劳动、饮食习惯良好、生活有规律,这也是巴马寿星多的重要因素。此外,巴马人爱吃玉米、茶油、酸梅、南瓜、竹笋、白薯等天然食品,保证了不饱和脂肪酸和微量元素的摄入,这正是巴马人长寿的关键所在。巴马人的乐观也极大地促进了他们的健康长寿。

2. 中国新疆和田

新疆维吾尔自治区和田地区于田县的拉依苏村是另一个在我国境内的世界长寿之乡。拉依苏村有2400人,仅90岁以上的长寿老人就有16人。这些长寿老人都有相同的特点:每天清晨鸡叫就起床,天黑就睡觉,早晨喝茶、吃馕,中午吃拌面、汤饭和馍馍,晚上吃半个馕或不吃东西,每天都要干些农活。此外,这些长寿老人和老伴从来没吵过架,子女都很孝顺,跟邻居也很和睦。

3. 巴基斯坦罕萨

巴基斯坦境内的罕萨山谷距离我国的新疆仅30多千米,4.5万罕萨人世代过着"日出而作,日落而息"的农耕生活。八九十岁的罕萨人仍在地里劳作,许多人都健康地活过了100岁。

为了解开罕萨人的长寿之谜,英国医生罗伯特·麦卡森进行了实地考察,发现了罕萨人长寿的三大秘诀：自然环境、饮食和生活习惯。

罕萨山谷附近有许多冰川、河流，这些水中含有丰富的矿物质，常年饮用有利于人体健康；罕萨人在种庄稼时也用这种水进行灌溉，从来不施农药，种出来的瓜果蔬菜特别有营养。在饮食上，罕萨人喜欢吃粗制面粉、奶制品、水果、青菜、薯类、芝麻等，还喜欢适量饮用一种由葡萄、桑葚和杏制成的烈酒"罕萨之水"。罕萨人多以务农为生，淳朴的生活习惯使他们远离了现代社会的喧嚣，心态比较平和乐观，这也是他们长寿的重要原因。

4. 外高加索

外高加索人的乐观生活态度是他们长寿的重要原因之一。人们经常能在婚礼活动中，发现八九十岁的长者和年轻人一起又唱又跳。格鲁吉亚举办了90岁以上老人的"选美大赛"，参赛者中年龄最大的已有106岁——百岁老人选美，这可能只有在外高加索这样的长寿乡才会发生。

饮食也是促使他们长寿的重要原因：在格鲁吉亚的长寿乡阿巴哈吉亚，当地居民每天都吃用玉米面做的面包和粥；每天至少喝两杯牛奶、三四杯酸奶，喝时还要放葱、芹菜等；常吃菠菜、豆角、韭菜、白菜、洋葱、红辣椒以及当地产的无花果，不吃香肠、熏肉或火腿，很少吃蛋糕、土豆、动物油脂和糖果；喝当地产的"格鲁吉亚茶"，不喝咖啡。

5. 厄瓜多尔的比尔卡班巴

比尔卡班巴是位于厄瓜多尔南部山区的一个村庄。据当地政府介绍，比尔卡班巴大约有5000人，其中有20多位百岁以上的老人。

医学家普遍认为，比尔卡班巴的饮食是当地人长寿的主要原因：比尔卡班巴人喜欢吃豆类、玉米、香蕉、甘薯、大米、杧果等。大多数人每周只吃一两次鸡或鱼等动物食品。当地人还喜欢饮用泉水，科学分析发现，当地泉水中的矿物质含量较高，其中铁、镁等成分的比例很理想。

美国科学家尤金·佩因则认为，当地人没有金钱和竞争概念，喜欢劳动，再加上他们很少吃动物和高热量食品，使得他们的新陈代谢较为缓慢，对心脑血管疾病"免疫"，因此这里又有"免疫岛"之称。

第二节
老年人正确面对衰老

人体器官何时开始衰老

科学研究证明,人体潜在性衰老现象实际上从20～25岁就已经开始了。以下是一些重要器官和组织衰变的情况:

1. 脸部皮肤

人往往在19.5岁就开始长出第一条皱纹,25岁后脸部皮肤开始出现干燥、粗糙、松弛等问题。

2. 肺

人在20～25岁肺状态最佳,到了40岁,一些人就开始气喘吁吁。

3. 大脑和神经系统

人类大脑的认知功能在35岁时达到巅峰,之后才会逐渐衰退。40岁后,神经细胞将以每天1万个的速度递减,从而对记忆力及大脑功能造成影响。

4. 肌肉

30岁肌肉开始衰老。肌肉在生长中会有生长,衰竭,再生长,再衰竭的过程。30岁后,肌肉衰竭速度大于生长速度。过了40岁,人的肌肉开始以每年0.5%～2%的速度减少。

5. 乳房、头发、骨骼

35岁,随着女性体内雌、孕激素水平减少,乳房逐渐衰老、下垂。40岁后,乳晕会急剧收缩。

35岁左右，人的头发开始变白。60岁以后毛囊变少，头发变稀。头发乌黑是因为头发里含有一种黑色素，人体没有统一分泌黑色素的腺体，黑色素在每根头发中分别产生，所以头发总是一根一根变白。

35岁，人的骨骼开始衰老。25岁前，人的骨密度一直在增加，但到了35岁，人的骨质开始流失，进入自然老化过程。80岁时，人的身高大约会降低5厘米。

6. 心脏、牙齿、眼睛

40岁，人的心脏开始衰老。随着身体日益衰老，心脏向全身输送血液的效率也开始降低。55岁以上的人心脏病发作的概率较大。

40岁，人的牙齿开始衰老。40岁以上成年人唾液的分泌量会减少。唾液可冲走细菌，唾液减少，牙齿和牙龈更易腐烂。牙周的牙龈组织流失后，牙龈会萎缩。

40岁，人的眼睛开始衰老。近距离观察事物会非常费劲。眼睛适应不同强度光的能力降低，对闪耀光芒更敏感，不适宜夜晚开车。

7. 肾、尿道旁腺

40岁，人的肾开始衰老。肾小球滤过率从50岁开始降低，后果是人失去了夜间憋尿的功能，需要多次跑卫生间，75岁老年人的肾小球滤过率是30岁时的一半。

50岁，尿道旁腺开始衰老，会引发尿频等一系列问题。

8. 耳朵、肠道、性器官

55岁左右，人的耳朵开始衰老。60岁以上的人半数会因为耳朵的衰老导致听力受损，这多是老年性耳聋的典型症状。老人的耳道壁变薄、耳膜增厚、听高频率声音变得吃力，所以在人多嘈杂的地方，交流十分困难。

55岁，人的肠道开始衰老。健康的肠道可以在"有害"和"友好"细菌之间找到平衡。肠内"友好"细菌的数量在55岁后开始大幅减少，这一幕尤其会在大肠内上演。结果就会导致人体消化功能下降，肠道疾病风险增大。

55岁，女性的阴道萎缩、干燥，阴道壁丧失弹性，性交越来越疼痛。

9. 舌头和鼻子

60岁，人的舌头和鼻子开始退化。人的舌头上最初分布有大约1万个味蕾，60岁后，味蕾的数量会急剧减少，味觉和嗅觉逐渐衰退。

10. 声带、膀胱

65岁，人的声带开始衰老。随着年龄的增长，我们的声音会变得轻声细气，且越来越沙哑。这是因为喉咙里的软组织弱化，影响声音的响亮程度。人的声音变得越来越沙哑，音质越来越低。

65岁，人的膀胱开始衰老。65岁时，人更有可能丧失对排尿的控制。此时，膀胱会忽然间收缩，即便尿液尚未充满膀胱。如果说30岁时膀胱能容纳2杯尿液，那么70岁时就只能容纳1杯。膀胱肌肉的舒缩性下降，使得其中的尿液不能彻底排空，反过来导致尿道感染。

11. 肝脏

70岁，人的肝脏开始衰老，肝脏似乎是体内唯一能挑战衰老进程的器官。肝细胞的再生能力非常强大。手术切除部分肝后，3～4个月往往就能再长成一个完整的肝。

总之，人们只有熟知身体器官的衰老时间，有针对性地保养身体各器官，全面维护身体健康，才能有效延缓衰老。

激素与衰老有何关系

在人体内，对人体的新陈代谢、内环境的稳定、器官之间的协调以及生长发育、生殖等起调节作用的物质，被称为激素。激素一词来源于希腊文，意思是刺激、激活、动起来。它是在1902年由英国生理学家斯塔林和贝利斯首先发现的，当时被称为内分泌物质，至今已发现的激素有200种以上。

一旦人体内的各种激素失衡，身体便会出现病变，人体就会快速衰老。从医学的角度来看，激素影响人体衰老的原理是：人体染色体内有一种叫染色体端粒的结构，它们看起来就像鞋带末端的塑胶套一样，每当细胞进行分裂时，它们就牺牲自己的一部分来保护整个染色体，但年轻的细胞又会由端粒酶基因产生端粒酶酵素，刺激染色体端粒再次重建，这样一来人体就不会老化。不过随着年龄的增加，端粒重建次数增多，在各种致老因素干扰下，端粒酶酵素浓度逐渐降低，细胞分裂后端粒便会缩短，最后所有端粒都会变短，细胞就不再分裂，人体就会逐渐衰老直至死亡。有研究证实，体内激素浓度高的人比体内激素浓度低的人的身体状态要年轻8岁之多。

美国反老化医学院院长朗诺·克兹博士曾说道："人类在21～22岁是青春的巅峰时期，也是内分泌系统功能最顶峰的时期，之后激素分泌以每10年下降15%的速度逐年减少。激素的减少会影响其他系统的运作，使身体所有器官的功能下降。30岁之前，人体内分泌系统可以自动调节，激素的微量减少不足以影响到其他生理功能，但到30岁左右时，体内激素的分泌量只有巅峰期的85%，缺失15%的激素分泌量会引起其他器官功能衰退，人体各器官组织开始老化萎缩，皮肤明显暗淡、精神不佳，生理功能的缺失会引起容颜上的衰老及心理失落。50岁时，已经大约有40%的功能丧失了。到60岁时，激素分泌量只有年轻人的1/4左右，到80岁时，只余下不到1/5了。"

另一项医学研究也证实，当人在27岁之后，激素的分泌以每年15%的水平下降，当40岁时激素的分泌不足年轻时的40%，这时人体就很容易出现激素的不足而提前衰老，比如出现胸腺萎缩、皮肤皱纹、头发变白、关节退化、性功能减退、动脉硬化等。

可见，人们只要能保持体内各种激素的平衡，就能有效延缓衰老，保证自身的健康和长寿。

血液老化是衰老的根源

当人进入中老年之后，身体的各种功能都开始退化，血液的性状、性质也会发生改变，比如血脂含量升高、血液变得黏稠、血液流速减慢等等，这些都是血液老化的表现，而血液老化就容易导致血管堵塞、硬化，也就容易引起脑梗死、脑出血、心肌梗死等严重的心脑血管疾病。因此，医学家普遍认为血液老化是衰老的根源。

而血液究竟是如何老化的，下面我们将为大家深入解析。

1. 造血功能

步入老年后，人体造血功能减退。有研究证实：60～70岁的老年人，造血器官（骨髓）内的脂肪成分占42%；71～80岁的老年人占61%；81～90岁的老年人可高达76%；90岁以上几乎全是脂肪。

2. 红细胞

步入老年后，人体外周血液中红细胞的数量比青壮年减少10%～20%，红细胞的比容（红细胞占全血体积的百分比）和血红蛋白量均有所降低。有医学研究证实：在20～30岁时，人体内的血红蛋白量最高，50岁以后逐渐减少，有75%的老年男性，血红蛋白量不到11.8克/升，有67%的老年女性血红蛋白量不到10.8克/升。

同时，老年人的红细胞比较脆弱，容易破裂而造成溶血，致使红细胞寿命缩短（正常人红细胞寿命为120天）、血沉增快，70岁以上的老年人血沉可增快至33毫米/小时。

老年人的红细胞变形能力也大大降低。红细胞在血管中随血液流动时，可随血流速度和血管口径大小而暂时改变自身形态，特别是在通过比自身周径小的毛细血管时，更需要变形而过，以便供应组织所需要的氧气。因此，老年人红细胞变形能力降低的后果，就是容易引发老年性耳聋、糖尿病、冠心病、阿尔茨海默病等多种老年性疾病。

3. 白细胞

人到老年，白细胞总数也随着老龄化而递减，平均每立方毫米有

3000～8500个，尤其是淋巴细胞降低得最明显。到了90岁时，老年人的白细胞总数大多会降至每立方毫米1500个。这就使得老年人的免疫力降低，主要表现在两个方面：抵御外侵致病细菌和病毒的能力降低，容易发生感染；免疫监视能力降低，恶性肿瘤的发病率增高。

4. 血小板

中老年人的血小板总数没有多大改变，但其质量与功能却在下降，如血管收缩力减退，影响了血凝过程；黏附力增强，可在血管硬化的基础上，黏附于血管壁而导致血栓形成，是心肌梗死、脑梗死发病的重要因素之一。

5. 血浆

老年人体内的水分比例逐年减少，就使得体内的血浆容积比青年人小，故部分老年人的血液黏稠度略高于青年人；血浆中的白蛋白减少（正常值为100毫升血液3.5～5.5克），球蛋白增多（正常值为100毫升血液2～3克），故白蛋白与球蛋白的比例减小（正常值为1.7∶1），70～80岁时，其比例接近于1。随着年龄的增加，其血脂总量也显著增加，肝内胆固醇的脂化作用增强，胆固醇与β脂蛋白的结合量增多，易促进胆固醇在血管壁的沉积；甘油三酯和游离脂肪酸的含量升高，脂蛋白和脂肪酶的活性降低，易造成高脂血症。

老年人的呼吸系统有哪些变化

人体的呼吸系统包括鼻、咽、喉、气管、肺以及胸廓等，其主要功能为与外界进行气体交换，维持正常的呼吸活动。随着年龄的增加，人体逐渐衰老，老年人的呼吸系统的生理功能也不断下降。

1. 鼻、咽、喉

当人步入老年，会出现鼻黏膜萎缩、鼻道变宽、咽喉黏膜等退行性萎缩、咽腔扩大等现象，这都将导致呼吸道对有害物质刺激的防御性降低。

2. 气管

当人步入老年，慢性支气管炎的发病率较高，这是因为人体生理调节功能大幅度减退，上呼吸道对有害物质刺激的反应也大大降低。因此，这时的人体对一些侵入呼吸道的有害物质，往往不能及时通过防御反射排出体外，就容易导致下呼吸道损伤。由于老年人的肾上腺皮质功能降低和性激素分泌减少，使呼吸道黏膜纤毛上皮细胞萎缩、脱落，降低了呼吸道的自净作用。在长期受一些物理、化学因素如烟雾、粉尘等的慢性刺激下，呼吸道鳞状上皮逐渐化生，细胞分泌的局部抗体也减少了，防御病原微生物如细菌、病毒的侵袭能力自然也就大大减退，这些因素最终就导致了慢性支气管炎的发病原因。

有统计数据证实，50岁以上的人患慢性支气管炎的概率高达13%~18%，60岁以上的人患慢性支气管炎的概率要比30~40岁的人高6~7倍。

3. 肺

当人步入老年，肺的变化主要为：肺泡和毛细血管周围的弹性纤维逐渐减少，甚至消失；肺组织弹性减弱，回缩能力下降；慢性支气管炎导致管腔狭窄，形成不完全性阻塞，在吸气时胸廓扩大，支气管扩张，气体比较容易进入肺泡，但呼气时，胸廓缩小而使小支气管缩小，气体排出困难，肺内压力增高，致使肺泡扩张，破裂而融合成气肿肺泡；右心功能下降，动脉硬化，管腔变细，肺血流量减少，加上气肿肺泡的形成，减少了毛细血管网的数量，呼吸膜的有效面积减少，严重影响了气体交换率。仅从通过肺向组织输送氧气一项功能来看，25岁的年轻人每分钟可输送4升，而70岁的老年人只有2升。也有研究证实，60~80岁的老年人气体扩散量每年递减5%~8%。

4. 胸廓

胸廓的变化主要为呼吸肌、韧带萎缩，肋骨硬化，胸椎后突，致使胸廓变形，前后径与横径的比值增大，形成桶状胸。

综上所述，可将老年人呼吸系统的变化简单概括为4点：

（1）肺功能降低，肺功能检查时，肺活量、时间肺活量、最大通气量降低，残气量、功能余气量增高。

（2）换气功能下降，肺动脉血中含氧量减少，氧分压降低。

（3）呼吸道的阻塞和感染，容易造成老年性支气管炎、哮喘。

（4）肺动脉高压可引起肺源性心脏病。

消化系统衰老首先体现在味觉退化上吗

衰老是不可逆转的生物学过程。人们往往只关注自己外表的衰老，殊不知，人体内脏的老化是外表衰老的根本原因。消化系统的衰老，对营养的消化和吸收有着明显的影响，加快了全身衰老的步伐。口腔的老龄化是消化系统衰老最明显的表现，而味觉退化则是口腔衰老最明显的表现。

人类的味觉主要可以分为酸、甜、苦、咸四种。针对味觉的研究主要有两个方面：绝对阈限和差别阈限。味觉绝对阈是指能引起味觉的物质的最小刺激量，味觉差别阈限是指刚能引起味觉差别感觉的味觉刺激的最小变化量。

绝对味觉能力的关键在于舌头和喉咙上的味觉细胞。这些细胞含有可以检测味觉刺激的受体，包含酸、甜、苦、咸等。每种味觉细胞只能存活10~14天，之后就会被新的细胞替换。年轻人舌体上每个味蕾约有245个

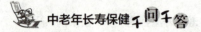

味觉细胞,到 70 岁时,味觉细胞数量急剧减少;90 岁以后,其味觉细胞减少至 88 个。

可见,当人步入老年后,味觉也会开始退化。生活中,许多老年人对味美的食物都不觉得十分可口,并容易出现对酸、甜、苦、咸四味的判断错误。特别是高龄老人,对甜、咸的感觉显著下降,吃菜的口味重,盐、糖的摄入量增加。盐摄入过多,会诱发高血压、动脉粥样硬化;糖摄入过多,可引起糖尿病或肥胖。

有研究显示,微量元素锌在人体内含量越少,则味觉感受器敏感性越差,因此,老年人可适当补充锌元素,对味觉有一定好处。

衰老导致神经系统的变化

人体的神经系统包括中枢神经系统和周围神经系统,其功能是调节内外环境的稳定,完成机体的整体活动,从而使机体成为一个完整的统一体。随着年龄的增长,老年人身体各器官功能开始衰退,其神经系统也相应地发生很多变化,主要表现在以下几个方面:

1. 神经细胞和脑血流量减少

中枢神经系统与其他器官不同之处在于它的细胞不能再生。神经细胞的数目随正常老化而减少,老年人脑神经细胞数可减少 10%～30%。大脑皮质、锥体细胞的树突、树突脊以及突触的数目均较年轻时明显减少,突触和相应神经递质的释放亦减少,运动和感觉纤维的传导速度也减慢,使神经系统功能受到损害。

同时,老年人的脑血流量也比年轻时减少 17%,表现为在日常生活中受到某种干扰时会出现遗忘,回忆往事的能力和稳定性不如从前。

2. 神经递质的改变

参与人脑多种神经递质(如乙酰胆碱、多巴胺、去甲肾上腺素、5-羟色胺等)代谢的酶的活性降低,表现出记忆力下降、运动障碍、帕金森病、睡眠不佳、精神抑郁或狂躁等症状。

3. 自主神经的变化

自主神经支配人体内脏,如心脏、胃肠道等。内脏的神经不受人的主观意志所支配,不能自我控制心跳的次数、掌握胃肠道的蠕动快慢,所以把能支配这些活动的神经称作自主神经。随着年龄的增长,人体的自主神经功能发生紊乱,导致各种内脏功能失调等。

4. 下丘脑垂体的变化

下丘脑环境稳定性的控制力减弱,从而导致应激力减弱,代谢紊乱,出现动脉硬化及高血压，并使蛋白质和酶的合成降低。

5. 脑萎缩

随着年龄的增长，大脑也逐渐萎缩：脑体积缩小，重量减轻，皮质及神经核变薄或变小，脑沟加宽，脑室扩大。且年龄越大，大脑的萎缩速度越快。女性脑萎缩的出现比男性早，女性50岁以后就有明显的脑萎缩，而男性则60岁以后才开始出现。70岁的老年人全脑的重量与年轻人相比，平均轻10%。

在以上这些神经系统的变化产生后，老年人的兴奋和抑制过程转换变慢，灵活性变差，反应迟钝，动作协调性差，注意力不集中，技巧的记忆力被逻辑性记忆力所代替，对高水平的智力活动保留较久。但很多老年人仍能像年轻人一样精力充沛，有很好的学习能力和记忆能力。这是因为人正常活动时只运用约15%的脑细胞，其余的脑细胞均处于休息状态。老年人虽然神经细胞数目减少，但是剩余的脑细胞有高度的代偿性和反应性，所以仍能进行复杂的脑力活动。

血管的衰老有哪些表现

血管是指血液流过的一系列管道。按血管的构造及功能不同，分为动脉、静脉和毛细血管三种。当人步入老年后，不只心脏功能在衰退，血管功能也会退化，主要表现在以下两个方面：

1. 血管的老化

包括主动脉在内的大中血管壁中膜的胶原纤维和黏多糖增多、弹性纤维减少，加之管壁的钙化，使得血管变厚、变硬，弹性和舒张性降低；小动脉的外膜发生纤维胶原化，孔径变小。这些变化就是通常所说的动脉硬化，它是血管正常老化的结果。

由于动脉血管硬化导致外周阻力增加，血压升高。收缩压平均每年增加0.5%，舒张压平均每年增加0.37%。若血管硬化以小动脉为主，其血压表现为收缩压和舒张压均升高，但舒张压升高更加明显，致脉压减小；若大动脉硬化，其弹性减弱时，则收缩压升高，舒张压下降，脉压增大。

2. 动脉粥样硬化

在大、中动脉等血管（包括冠状动脉）内膜局部有脂质积聚、纤维组织增生和钙质沉着，形成斑块，由于在动脉内膜积聚的脂质外观呈黄色粥样，故称为动脉粥样硬化。它是一种病理性变化。据统计，70岁的老年人中，60%患有动脉粥样硬化。老年人的主动脉也会发生粥样硬化，故在胸透时常见到主动脉弓延长迂曲；也有的病人因硬化斑块损伤大动脉管壁，而导致主动脉瘤的发生。

血管的老化和动脉粥样硬化造成管腔狭窄，血流的阻力增加，流动起来就不那么顺畅了，就会导致组织的缺氧和缺血，如果有粥样斑块脱落或血栓形成，就会发生更为严重的，甚至是致死性的病症，例如心肌梗死之类的心血管疾病，以及脑卒中（中风）之类的脑血管疾病。

此外，老年人的静脉血管也会因失去弹性而出现一些临床表现，如直肠静脉丛失去弹性而扩张时，则形成痔疮，故老年人以内痔多见。由于老年人的毛细血管脆性增加，轻微挫伤，也会引起破裂出血而形成瘀斑。

衰老是如何影响肾功能的

人体的肾脏主要是通过每天生成和排出一定量的尿液，来排除体内多余的水分和新陈代谢产生的对人体有害的毒素，维持体内电解质的平衡，使它们保持在正常范围内，维持酸碱度平衡，使体液不至于过酸或过碱。

和人体其他脏器一样，老年人的肾脏在人到了40岁以后，也会随年龄增长而出现老化现象，主要体现在以下几个方面：

（1）肾脏萎缩：40岁以后，肾脏逐渐萎缩，重量减轻，至80～90岁时肾脏重量减少20%～30%，每个肾重量为90～100克，体积较20岁减少20%～40%。

（2）肾脏血流量的变化：40岁以后流入肾脏的血液进行性减少，每10年约下降10%，至90岁时仅为年轻时的一半。

（3）肾小球硬化：作为检测肾功能指标的肾小球滤过率也逐渐在减少，40岁以后肾小球滤过率每10年下降10%。且由于肾小动脉和肾小球毛细血管丛的硬化，硬化的肾小球增多，年轻人仅有1%的肾小球硬化，而80岁的老年人硬化的肾小球可达10%以上，导致功能健全肾小球减少。

（4）肾小管萎缩：老年人肾小管萎缩，上皮细胞退行性改变，远曲小管的管腔扩张，可有较多憩室或囊肿形成。

（5）肾间质纤维化：肾间质纤维化也随年龄增加而加重，尤其在60～70岁以后，肾髓质和乳头区域胶原纤维明显增多。由于动脉粥样硬化及高血压，肾脏血管出现内膜增厚或玻璃样变。

总之，随着肾小球和肾小管的老化，以及随年龄增长而肾血流量逐渐下降，老年人的肾功能可能衰减30%左右。

排尿困难是因为前列腺衰老吗

前列腺是具有内、外双重分泌功能的性分泌腺。前列腺的生理功能主要可概括为四个方面：

（1）外分泌功能：前列腺可分泌前列腺液，是精液的重要组成成分，对精子正常的功能具有重要作用，对生育非常重要。但前列腺液的分泌受雄性激素的调控。

（2）内分泌功能：前列腺内含有丰富的5α-还原酶，可将睾酮转化为更有生理活性的双氢睾酮。双氢睾酮在良性前列腺增生症的发病过程中起重要作用。通过阻断5α-还原酶，可减少双氢睾酮的产生，从而使增生的前列腺组织萎缩。

（3）控制排尿功能：前列腺包绕尿道，与膀胱颈贴近，构成了近端尿道壁，其环状平滑肌纤维围绕尿道前列腺部，参与构成尿道内括约肌。发生排尿冲动时，伴随着逼尿肌的收缩，内括约肌则松弛，使排尿顺利进行。可以说，前列腺扼守着尿道上口。因此，前列腺一旦发生病变，排尿首先受影响。

（4）运输功能：前列腺实质内有尿道和两条射精管穿过，当射精时，前列腺和精囊腺的肌肉收缩，可将输精管和精囊腺中的内容物经射精管压入后尿道，进而排出体外。

当人步入40岁后，性活动逐渐减少，前列腺的工作负担也渐渐减轻，其功能细胞开始萎缩。由于老年期人体内激素水平发生紊乱，前列腺边缘的非功能细胞就发生异常增生，使前列腺体积增大，压迫尿道，引起尿频、尿急、夜间排尿次数增多、尿线变细、排尿困难等。医学上把这异常增大的前列腺称为前列腺增生症，增大的前列腺就像一座山，阻挡了尿液的流出口，可引起尿潴留、肾积水，以致肾衰、尿毒症而危害生命。可见，排尿困难是前列腺衰老最常见的表现。

此外，到了老年期前列腺的一些细胞也会发生突变而形成癌细胞。因此，当老年人发现自己的前列腺增肥后，还应抽血查一下PSA（前列腺特异性抗原），看其是否癌变。

衰老对生殖系统的影响

在结构和功能上，男性和女性的生殖系统有着很大的区别。

1. 老年男性生殖系统的变化

男性的内生殖器由睾丸（合成并分泌雄性激素、生成精子）、输精管道（包括附睾、输精管、射精管和部分尿道）和附属腺（前列腺、精囊腺等）三部分组成，外生殖器包括阴茎、阴囊等。

当男性进入40岁以后，性激素的分泌逐渐减低，生殖系统表现为萎缩及功能减退等变化，睾丸产生精子的能力也随之下降。但由于男性肾上腺皮质功能并不随年龄增长而显著降低，仍可分泌部分雄性激素，故雄性激素的降低缓慢。因而60～70岁有精子者仍占68.5%，70～80岁有精子者占59.5%，80～90岁有精子（精子数量不多）存在者占48%。

此外，男性生殖系统的老化还表现在前列腺老化明显，细胞萎缩，代之以结缔组织增生。由于前列腺肥大，可导致排尿困难及尿潴留。

2. 老年女性生殖系统的变化

女性的内生殖器由卵巢（产生卵子、分泌性激素）、输卵管、子宫和阴道组成，外生殖器则包括外阴等结构。

女性生殖系统的变化比男性更为明显。首先是卵巢停止排卵，绝经。一般绝经期为47岁左右，这时卵巢仍分泌雌性激素，但仍逐渐下降。由于阴道萎缩，腺体分泌减少，性生活也受影响。此外，还伴有乳房脂肪沉着、乳晕及乳头萎缩等现象。更年期有精神状态及某些生理的变化，称为更年期综合征。

衰老会使骨骼出现哪些变化

人到中老年，机体内的运动器官会出现衰老和退化，原本步履稳健敏捷、行动自如的人，开始出现骨质疏松、肌肉松弛、关节僵硬、四肢屈伸不利、全身行动迟缓、应激能力减退等衰老现象。这主要与人体骨骼的衰老有关。

人体的骨骼起着支撑身体的作用，是人体运动系统的一部分。在人步入中老年后，骨骼的变化主要体现在以下几个方面：

1. 容易骨折

俗话说："人到老年怕跌跤。"这是因为老年人跌跤很容易导致骨折。进入中老年，人体骨骼内的化学成分发生了变化：骨内的有机质如胶原、黏蛋白等减少，无机盐如碳酸钙、磷酸钙、硫酸钙等增多。青年人的骨骼中无机盐含量占50%，中年人占66%，而老年人占到80%。无机盐含量越多，骨骼的弹性和韧性也越差，骨质疏松，脆性增加，容易骨折。

2. 骨质疏松

进入中老年，骨骼中的骨钙出现负平衡，故骨骼开始萎缩，骨皮质变薄，骨小梁变细，数量减少，出现骨质疏松。据统计，在50～80岁之间，每增加10岁，男性骨皮质厚度减少5%，女性减少7%。不同的骨骼，骨皮质变化出现的时间也不一样，掌骨在45～50岁时骨皮质开始变薄，肋骨70岁时才开始萎缩。

3. 骨骼收缩

老年人的椎间盘也收缩变薄，背呈弓状，身材矮小，称为老缩。男性老人平均缩短身长的2.25%，而女性老人为2.5%。

4. 骨软化症

骨软化症是中老年人常见的骨骼疾病,是指骨骼内的类骨沉积,主要原因是日光照射少,体内缺乏维生素 D。老年人接受日光照射的时间少,大气污染减少紫外线的辐射,玻璃窗也吸收紫外线的照射,很容易造成维生素 D 缺乏。此外,中老年人的饮食中缺乏维生素 D 或吸收不良时也会发生骨软化症。

老年人关节衰老的表现有哪些

骨与骨之间连接的地方称为关节,能活动的叫"活动关节",不能活动的叫"不动关节"。关节由关节囊、关节面和关节腔构成。关节囊包围在关节外面,关节内的光滑骨被称为关节面,关节内的空腔部分为关节腔。通常情况下,关节腔内有少量液体,以减少关节运动时的摩擦。关节有病时,关节腔内液体增多,形成关节积液和肿大。关节周围有许多肌肉附着,当肌肉收缩时,可做伸、屈、外展、内收以及环转等运动。

随着年龄的增长,身体各器官功能逐渐减退,关节也开始老化:关节腔黏液分泌减少,关节软骨干燥,逐渐磨损、变薄,关节骨质增生;加之关节周围的肌肉生理性萎缩,韧带弹性减弱,膝关节的活动能力逐渐减退,可逐渐出现不同情况的疼痛,伴有关节活动障碍,关节活动时有响声、摩擦感等,最终形成慢性老年性关节炎。

因此,中老年人在日常生活中要注意保护关节,注意劳逸结合,动静结合;可做轻便的有氧运动,如散步,做小腿后侧肌肉牵伸训练、仰卧抬腿运动等;避免长时间频繁上下楼、跑步、爬山等。要注意关节的保暖,避免寒冷、潮湿;千万不要忍痛暴力锻炼,以免磨损和扭伤关节。

第三节
中老年人的中医养生

中医传统养生学说都有哪些内容

中医养生，是指通过各种方法颐养生命、增强体质、预防疾病，从而达到延年益寿的一种医事活动，中医养生主要包括以下内容：

1. 静神养生

古人认为，精神是生命活动的主宰。保持神气清静，心理平稳，可保养元气，使五脏安和，并有助于预防疾病、增进健康和延年益寿。反之，则易伤身，以致诱发种种疾患。

2. 动形养生

古人认为"人欲劳于形，百病不能成"。古人在实践中摸索出了如按摩、气功、太极拳、八卦掌、五禽戏等动形方式，可强身延年。人若贪图安逸，运动不足，或是劳累过度，则容易引起"劳伤"，又称"五劳所伤"，即久视伤血、久卧伤气、久坐伤肉、久立伤骨、久行伤筋。

3. 经络养生

经络是遍布人体的"网络"系统，它控制着血和气的运行流动，以保证各组织系统的正常功能。《黄帝内经》说，经络具有决生死、除百病、调虚实之作用。古代养生学家认为，疏通经络可作为摄生的重要措施，而最简便的方法就是经常刺激、按摩、针灸三个重要穴位，即合谷穴、内关穴和足三里穴。合谷穴可以防治颜面及五官方面的疾病，内关穴有助于防治心脏疾患，足三里穴则对预防五脏六腑特别是消化系统的疾病最有效。

4. 饮食养生

古人认为，合理饮食可以调养精气，纠正脏腑阴阳之偏，防治疾病，延年益寿。故饮食既要注意"博食"，即以"五谷为养、五果为助、五畜为益、五菜为充"，又要重视五味调和，否则，会因营养失衡、体质偏颇、五脏六腑功能失调而致病。

5. 顺时养生

古人认为，天有四时气候的不同变化，地上万物有生、长、收、藏之规律，人体亦不例外。因此，古人从衣食住行等方面提出了顺时养生法。人的五脏六腑、阴阳气血的运行必须与四时相适应，不可反其道而行之。因时制宜地调节自己的生活行为，有助于健体防病，否则，逆春气易伤肝，逆夏气易伤心，逆秋气易伤肺，逆冬气易伤肾。

6. 调气养生

古人认为，人体元气有化生、推动与固摄血液，温养全身组织，抵抗病邪，增强脏腑功能之作用。营养失衡、劳逸失当、情志失调、病邪夹击等诸多因素，可导致元气的虚、陷、滞、逆等证候，进而使机体发生病理性变化。调气养生法主张通过慎起居、顺四时、戒过劳、防过逸、调饮食、和五味、调七情、省言语、习吐纳、行导引等一系列措施来调养元气、祛病延年。

什么是中老年养生保健16宜

中老年养生保健16宜，是我国历代相传的养生方法，有着很好的延年益寿作用。中老年养生保健16宜的具体内容是：

（1）发宜常梳：每晨梳发数十次，可疏风散火，明目清脑，增强脑髓功能，延缓脱发和白发的生长。

（2）面宜多擦：每日晨起和夜眠时，用双手合掌搓热，摩擦面部，再用食指和中指揉太阳穴和脑后枕骨下的风池穴、风府穴各数十次，可使人容光焕发并能有效地预防感冒。

（3）目宜常转：早晚或较长时间看书后，两眼应向前平视，先按左、上、右、下、左的顺序，运转眼球7～8次后，闭目稍息，再睁眼，可缓解眼睛疲乏。

（4）耳朵常弹：两手掌分别紧压左右耳门，用中指和食指相叩，弹击后脑。弹击7～8次后，再两手离开耳门。如此反复3～4次，可增强听力，防止老年性耳鸣、耳聋。

（5）舌直抵腭：舌尖抵住上腭，可沟通任督二脉，使全身经络接通，上下之气通畅。常练此功，可疏通气血，条达经络，清爽头脑，强健体质，也有助于产生津液润喉。

（6）津宜漱咽：用舌尖抵住上腭，增强唾液分泌能力，待津满口后，分数次缓缓咽下，同时，用意念将之送到脐下丹田。唾液有帮助消化、中和胃酸和杀菌作用，唾液中还有大量的含游离钙的酵类激素，具有抗衰老作用。

（7）齿宜数叩：上下牙齿对叩作声，每日早晚行49次，可使牙龈健壮，防止牙病。

（8）浊宜常呵：《千金要方》中介绍，寝室安静，侧卧，闭目，耳无所闻，目无所见，心无所思，口吐浊气，鼻引清气入腹、足则停止，然后从口细细吐尽，再从鼻细细引入，一如前法。这种静思虑和深呼吸相结合的有意识的呼吸活动，对人体生理功能的调节具有一定的作用。新鲜空气中的阴离子，对人体健康极有利，宜常吸取。

（9）背宜常暖：古人认为背部是风寒外邪入侵人体的门户，宜常保暖，可免感冒。

（10）胸亦常扩：心肺处于胸中，宜常保护，以免外伤。

（11）腹宜常摩：腹部常用手按摩，可帮助消化，运化食物，防止腹胀和腹泻。

（12）谷道宜常收缩：谷道就是肛门，常练提肛功，能有效防止痔疮。有意识地收缩和放松肛门括约肌，早晚各行 30～40 次。

（13）肢节宜常摇：四肢、腰肘等部位要经常活动。游泳、爬山、慢跑、做体操、打拳、跳舞等都是较好的运动方式，坚持锻炼，可增强体质。

（14）足心宜常擦：每晚睡前，用热水洗足，洗后用手掌摩擦足底涌泉穴 30～40 次，有利于睡眠，还可降血压，治头晕、头胀和失眠，对老年人冬季保健很有意义。

（15）皮肤宜常干淋浴：除定期洗澡外，皮肤宜常淋浴，包括日光浴、空气浴等。浴后用干布或手掌摩擦全身，可增强神经和心血管功能，促进新陈代谢，预防感冒。

（16）大小便宜闭口勿言：对于中老年人来说，大小便时谈话会分散注意力，可引起大便干涩或小便失禁。而且，小便时咬紧牙齿，这对健齿有作用。

什么是中医常说的体质养生

"体质"，就是机体素质，是指人体秉承先天（指父母）遗传、受后天多种因素影响，所形成的与自然、社会环境相适应的功能和形态上相对稳定的固有特性。它反映机体内阴阳运动形式的特殊性，这种特殊性由脏腑盛衰所决定，并以气血为基础。

体质的形成是机体内外环境多种复杂因素共同作用的结果，主要受先天因素和后天因素两个方面影响，并与性别、年龄、地理等因素有关。

早在《黄帝内经》中便已经有了体质养生的记载,尽管书中并没有出现"体质"这个名词,但其中有关体质的论述、介绍和养生方法却已经相当系统了,并根据人的形体、肤色、认识能力、情感反应、意志强弱、性格静躁以及对季节气候的适应能力等方面的差异,将人的体质分为了木、火、土、金、水五大类型。在此基础上,后代医学家把前人的经验进行了总结并重新细化分类,形成了现代常说的九种体质。

(1)阳虚体质:表现为怕冷,衣服比别人穿得多,特别是胃、胳膊和膝盖处容易感到凉飕飕的,经常手脚冰凉。夏天不喜欢吹空调,肌肉不健壮,性格多沉静、内向。阳虚体质养生法则就是不损伤阳气。

(2)阴虚体质:表现为容易口干、皮肤干、眼干、大便干,总觉得很缺水。体形多瘦长,不耐暑热,容易失眠。阴虚体质的人多吃凉性食物,可以滋阴清热安心神。

(3)痰湿体质:表现为大腹便便,晚上睡觉鼾声如雷,平日里"光彩照人",脑门油亮,易出汗,且多黏腻。容易出现糖尿病和高血压等慢性病。痰湿体质者应多吃清淡微温食物,并注意祛脂减肥。

(4)湿热体质:表现为经常出现口臭或感到口苦,容易长痔疮和粉刺,面部和鼻尖一般都是油亮亮的,性格比较急躁。湿热体质者要养肝利胆,少甜少酒。

(5)气郁体质:表现为体形偏瘦,多愁善感,不合群,常感到情绪低沉,无缘由地叹气,易失眠。此种体质者宜多吃补气食物,少饮酒。

(6)气虚体质:表现为反复感冒,易出汗,说话声音低,不爱运动。气虚体质者重在补气,忌冷抑热。

(7)血瘀体质:表现为不到50岁就长出瘀斑,女性则表现为痛经,皮肤较粗糙,眼睛里有很多红丝,牙龈易出血。血瘀体质者要注意养阴化瘀,同时要忌食寒凉。

(8)特禀体质:也称过敏体质,表现为容易对药物、食物、气味、花粉等过敏,常见病有麻疹、过敏性紫癜、过敏性咳嗽和哮喘等。此体质的人要养血消风,远离过敏原。

(9)平和体质:表现为体态适中,面色红润,精力充沛,脏腑功能状态强健壮实。此种得天独厚的体质,平时要均衡营养保持健康。

人们可根据自身体质的不同特点,对饮食习惯、生活习惯进行有针对性的调整,从而达到天人合一的健康境界。

足浴为何是老年人的养生妙法

"足浴"即用热水泡脚,分为普通热水足浴和足药浴。中医的经络理论认为，人体五脏六腑在脚上都有相应的投影，脚部是足三阴经的起始处，又是足三阳经的终止处，踝关节以下就有60多个穴位。

通过水的温热作用、机械作用、化学作用及借助药物蒸汽和药液熏洗的治疗作用，脚底的穴位被刺激，从而起到疏通理气、散风降温、透达筋骨、理气活血的功效，能增强心脑血管功能、改善睡眠、消除疲劳、消除亚健康状态、增强人体抵抗力等。

足浴的基本做法是：用40℃左右的热水泡脚，热水漫过踝关节，边泡边加热水以保持水温，浸泡5～10分钟，以全身感到热乎乎、额头有汗为宜，然后用手按摩脚心。足浴一年四季均可进行，但以冬季为佳。

中老年人动脉硬化，供给脚的血量减少，比年轻人怕冷，脚底受寒发凉，会使机体抵抗力下降，罹患疾病。因此，每天晚上睡前足浴，可保持足部温暖，使全身血脉流通，有利于身心健康。

推拿主要有哪些作用

推拿，也称"按摩"，是以中医的脏腑、经络学说为理论基础，并结合西医的解剖和病理诊断，用双手在病患的体表、受伤的部位、不适的所在、特定的腧穴、疼痛的地方，采用推、拿、按、摩、揉、捏、点、拍等形式多样的手法治疗疾病的一种方法。一般来说，推拿的主要作用有以下三点：

1. 疏通经络

早在远古时代，推拿疏通经络的作用就得到了证实，正如《黄帝内经》所说："经络不通，病生于不仁，治之以按摩。"现代医学也认为，按摩可通过刺激末梢神经，促进血液、淋巴循环及组织间的代谢，协调各组织、器官间的功能，使机体的新陈代谢水平有所提高。

2. 调和气血

推拿调和气血的作用在古代的医书中多有记载，比如明代养生家罗洪先在《万寿仙书》里说："按摩法能疏通毛窍，能运旋荣卫。"这里的"运旋荣卫"，就是调和气血之意。现代医学也认为，推拿手法的机械刺激，通过将机械能转化为能量的综合作用，可提高局部组织的温度，促使毛细血管扩张，改善血液和淋巴循环，使血液黏滞性减低，降低周围血管阻力，减轻心脏负担，故可防治心血管疾病。

3. 提高免疫力

现代医学实践证实，推拿具有抗炎、退热、提高免疫力的作用，可增强人体的抗病能力。有人曾在同龄组儿童中并列对照组进行保健推拿，经推拿的儿童组，发病率下降，身高、体重、食欲等皆高于对照组。

艾灸疗法主要分为几种

艾灸疗法，简称灸法，是使用燃烧后的艾灸治人体穴位的一种中医疗法，有温通气血、扶正祛邪的功效，艾灸疗法主要分为以下几种：

（1）艾炷灸疗法：艾炷灸疗法指使用燃烧的锥形艾炷灸穴位的方法，可分为直接灸与间接灸。直接灸是将大小适宜的艾炷，直接放在皮肤上施灸，若施灸时使皮肤烧伤化脓，愈后留有瘢痕者，称为瘢痕灸；若不使皮肤烧伤化脓，不留瘢痕者，称为无瘢痕灸。间接灸是用药物将艾炷与施灸腧穴部位的皮肤隔开，进行施灸的方法，如隔姜灸、隔盐灸、隔蒜灸等。

（2）艾条灸疗法：艾条灸疗法是指用艾条灸穴位的方法，可分为温和灸、雀啄灸、回旋灸等，主治寒湿痹症及其他多种虚寒性疾患。

（3）药卷灸疗法：药卷灸是在艾绒里掺进药末，用纸把艾绒裹起来成为药卷，点燃其一端而施灸的方法。适应证大致同上两种灸法。

（4）温针灸疗法：温针灸疗法是针刺与艾灸结合应用的一种方法，先根据病性选穴施针，得气后留针，后将艾绒裹于针柄上点燃，直至燃尽，使热力通过针体传入机体，达到温经散寒的目的。

（5）温灸器灸：温灸器灸，又称温筒灸，是用金属等材质特制的一种圆筒灸具灸穴位的一种方法。温灸器的筒底有尖有平，筒内套有小筒，小筒四周有孔。施灸时，将艾绒或加掺药物，装入温灸器的小筒，点燃后，将温灸器的盖扣好，即可置于腧穴或应灸部位，进行熨灸，直到所灸部位的皮肤红润，本法可调和气血，温中散寒。

老年人在什么情况下可使用耳针疗法

耳针疗法，是以针灸专用针——毫针、皮内针、艾灸、激光照射等，通过对耳郭穴位的刺激以防治疾病的一种方法。耳穴是指耳郭上的一些特定刺激点，当人体内脏或躯体有病变时，往往会在耳郭的相应部位出现各种反应，如压痛敏感、皮肤电特性改变、变形、变色等。当老年人出现以下病症时，往往可以使用耳针疗法来治疗：

（1）各种疼痛性疾病：头痛、偏头痛、三叉神经痛、肋间神经痛、带状疱疹、坐骨神络痛等神经性疼痛，扭伤、挫伤、落枕等外伤性疼痛，五官、颅脑、胸腹、四肢各种外科手术后所产生的伤口痛、麻醉后的头痛、腰痛等手术后遗痛。耳针疗法对其有较好的止痛作用。

（2）各种炎症性病症：急性结膜炎、中耳炎、牙周炎、咽喉炎、扁桃体炎、腮腺炎、气管炎、肠炎、盆腔炎、风湿性关节炎、面神经炎、末梢神经炎等。耳针疗法对其有一定的消炎止痛功效。

（3）一些功能紊乱性病症：眩晕症、心律不齐、高血压、多汗症、肠功能紊乱、月经不调、遗尿、神经衰弱、癔症等。耳针疗法具有良性调整作用，可促进这些病症的缓解和痊愈。

（4）过敏与变态反应性病症：过敏性鼻炎、哮喘、过敏性结肠炎、荨麻疹等。耳针疗法有消炎、脱敏、改善免疫等功能。

（5）内分泌代谢性病症：单纯性甲状腺肿、甲状腺功能亢进、更年期综合征等。耳针疗法有改善症状、减少药量等辅助治疗作用。

（6）一部分传染病症：菌痢、疟疾、青年扁平疣等。耳针疗法可恢复和提高机体的免疫防御功能，加速疾病的治愈。

（7）各种慢性病症：腰腿痛、肩周炎、消化不良、肢体麻木等。耳针疗法有改善症状、减轻痛苦的作用。

耳针除可治疗上述病症外，还可用于针刺麻醉（耳针麻醉）；妇产科方面，如催产、催乳等；预防感冒、晕车、晕船，以及预防和处理输血、输液反应；戒烟、减肥，国外还将其用于戒毒等。

但要注意的是，严重心脏病患者，严重器质性疾病及伴严重贫血者，外耳有湿疹、溃疡、冻疮破溃者，不宜刺激耳穴。

中老年人刮痧要注意什么

刮痧疗法以中医理论，尤其是经络理论为基础，用牛角、玉石、火罐等器具在皮肤相关部位刮拭，以达到疏通经络、活血化瘀之目的。刮痧可以扩张毛细血管，促进血液循环，增加汗腺分泌，促进汗液排泄，对于高血压、中暑、肌肉酸痛等都有较好的疗效。中老年人经常刮痧，可起到调整经气、解除疲劳、增强免疫功能的作用。

但中老年人刮痧需要注意以下几个事项：

（1）适用人群：并非所有中老年人都适合刮痧，因为刮痧会刺激交感神经，比如体质较弱或体质敏感的人，常常一刮痧就脸色发白、发青、全身冒冷汗，甚至休克，因此不宜刮痧。此外，有心血管疾病、白血病、过敏性紫癜、血小板减少症、癌症、皮肤炎，或皮肤上有伤口、瘢痕的人，也不适合刮痧。

（2）痧用工具：在古代，铜钱是刮痧最常使用的工具，也可以使用苎麻、麻线、棉纱线团、瓷碗、瓷调羹、木梳背、小蚌壳、檀香木、沉木香刮板、小水牛角板等。目前已经发展到专业工具：刮痧板。另外，还有水、油、润肤剂等辅助材料，这些也是不可少的。注意，老年人皮肤比较脆弱，刮痧时力道要尽量放轻，或者先在皮肤上铺一层棉布后再刮，减少刮痧器材直接摩擦皮肤，造成皮肤伤害。

（3）刮痧手法：刮痧手法有十几种，其中最常用的手法是手拿刮板，治疗时刮板厚的一面对手掌，保健时刮板薄的一面对手掌，刮拭方向从颈到背、腹，然后从上肢到下肢，从上向下刮拭，胸部从内向外刮拭（见下图）。刮板与刮拭方向一般保持在 45 度～90 度进行刮痧。刮痧时间一般每个部位 3～5 分钟，最长不超 20 分钟。

（4）痧点颜色：痧点的颜色深浅通常是病情轻重的反映。较重的病，"痧"就出得多，颜色也深；如果病情较轻，"痧"出得少，颜色也较浅。对于一些不出痧或出痧少的患者，不可强求出痧，以患者感到舒服为最终原则。

（5）刮痧时间：刮痧疗法对皮肤有一定的损伤，所以一次刮完后要等过一段时间，一般是等三五天，等这次的痧退后再进行第二次刮治。出痧后 1～2 天，皮肤可能轻度疼痛、发痒，这些反应属正常

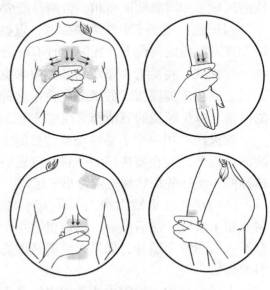

刮痧手法

现象。一般刮痧治病不是一次就能好的，大概要两三次。

（6）刮痧后事宜：为避免意外，刮痧板一定要消毒。这是因为在平时很难做到人人都有属于自己的刮痧板，所以刮痧板往往会用在不同的人身上，这样可能会造成某些疾病在相互之间传染。

刮痧后喝一杯热（温）开水，以补充体内消耗的津液，促进新陈代谢，加速代谢产物的排出，并休息 15～20 分钟。刮痧会使汗孔扩张，刮痧后 30 分钟内不要冲冷水澡，可洗热水澡，边洗边刮无妨。

中老年人拔罐有哪几种方法

拔罐法以罐为工具，利用燃烧消耗氧气，造成负压，使之吸附于腧穴或应拔部位的体表，产生刺激，使被拔部位的皮肤充血或瘀血，以此来达到防治疾病的目的。拔罐法在古时候被称为角法，是因为古人以兽角做罐治病，故而得名。后来人们使用竹筒来做罐，因此，拔罐法也称吸筒法。

一般来说，中老年人可用的拔罐方法主要有以下几种：

1. 火罐法

利用燃烧使罐内形成负压,将罐具吸着于皮肤上。根据操作又分为投火法、闪火法、贴棉法、架火法、滴酒法等。

投火法:用蘸有95%的酒精棉球或纸片(注意,不可蘸得太多,以免火随酒精滴落,烧伤皮肤),点燃后投入罐内,趁火旺的时候,迅速扣在要拔的区域。扣时要侧面横扣,否则易造成燃烧的棉球或纸片烧伤皮肤。

闪火法:用夹子夹住酒精棉球,点燃后,在罐内绕1~3圈后抽出,将罐扣在需要拔的部位上。在闪烧时不可烧燎罐口,以免烫伤皮肤。

贴棉法:将蘸有少量酒精的2厘米见方的棉片平贴在火罐内壁底部,点燃后迅速扣于需要拔罐的地方。在用这种方法的时候,也要注意不要蘸太多的酒精,以免燃烧的酒精滴落在皮肤上,造成烧伤。

架火法:用一个不易燃烧及传热的块状物(如青霉素瓶盖),上置一小块酒精棉球,放在要拔罐的位置,点燃后,迅速把罐子扣上,需要注意的是选择的不燃烧的块状物一定得小于罐口。

滴酒法:在火罐内滴入1~3滴95%的酒精,把罐翻倒,使酒精能均匀分布于罐壁,然后点火,迅速将罐扣在应拔的地方。这种方法使用时要注意滴入的酒精要适量,如果太少不易燃烧,如果太多又容易滴落到皮肤上,引起烧伤。

上述方法中,以闪火法和架火法最为安全,因此用得也较多。但闪火法要求动作熟练,否则火罐不易拔紧;架火法吸力虽大,然而操作较为烦琐。个人可以根据自己所熟悉的方法运用。

2. 抽气罐法

这是现代发展起来的方法,用具由两部分组成,一为抽吸器,一为不同型号的带有活塞的塑料罐具。操作方法为:先将罐具放在要拔的区域,抽吸器插入罐顶部的调节活塞,以手指反复拉动的方式,将罐内气体排出,至所需的负压后,取下抽吸器。取罐时,只要将罐顶的塑料芯向上一拔即可。这种方法的好处在于不用火,比较安全,而且压力大小可以自己控制。

3. 煮罐法

这种方法用到的一般是竹罐,将竹罐倒置在沸水或药液中,煮沸1~2分钟,然后用镊子夹住罐底,提出水面,甩去水液,趁热按在皮肤上。

局部熏洗法包括哪几种

和全身熏洗法相比,局部熏洗法所需的药液不必太多,容器可选脸盆、大口杯等。一般来说,老年人常用的局部熏洗法可分为以下几种:

1. 手熏洗法

根据病症先选定用药处方，准备好脸盆、毛巾、布单；然后将煎好的药物趁热倒入脸盆，患者先把手臂搁于盆口，上覆布单不使热气外泄，待药液不烫手时，把患手浸于药液中洗浴。熏洗后，用干毛巾轻轻擦干并避风。

2. 足熏洗法

选好药方，准备好水桶或铁桶、小木凳、布单、毛巾；将煎好的药汤趁热倒入木桶或铁桶中，桶内置1个小木凳，略高出药汤面；患者坐在椅子上，将患足搁在桶内小木凳上，用布单将桶口及腿盖严，进行熏疗。待药汤不烫足时，取出小木凳，把患足浸于药汤中泡洗。根据病情需要，药汤可浸至踝关节或膝关节部位。熏洗后，用干毛巾擦干并避风。

3. 眼熏洗法

选好药方，准备好脸盆或热水瓶，消毒药棉或消毒纱布、布单、毛巾；将煎好的药汤趁热倒入脸盆，患者取端坐姿势，向前微微弯腰，面向药汤，两眼紧闭，然后用布单将脸盆口盖严，勿使热气外泄。也可将煎好的药汤趁热注入保温瓶内，患者将患眼对准瓶口先熏，待药液降温至不烫手时，用消毒药棉或消毒纱布蘸药液频频热洗患眼。也可用洗眼杯盛温热药汤（约为全杯容积的2/3），患者先低头，使洗眼杯口紧扣在患眼上，接着抬头使洗眼杯倒扣在眼睛上，不断开合眼睑，转动眼球，使眼部与药汤接触。如患眼分泌物过多，应用新鲜药液多洗几次。熏洗后，用干毛巾轻轻擦干眼部，然后闭目休息5～10分钟。

4. 坐浴熏洗法

选好药方，准备好脸盆、横木架或坐浴椅、毛巾；将煎好的药汤趁热倒入盆内，在盆上放置横木架，患者暴露臀部坐在横木架上进行熏疗；或用坐浴椅，把盆放在椅子下熏疗。待药汤不烫手时，把臀部浸入盆中泡洗。熏洗后，用干毛巾擦干，更换干净的内裤。

一般每天熏洗1～3次，每次20～30分钟。其疗程视疾病而定，以病愈为准。

第四节
中老年人的四季养生

四季变化对中老年人的身体有什么影响

作为生活在自然环境中的生物，人类对自然环境的变化是极为敏感的，有时自然界一点细微的变化就能引起人们身体和心理上的很大反应，而自然界最明显和常见的变化就是四季的更迭，所以，四季变化对人体有着极大的影响。

1. 对人精神上的影响

与身体相比，人的情绪和精神更为敏感，且极不稳定。人的精神变化还会随着四季的变化而有不同的反应，《素问》中就有"四气调神"之说。《黄帝内经直解》中也指出，"四气调神者，随着春夏秋冬四时之气，调肝心脾肺肾五脏之神志也"，明确地告诉人们，调养精神，要遵照自然界的变化规律，要注意不同季节、不同时令的特点及其对人的影响，有针对性地调适，才能达到阴阳相对的平衡。

2. 对人体气血的影响

气血，指人的气息、气色和脉象，与人体内部系统的循环有关。《素问·八正神明论》曰："天温日明，则人血淖液而卫气浮，故血易泻，气易行；天寒日阴，则人血凝泣而卫气沉。"意思是说，气候温暖、天气晴朗的时候，人的血液循环和呼吸循环就能顺畅地进行；而气候寒冷、天气阴沉的时候，人的血液循环和呼吸循环就不能顺利进行，可能会凝滞。

3. 对人体脏腑经脉的影响

自然界的四时更替、阴阳变化与人体五脏在生理上有极为密切的关系。《黄帝内经》中有"肝旺于春""心旺于夏""肺旺于秋""肾旺于冬"之论。意思是说，春天肝脏功能会得到加强，春天有利于肝脏；夏天心脏功能会有所增强，夏天有利于心脏；秋天肺部会受到有利影响，得到保护；冬天肾脏功能会比较强，冬季的气候有利于肾脏。因此，中老年人要根据时令的特点，随时令变化的规律来保养身体。

4. 对人体病理的影响

四季各有不同的气候，也会引发不同的疾病，比如春季多温病，秋天多疟疾等。《素问·金匮真言论》也说："春善病鼽衄，故仲夏善病胸胁，长夏善病洞泄寒中，秋善病风疟，冬善病痹厥。"此外，某些慢性病往往与季节的变化和节气的交换有关，例如心肌梗死、冠心病、气管炎、肺气肿等常在秋末冬初和气候突变时发作，精神分裂症容易在春秋季节发作，青光眼常发作于冬季等。

因此，中老年人要掌握和熟悉四季变化与疾病发生的关系，才能更好地防病健身。

老年人为什么要"春捂"

从古至今许多养生者都十分重视"春捂"，即早春季节不要急忙把棉衣脱掉，以免感染风寒。这是由于初春气候多变，乍暖还寒，早晚温差较大，且常有寒潮来袭，加上此时人体代谢功能较弱，不能迅速调节体温，对外界抵抗能力较弱，如果衣着单薄，极易感染风寒。特别是老年人，抗病力差，稍受风寒，会使血管痉挛，血液黏稠，血流速度减慢，引起脏器缺血，易发生感冒、肺炎、气管炎、哮喘、中风、冠心病等，危及健康。

老年人要做好"春捂"，需要注意以下几点：

1. 把握时机

冷空气到来前 24～48 小时未雨绸缪。医疗气象学家发现，许多疾病的发病高峰与冷空气南下和降温持续的时间密切相关。比如感冒、消化不良，在冷空气到来之前便捷足先登。青光眼、心肌梗死、中风等，在冷空气过境时也会骤然增加。因此，"捂"的最佳时机，应该在气象台预报的冷空气到来之前 24～48 小时。

2. 注意气温

15℃是"春捂"的临界温度。研究表明，对多数老年人或体弱多病而需要"春捂"的人来说，15℃可以视为捂与不捂的临界温度。也就是说，当气温持续在 15℃以上且相对稳定时，就可以不捂了。

3. 注意温差

日夜温差大于 8℃是捂的信号。春天的气温，前一秒还是春风和煦，春暖花开，刹那间则可能寒流涌动，让人回味冬日的肃杀。面对冷暖不定的春天，要随天气变化加减衣服。

4. 把握时间

7～14 天恰到好处。捂着的衣衫，随着气温回升总要减下来。而减得太快，就可能出现"一向单衫耐得冻，乍脱棉衣冻成病"，这是因为没捂到位。怎样才算"捂到位"呢？医学家发现，气温回冷需要加衣御寒，即使此后气温回升了，也得再捂 7 天左右，体弱者才能适应。

此外，人体下部的血液循环要比上部差，容易遭到风寒侵袭，除了不要让裤袜过于单薄外，还应加强下身的锻炼，以促进血液循环。可以采取干洗脚的方法进行锻炼：双手紧抱一侧大腿根，稍用力从大腿根向下按摩直到足踝，再从足踝往回按摩至大腿根。同样方法再按摩另一条腿，重复 10～20 遍。还可采用甩腿、揉腿肚、扭膝、搓脚、暖足、蹬腿等方法来活动下肢以增强抵抗力。

中老年人在春季有哪"四不"

中医认为，立春后人体内阳气开始升发，如能利用春季，借阳气上升、人体新陈代谢旺盛之机，采用科学的养生方法，对全年的健身防病都十分有利。下面是中老年人春季养生"四不"原则：

1. 不"酸"

春天饮食应"省酸增甘"，因春天本来肝阳上亢，若再吃酸性食物，易导致肝气过于旺盛，而肝旺容易损伤脾胃，所以，春季饮食忌"酸"。酸性食物有羊肉、狗肉、鹌鹑、炒花生、炒瓜子、海鱼、虾、螃蟹等。

宜食用甘温补脾之品，可多吃山药、春笋、菠菜、大枣、韭菜等。可用山药和薏米各 30 克，小米 75 克，莲子 25 克，大枣 10 枚，共同煮粥，加少许白糖当主食长期食用。

2. 不"静"

春天自然界阳气开始升发，人体应该借助这一自然特点，重点养阳，养阳的关键在"动"，切忌"静"。

老年人应该积极到室外锻炼，春季空气中负氧离子较多，能增强大脑皮层的工作效率和心肺功能，防止动脉硬化。但是老年人春练不要太早，防止因早晨气温低、雾气重而患伤风感冒或哮喘病、慢性支气管炎，应在太阳升起后外出锻炼。

不过,春练不能空腹,老年人早晨血流相对缓慢,体温偏低,在锻炼前应喝些热汤饮。同时运动要舒缓,老年人晨起后肌肉松弛、关节韧带僵硬,锻炼前应先轻柔地活动躯体关节,防止因骤然锻炼而诱发意外。

3. 不"妄"

老年人本来阳气相对不足,而春天是养阳的大好时机,如情欲妄动而房事较频,会耗气伤精,进一步损伤阳气,因此老年人在春天应适当节欲。

4. 不"怒"

春季是肝阳亢盛之时,情绪易急躁,要做到心胸开阔,身心和谐。

心情舒畅有助于养肝,因为心情抑郁会导致肝气郁滞,影响肝的疏泄功能,也使功能紊乱,免疫力下降,容易引发精神病、肝病、心脑血管疾病等。

如何解决中老年人春困问题

民间有句俗语:"春困秋乏夏打盹。"所谓春困,就是春天来临时很多人感觉困倦疲乏,没有精神,一天到晚昏昏欲睡。为什么春天爱犯困呢?因为春天阳气上升,人体生理功能随气温的上升发生变化,脏腑所需供血量增加,而供给大脑的血与氧就相对减少,这样就影响了大脑的兴奋性,人就变得困倦疲乏。中老年人本身因夜间睡眠质量不高就容易在白天犯困,因此春困的现象往往比年轻人严重。

要解决春困问题,中老年人需要做到以下几点:

(1)饮食防治春困:春天适时多吃一些酸、甜、苦、辣的食物或调味品,能刺激人体神经,增加食欲,防止春困。也要多吃紫菜、菠菜、芹菜、土豆、毛豆等含钾的食物。因为人体缺钾,肌肉就会疲乏无力,也容易导致犯困。还应多吃海带、葡萄、草莓等碱性食物。因为酸性体质的人,经常会无缘无故出现身体疲劳、精神不振,特别在春天比正常人容易犯困,因此,多吃碱性食物,将体内环境"调到"碱性是预防春困的好方法。

(2)视觉刺激减春困:尽量使自己工作和生活的地方明亮清爽,还可增添些艳丽和富有生机的饰物,以刺激视觉神经。休闲时去郊游踏青,生机勃勃的大自然会通过视觉加快机体调节,以适应春季气温上升的气候。

(3)运动刺激除春困:春日环境优美,一派生机。此时应多去室外活动,进行一些适合自己的体育锻炼,可使人体呼吸代谢功能增大,加快机体对需氧量较高要求的调适,春困便会自动解除。

(4)听觉刺激缓春困:人们在独自一人时最易困倦,因此春天要多交际,可与朋友一起谈天说地,会有很好的解困效果。经常听些曲调优美明快,有刺激振奋人心作用的音乐或歌曲,或多听一些相声、笑话,都会使人听觉兴奋而缓解困意。

(5)嗅觉刺激压春困:春困时可以通过使用风油精、清凉油、香水、花露水,闻其气味而刺激神经减轻困意,合适时还可在室内使用空气清新剂或负离子发生器,都有助于提神醒脑。

(6)温度刺激排春困:春暖乍寒,可适时洗冷水浴,提高人体神经系统的兴奋性,增强物质代谢和各器官系统的活动,特别是其可通过刺激全身皮肤血管的急剧收缩使血液循环加快,提高体温调节功能,并减少患感冒和其他并发症的概率。

(7)补阳刺激解春困:春季人体阳气升发,气血趋向体表,形成阳盛于外而虚于内的生理特征。此时可摄食适当的养阳之品如羊肉、狗肉、黑枣等,使阳虚体质得以纠正,恢复人体阴阳的动态平衡,与自然界四时阴阳协调,人体精力充沛便不会再春困。

夏季饮食有哪些诀窍

夏天的特点是"热",故以"凉"克之,"燥"以"清"驱之。因此,中老年人夏季营养补充的关键之一就在于"清"。

(1)饮食以清淡质软、易于消化为主:少吃高脂厚味及辛辣上火之物,多吃新鲜蔬菜瓜果,既可满足所需营养,又可预防中暑。主食以稀为宜,如绿豆粥、莲子粥、荷叶粥等。还可适当饮些清凉饮料,如酸梅汤、菊花茶等。同时,也不要饮烈性酒,不用过浓的调味品,忌食辛辣食物等。

(2)少钠多钾:钠主要以盐的方式存在,摄入过多可能诱发诸如高血压、冠心病、中风等多种致命性疾病。一旦提高了人体细胞内的钾含量,削减钠的含量,不仅能降低上述诸病的发病率,而且能纠正细胞变异,甚至促使癌细胞"改邪归正"。

(3)吃点苦味食物:夏季人之所以常有精神萎靡、倦怠乏力的感觉,乃是源于夏令暑盛湿重,既伤肾气又困脾胃之故。苦味食物可通过其补气固肾、健脾除湿的作用,达到平衡身体功能的目的。苦瓜、苦菜、蒲公英、莲子、百合等都是佳品,可供选择。

(4)不暴饮暴食:就是不能吃得过饱,尤其晚餐更不应饱食。谚语说:"少吃一口,活到九十九。"《黄帝内经·素问》指出"饮食有节""无使过之"。老年人消化能力本来就弱,夏季就更差,吃得过饱,消化不了,容易使脾胃受损,导致胃病。如果吃八成饱,食欲就会继续增强。

(5)注重搭配:夏季酷热,肠胃功能受其影响而减弱,因此在饮食方面就要调配好,细粮与粗粮要适当搭配着吃,一个星期应吃3餐粗粮,稀与干要适当安排。夏季以二稀一干为宜,早上吃面食、豆浆,中午吃米饭,晚上吃粥。荤食与蔬菜搭配合理,夏天应以青菜、瓜类、豆类等蔬菜为主,辅以荤食。肉类以鱼类为主,辅以猪瘦肉、牛肉、鸭肉。

(6)少吃生冷食物:少冷饮,特别是冰,老年人脾胃消化吸收能力已逐渐衰退,在夏季又受到暑热湿邪的侵袭,影响了脾胃的消化吸收功能,如吃生冷食物、喝冷饮,就会损害脾胃。生冷食物是寒性食物,寒与湿互结,就会使脾胃受损,导致泄泻、腹痛之症发生。

(7)按时进餐:不能想吃就吃、不想吃就不吃,这样会影响脾胃功能的正常活动,使脾胃生理功能紊乱,导致胃病。

长夏为何要防湿

中医称夏末秋初为长夏时期,其气候特点是多湿,所以《理虚元鉴》特别告诫说:"长夏防湿。"这个季节多雨潮湿,水汽上升,空气中湿度最大,加之或因外伤雾露,或因汗出粘衣,或因涉水淋雨,或因居处潮湿,以致感受湿邪而发病者最多。

现代科学研究证实,当热环境中空气相对湿度较大时,有碍于机体蒸发散热,而高温条件下蒸发是人体的主要散热形式。空气中大量水分使机体难以通过水分蒸发而保持产热和散热的平衡,出现体温调节障碍,常常表现出胸闷、心悸、精神萎靡、全身乏力等症状。

总体来说,长夏防湿,老年人应做到以下几点:

1.居住环境,避免潮湿

《黄帝内经》提出:"伤于湿者,下先受之。"意思是湿邪伤人,最容易伤人下部。这是因为湿的形成往往与地的湿气上蒸有关,故其伤人也多从下部开始,如常见的下肢溃疡、湿性脚气、妇女带下、下肢关节疼痛等,往往都与湿邪有关。因此,在长夏季节,居室一定要避免潮湿,尽可能做到空气流通,清爽、干燥。

2.饮食清淡,易于消化

祖国医学认为,湿为阴邪,易伤阳气。因为人体后天之本——脾喜燥而恶湿,所以,长夏季节湿邪最易伤脾。一旦脾阳为湿邪所遏,则可导致脾气不能正常运化而气机不畅,可见脘腹胀满、食欲不振、大便稀溏、四肢不温、口甜苔腻脉濡等症。若影响到脾气,升降失司,还能出现水液滞留,常见水肿形成、目下呈卧蚕状,也可见到下肢肿胀。因此,长夏季节最好少吃油腻食物,多吃清淡易消化的食物。饮食也不应过凉,因为寒凉饮食最能伤脾的阳气,造成脾阳不足。

3. 避免外感湿邪

由于长夏阴雨连绵，老年人极易感受外来湿邪的侵袭，出现倦怠、身重、嗜睡等症，严重者还能伤及脾阳，造成呕吐腹泻、脘腹冷痛、大便稀薄。因此，长夏一定要避免湿邪侵袭，做到外出带伞、及时避雨。若涉水淋雨，回家后要立即服用姜糖水。有头重、身热不扬等症状的老年人，可服用藿香正气水等。

此外，由于天气闷热，阴雨连绵，空气潮湿，衣物极易发霉，老年人也会感到不适。穿着发霉的衣物，容易感冒或诱发关节疼痛，因此，要经常晒一晒衣服。

秋季养生要注意什么

秋季到来的时候，天气逐渐转凉，秋风瑟瑟，树叶纷纷落下，这个时候中老年人就应该顺应时令，注重秋季养生，做到三个坚持：

（1）坚持秋养：秋养是指在秋天要进行饮食上的调养和适当的休息。秋天是收获的季节，这个时候五谷杂粮、蔬菜水果都成熟并陆续上市。而中医认为"五谷为养，五果为助，五菜为充，气味合而已，以补益精气"，所以在气候干燥的秋季，人们应适当多饮些开水、淡茶、豆浆以及牛奶等饮料，还应多吃些番薯、玉米、芝麻、青菜、柿子、红枣等柔润食物。

（2）坚持秋练：秋练是指积极进行体育锻炼，提高机体的抗病能力。

（3）坚持秋防：秋防是指预防秋季易于感染的一些常见病、多发病，如感冒、胃炎、关节炎等。有支气管炎、胃炎等疾病的人，在秋季应该注意适当保暖，不受冻，以防止旧病复发。

什么是秋冬养阴

传统养生学认为，人生于天地之间，其生命活动就要与大自然的变化保持一致，需要根据四季气候变化的规律而改变自己的日常生活规律，以顺应自然，这就是"天人相应"的思想。所谓"秋冬养阴"，是指在秋冬之时，由于万物敛藏，人们应顺其自然，收藏阴精，使精气内聚，以润养五脏，抗病延年。

明代医学家张景岳指出："有秋冬不能养阴者，每因纵欲过热，伤此阴气，以致春夏多患火证，此阳盛之为病也。"意思是说，秋冬时节气候转冷而渐寒，自然界寒冷了，也会影响人体。人感到寒冷时，一则人体的自身调节机制会利用自身机能大量调动阳气，来调高自身温度抵御严寒以适应外界环境的变化；二则秋冬季节阳气入里收藏，中焦脾胃烦热，阴液易损。总之，秋冬是阴长阳消的阶段，顺应阴长的气化趋势养阴，效果就会比其他时候好，所以秋冬要养阴。

老年人要想在秋冬季节养阴,需要做到以下几点:

(1)以事养阴:秋冬性燥,易造成津液不足,所以老年人宜多吃些防燥护阴的食品。芝麻有滋阴润肺之功,故宜在秋冬季多食。除芝麻外,蜂蜜、乳品、甘蔗、香蕉、番茄、萝卜、菠菜、银耳、百合、鸭肉、梨、柿等亦可滋阴,皆宜常食。

(2)调精神养阴:中医认为,心藏神,神安则寿。如果老年人不知调摄精神,则精血渐耗,形体衰败,老衰立至。这就要求老年人做到安然恬静,虚怀若谷,无过多奢望,无过度思虑,尤其不宜动怒。因怒则气机上逆,每易耗伤肝血,损及阴精,甚则阳亢化风,而诱发眩晕、中风等病。

(3)节房事养阴:人体的精气宜藏不宜浮,宜秘不宜泄,精气秘藏则气足神旺,健康无病。秋冬之令,老年人应遵循顺应自然界主收主藏的规律,节制房事,蓄养阴精。

(4)吞咽津液以养阴:吞咽津液法出自医学古籍《石室秘录》介绍的"先秋养阴法",适用于秋冬季养生锻炼,其具体做法是:"每日闭目息心而坐,心注肺中,咽津送下丹田者十二口,以双手攀足心者三次,候气定,再如前咽津,送下丹田者七口而后止,永无燥热之病。"常常咽唾液,有益于健康长寿。

(5)服中药以养阴:在一般情况下,春夏之季多用寒凉药物,秋冬之季多用温热方剂。而阴虚之病,虽时值隆冬严寒,老年人也应选用麦冬、沙参、西洋参、百合、生地黄、玄参、胖大海等凉润滋阴之品,这样病情才能好转。

冬季如何调理饮食

冬季是四季之中人体进补的最好时节,因为冬三月是养精蓄锐的大好时期,这时老年人的皮肤肌腠比较致密,出汗较少,摄入的营养物质也容易贮藏起来,况且在冬令季节里,老年人的食欲也比较旺盛,所以这时是进补的最好时节,冬至以后尤为相宜。其中,以饮食进补为最佳选择。

冬季的饮食进补要坚守四个原则:

(1)多补充热源食物:因为冬季比较寒冷,膳食中应多补充产热营养素,如碳水化合物、脂肪、蛋白质,以提高机体对低温的耐受力。尤其应考虑补充富含蛋白质的食物,如瘦肉、鸡鸭肉、鸡蛋、鱼、牛奶、豆类及其制品等。

(2)多补充含蛋氨酸的食物:因为蛋氨酸通过转移作用可提供一系列耐寒适应所必需的甲基。寒冷气候使得人体尿液中肌酸的排出量增多,脂肪代谢加快,而合成肌酸及脂酸、磷脂在线粒体内氧化、释放热量都需要甲基。因此,在冬季应多摄取含蛋氨酸较多的食物,如芝麻、葵花籽、酵母、乳制品、叶类蔬菜等。

（3）适量补充无机盐：医学研究表明，人怕冷与饮食中无机盐缺少很有关系。专家建议冬季应多摄取含根茎的蔬菜，如胡萝卜、百合、山药、藕及青菜、大白菜等，因为蔬菜的根茎里所含无机盐较多。钙在人体内含量的多少可直接影响人体的血管及肌肉的伸缩性和兴奋性，补充钙可提高机体御寒能力。含钙较多的食物有虾皮、牡蛎、花生、蛤蜊、牛奶等。

（4）多吃含维生素B_2（核黄素）、维生素A、维生素C的食物：寒冷气候使人体氧化功能加强，机体维生素代谢也发生了明显变化，饮食中要及时补充维生素B_2，以防口角炎、唇炎、舌炎等疾病的发生。维生素B_2主要存在于动物肝脏、鸡蛋、牛奶、豆类等食物中。维生素A能增强人体的耐寒力，应多吃些富含维生素A的动物肝脏、胡萝卜、南瓜、白薯等食物。维生素C可提高人体对寒冷的适应能力，对血管具有良好的保护作用，应注意摄取新鲜蔬菜和水果。

第二章
中老年人的饮食营养：
吃出健康的"长寿之星"

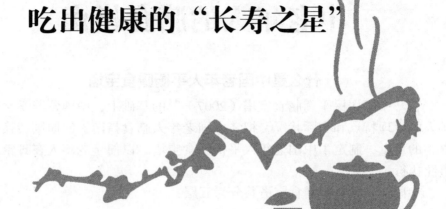

进入60岁后，人体各系统器官功能会逐渐减退，新陈代谢变慢，消化吸收能力及机体的抵抗力降低，容易发生各种老年病。医学专家认为，营养问题已成为影响老年人健康的主要因素之一。据报道，80%以上的老年人存在不同程度的营养问题，其中以矿物质元素和维生素不足或缺乏最为突出；其次，30%~40%的老年人身体肥胖。因此，老年人应力求合理和科学的饮食，以满足身体所需要的各种营养，从而维护身体健康，延年益寿。

第一节
中老年人的膳食指南

什么是中国老年人平衡膳食宝塔

在"中国居民平衡膳食宝塔（2007）"的基础上，中国营养学会结合老年人的生理特点和实际状况，把《中国老年人膳食指南》的原则转换成各类食物的重量，制定了中国老年人平衡膳食宝塔，以便于老年人在日常生活中参照执行。

中国老年人平衡膳食宝塔共分为五层：

第一层（塔底）：谷类、薯类和杂豆

谷类食物包括粳米、糯米、小米、小麦、大麦、燕麦、玉米。谷类是供给人体热量最主要的来源，谷物中还含有调节人体生理功能所必需的B族维生素和无机盐。薯类食物包括番薯、芋头、马铃薯等。薯类富含保健功能因子，能抗氧化、调节人体免疫功能、维护心脑血管功能、健脾、护肝、抗诱变、抑癌、解毒等，各种薯类含有的保健功能不同，应尽可能地调配着吃。杂豆是指除去大豆以外的其他干豆类，如绿豆、红小豆、芸豆等。营养专家建议老年人平均每天吃五谷杂粮200～350克，其中粗粮、细粮、薯类的比例为1∶2∶1（以重量比计）。

第二层：蔬菜和水果

蔬菜水果含有丰富的维生素、矿物质和纤维素，对健康非常重要。专家建议老年人每天吃400～500克蔬菜和200～400克水果。

第三层：肉、禽、鱼、蛋

肉、禽、鱼、蛋是动物类食物，是老年人优质蛋白、脂类、脂溶性维生素、B 族维生素和矿物质的良好来源，也是老年人平衡膳食的重要组成部分。营养专家建议老年人每天吃 150 克肉、禽、鱼、蛋，其中鱼虾、禽类 50～100 克，畜肉 50 克，蛋类 25～50 克。

第四层：奶类、豆类及其制品

奶类是老年人蛋白质、钙等的重要来源。大豆可为老年人提供优质蛋白质、钙、多不饱和脂肪酸、磷脂等，奶制品和豆制品同样具有丰富的营养。专家建议，老年人每天应吃相当于液态奶 300 克的奶类及奶制品，以及大豆类及坚果 30～50 克。

第五层（塔顶）：烹饪油和食盐

烹饪油包括动物性油和植物性油，可为老年人提供脂肪和能量。营养专家建议老年人每天烹调油的摄入量为 20～25 克，并经常更换烹饪油的种类。营养专家建议老年人每日食盐的摄入量不超过 5 克。

另外，膳食宝塔还特别强调了足量饮水和增加身体活动的重要性。营养专家更是建议老年人每日至少喝 1200 毫升水，每天进行累计相当于 6000 步以上的身体活动量，最好能达到 1 万步。

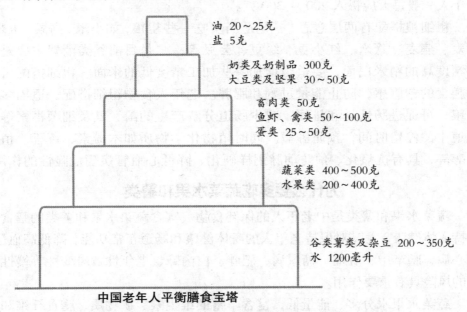

中国老年人平衡膳食宝塔

为什么要食物多样，谷类为主，粗细搭配

世界上的食物多种多样，每一种食物的成分和营养价值都不一样，而且，任何一种天然食物都不能提供人体所需的全部营养素。因此，只有食物多样

化，才能满足人体的营养需求，全面养护身体健康。对于身体日渐衰弱的老年人来说，更需要通过多样化的食物来为身体提供充足的营养，从而养护健康。

而且，食物多样化能够降低不安全食物带来的威胁。食物在种植和养殖过程中使用的化肥、农药、兽药等化学物质，会在食物中残留，给饮食安全带来风险。当食物种类增多，每种食物的食用量就相应减少，食物中可能存在的对人体健康不利的物质摄入量也就减少。从这个角度说，食物多样化能够降低不安全食品带来的威胁。

此外，多样化的饮食有助于促进老年人健康，延缓衰老，预防营养不良，增强机体的抵抗力和组织细胞的修复能力。研究表明，饮食多样化能够使血糖值维持在良好的水平，并且能够降低糖尿病人群心血管并发症的风险。美国全国健康和营养调查及流行病学后续研究结果显示，采用多样化食物的人群中发病后存活率较高。

老年人的饮食之所以要以谷类为主，是因为谷类食物是世界上大多数国家传统膳食的主体，谷类食物是最有效、最安全、最易得到也是最便宜的能源，谷类食物中富含丰富的营养成分。科学研究表明，以植物性食物为主的膳食能够降低心脑血管疾病、糖尿病和癌症的发病率。所以要坚持谷类为主，老年人一般每天应摄入 200～300 克。

粗细粮搭配有两层意思：一是适当多吃一些粗粮，如小米、高粱、玉米、荞麦、燕麦、薏米、红小豆、绿豆、芸豆等；二是目前谷类消费主要是加工精度高的精米白面，要适当增加一些加工精度低的米面。粗细搭配可增加膳食的饱腹感，防止能量过剩和肥胖。老年人食物粗细搭配，适当多吃粗粮，可促进肠蠕动和排便，减少肠道分解产生的酚、氨及细菌毒素等在肠道中的停留时间，预防肿瘤。同时植物化学物质如木酚素、芦丁、植物固醇等，具有抗氧化、预防动脉粥样硬化、降低心血管疾病危险性的作用。

为什么要多吃蔬菜水果和薯类

蔬菜水果和薯类是中老年人的保健食物。富含蔬菜水果和薯类的膳食对保持人体健康，尤其对保持老年人的身体健康和肠道正常功能，降低高血压、冠心病、脑卒中、肿瘤、糖尿病、肥胖、白内障、老年性黄斑变性等慢性疾病的风险具有重要作用。

蔬菜水果水分多、能量低，富含丰富的维生素、矿物质、膳食纤维和植物化学物质，是人类平衡膳食的重要组成部分。2002 年中国居民营养与健康状况调查结果显示，60 岁以上城乡居民蔬菜摄入量逐渐下降；水果摄入量也呈逐渐减少的趋势，其摄入量仅达到推荐量的 30%。老年人牙齿不好，消化系统功能降低,摄取的蔬菜水果少,容易发生微量营养素缺乏,为了保证健康,老年人应该增加蔬菜和水果的摄入量。

医学专家建议,中老年人每天应该摄入蔬菜400～500克,摄入水果200～400克,保证每餐有1～2种蔬菜,每天吃2～3种水果。尽量食用新鲜蔬菜,多吃十字花科蔬菜和菌藻类食物,少吃腌制蔬菜和泡菜,并且要选择健康的烹调方式。

薯类富含丰富的淀粉、膳食纤维以及多种维生素和矿物质,常见的薯类有以下几种:

1. 马铃薯(又称土豆、洋芋)

马铃薯含淀粉达17%,维生素C和矿物质含量也很丰富,既可以当主食食用,也可做蔬菜。

2. 甘薯(又称红薯、白薯、山芋、地瓜)

甘薯蛋白质含量一般为1.5%,碳水化合物含量高达25%;甘薯中胡萝卜素、维生素C、烟酸含量比谷类高;甘薯中还含有一种黏液蛋白,一些薯(如紫薯)含有的花青素,有保护人体心血管壁的弹性、提高机体免疫力的作用。甘薯叶已成为餐桌上的蔬菜,它们的蛋白质、脂肪、糖分、钙、磷、铁的含量比一些叶菜类高。

3. 木薯(又称树薯、木番薯)

木薯含淀粉较多,但蛋白质和其他营养素含量低,是一种优良的淀粉生产原料。薯类干品中淀粉含量可达80%,而蛋白质含量仅约5%,脂肪含量只有0.5%。

为什么要每天吃奶类或其制品

奶类营养成分齐全、组成比例适宜、容易消化吸收,被全世界公认为优质钙和优质蛋白质的重要来源。由于我国老年居民膳食钙的摄入量远远低于推荐摄入量,随着年龄增加骨钙流失严重,对钙的需要量也相应增加。为了保护中老年人骨质和牙齿健康,预防控制钙缺乏相关疾病,老年人应该每天吃点奶制品。

常见的奶类有牛奶、羊奶和马奶等鲜奶,其中以牛奶的食用量最大。《本草纲目》中也提道:"牛乳,老人煮粥甚宜。"可见古人早就知道牛奶对老年人的滋补、强壮作用。

牛奶含有蛋白质、脂肪、碳水化合物、矿物质、维生素和水六大营养素,对于老年人来说,是一种理想的完全食品。

老年人对蛋白质的消化力还比较强,每天对蛋白质的需要量在70～80

克为宜。老年人膳食中蛋白质含量应高一点儿，脂肪含量应低一点儿，多喝牛奶可保证有足量的蛋白质摄入。老年人脂肪摄入量不宜过多，并且要有足量的不饱和脂肪酸。多喝牛奶不仅可以让老年人从其他食物中摄入的脂肪适量，而且可以从牛奶中获得如亚麻酸和花生四烯酸等人体必需的不饱和脂肪酸。亚麻酸对降低血胆固醇具有显著作用，花生四烯酸可以降低甘油三酯，这对防止动脉粥样硬化和高血压都有好处。

牛奶中含有一定量的乳糖。乳糖能促进人体肠道内有益的乳酸菌生长，维持肠道的正常消化功能。乳糖有利于老年人对钙的吸收，可防止机体因缺钙而产生的骨质疏松等病症，乳糖消化后变成葡萄糖可以补充能量。

牛奶中含有许多矿物质，包含钾、钙、磷、铁、硫、镁、锌、铜、碘、锰等人体12种必需的矿物质，其中钙、磷、铁和碘对人体最为重要。与其他食物相比，老年人更易吸收和利用牛奶中的钙和磷。

奶类是钙的良好来源，几乎所有的缺钙性病症都适用。如果能定时喝牛奶，可以有效防止老年人骨质疏松症的产生。

另外，老年人患肝、胆疾病和糖尿病时喝牛奶，奶中的乳蛋白能促进细胞生成。高血脂老人可以喝脱脂牛奶，牛奶中的乳清酸可以清除附在血管壁上的胆固醇。轻度肾功能损害的老年人喝牛奶，肾脏的排泄功能可以得到提高。高尿酸血症和痛风的老年人可以喝牛奶，因为其乳蛋白不含嘌呤。老年人如发生汞、铝等重金属中毒，在缺乏急救药物时，可喝牛奶（或灌牛奶）解毒。

专家建议每人每天饮300克鲜牛奶或相当量的奶制品（如奶粉、酸奶、炼乳、奶酪等），有高血脂和超重肥胖倾向者应选择低脂奶、脱脂奶及其制品，建议老年人多喝低脂奶及其制品。

为什么要每天吃大豆或其制品

大豆包括黄豆、黑豆和青豆。大豆制品通常分为发酵豆制品和非发酵豆制品两类。发酵豆制品有豆豉、豆瓣酱、腐乳、豆汁等。非发酵豆制品有豆浆、豆腐、豆腐干、腐竹等。

大豆所含的营养元素非常丰富，B族维生素、维生素E、优质蛋白质、必需脂肪酸和膳食纤维等营养素都能够通过摄入大豆获取，且大豆中含有大豆低聚糖以及异黄酮、植物固醇等多种植物化学物质。专家建议每人每天摄入30～50克大豆或相当量的豆制品。中老年人每天吃大豆及豆制品不仅能够提高蛋白质的摄入量，还可以防止因过多食用肉类带来的不利影响。

科学研究表明，大豆能够预防多种疾病：

1. 骨质疏松症

由于代谢和内分泌等方面的原因，老年人易患骨质疏松症，容易骨折。研究证明大豆中的异黄酮有雌激素作用，如果在更年期及时补充大豆异黄酮，对预防骨质疏松有积极作用。

2. 抗衰老

更年期是妇女进入老年期的开始，这一时期一些妇女出现燥热、潮红和老年性阴道炎，多起因于卵巢功能的衰退。大豆中的大豆异黄酮属于植物雌激素，长期补充可防止女性卵巢功能过早衰退，双向调节雌激素水平，从而缓解更年期症状；大豆中还有丰富的磷脂和必需脂肪酸，能改善细胞膜的硬化程度，逆转老化的细胞，延缓细胞的衰老，从而起到抗衰老的作用。

3. 心脑血管疾病

大豆可升高人体血清中高密度脂蛋白水平而降低血清低密度脂蛋白水平，常吃大豆和豆制品能有效地防治心脑血管疾病。大豆中富含低聚糖，在肠道中起"清道夫"作用，既能及时清除肠道中有害物质，保持大便通畅，又能维持血糖水平，对防治老年人心脑血管疾病有重要意义。

4. 防癌抗癌

大豆中富含的大豆异黄酮类化合物可作为抗氧化剂阻止DNA氧化损伤，通过诱导肿瘤细胞凋亡，抑制肿瘤细胞基因表达等抑制肿瘤细胞的生长。另外大豆中富含的大豆皂苷也可抑制人类乳腺癌、前列腺癌、胃癌细胞的生长。

为什么要常吃适量的鱼、禽、蛋和瘦肉

医学专家建议老年人饮食宜清淡，于是有些老年人干脆说："那我们吃素好了。"其实，这又进入了另一个误区。从医学角度讲，并非所有人都适宜长期吃素，患某些疾病及体质弱的老年人就不适宜长期吃素。不少吃素的老人常出现消瘦或虚胖，并伴有全身乏力、肢体疼痛、情绪低落等症状，到医院就诊，又查不出器质性病变，这多是营养不良所致。有人对终生清淡素食的645名寺庙和尚体检发现：45.6%的和尚患有慢性疾病，其中34.3%的慢性疾病与长期营养不良有关。

根据研究显示，素食者易造成优质蛋白质缺乏。人类所需要的蛋白质，从食物来源主要有两种：一是完全蛋白质，含包括必需氨基酸在内的所有氨基酸，动物性蛋白质如奶类、精肉、禽蛋和鱼虾肉的蛋白均属此类；二是不完全蛋白质，所含氨基酸数量不足，而且缺乏某些必需氨基酸，植物性蛋白质即属此类，故吃素者易造成完全蛋白质缺乏。另外，素食者饮食单调，容易造成维生素和微量元素镁、钙、铁、锌等的缺乏。

鱼、禽、蛋、瘦肉等动物性食物是优质蛋白质、脂溶性维生素和矿物质的良好来源。动物性蛋白质的氨基酸组成更适合人体需要，且赖氨酸含量较高，有利于补充植物性蛋白质中赖氨酸的不足。肉类中铁的利用较好，鱼类特别是海产鱼所含不饱和脂肪酸有降低血脂和防止血栓的作用，动物肝脏含维生素A极为丰富，还富含B族维生素等。

为什么要减少烹调用油，吃清淡少盐膳食

2002年中国居民营养与健康状况调查结果显示，我国城乡居民平均每天摄入烹调油42克，远远高于营养专家的推荐量25克。同时相关慢性疾病的患病率也呈现出增加趋势。相比于1992年，成年人超重率上升了39%，肥胖率上升了97%，高血压患病率增加了31%，血脂异常者增加了18.8%。

过多摄入脂肪是高脂血症的危险因素，长期血脂异常可引起脂肪肝、肥胖、肾动脉硬化、肾性高血压、胰腺炎、胆囊炎、动脉粥样硬化、冠心病、脑卒中等疾病。减少脂肪摄入量能够有效地控制这些慢性病的发生。由于很多提供脂肪的食物（比如肉类、豆类）既含有脂肪，又含有蛋白质等其他多种营养素，而烹调用油几乎全部是脂肪，因此减少膳食脂肪摄入量最有效可行的措施就是减少烹调用油。

另外，烹调用油中的不饱和脂肪酸含量较高，不饱和脂肪酸极易氧化，在体内产生过氧化物质，体内过氧化物质增加可促进衰老，过氧化物质被吞噬细胞吞入后，形成泡沫细胞，容易发展成动脉粥样斑块。

从上述两点来看，老年人减少烹调用油量势在必行。

研究发现，清淡饮食的好处在于：降低血中葡萄糖水平，抑制大分子物质在体内的非酶促糖基化；减少了脂肪沉积和蛋白质的分解，降低了代谢率，延缓了动脉粥样硬化的发生时间；使下丘脑和垂体减少分泌衰老激素；延缓了具有免疫功能的T细胞（也称T淋巴细胞）随年龄增长而减少的过程，推迟了自身抗体的出现。上述机制的综合效果是：清淡饮食可以延缓衰老。

说到清淡饮食，自然不能不提食盐，有些老年人口味重，喜吃咸盐。殊不知，食盐过度是老年慢性病的幕后黑手。医师建议，健康人每日最佳食盐量应控制在4～5克，并认为，远离高血压，应该从限盐开始。其实少吃盐，在控制血压、减少心脑血管病的同时，还有诸多的作用：

（1）少吃盐能补钙：少吃盐能补钙是英国科学家首先提出的。他们在研究中发现：饮食中盐的摄入量是钙排出量多寡的主要决定因素，即盐的摄入量越多，尿中排出钙的量越多，钙的吸收也就越差。营养学专家说，钠通常会使女性的骨质每年流失约1%，患有高血压的妇女骨质流失的速度比血压正常的妇女快许多。这就是说，少吃盐等于补钙，少吃盐对钙实际起到了"不

补之补"的作用。

（2）少吃盐能抗衰：食盐以钠离子和氯离子的形式存在于人体血液和体液中，它们在保持人体渗透压、酸碱平衡和水平衡方面起着非常重要的作用。如果吃盐过多，体内钠离子增加，就会导致面部细胞失水，从而造成皮肤老化，时间长了就会使皱纹增多。因此，要想预防皱纹生成，老年人最好少吃盐，多喝水。

（3）少吃盐可防胃病：在消化食物时，胃黏膜会分泌一层黏液来保护自己，但黏液怕盐，如果吃得太咸，日积月累，胃黏膜的保护层就没有了，酸甜苦辣长驱直入，娇嫩的胃怎么能受得了呢？结果会引起胃溃疡、胃炎，甚至胃癌。因此，老年人为了预防胃病，应少吃盐为好。

为什么要吃新鲜卫生的食物

1. 新鲜食品

新鲜食品是指新近生产出来、存放时间较短、能保持原有性质的食品，即食品中只含有原本固有的成分，而不含有任何原本没有的物质。

目前随着食物生产的丰富和生活节奏的加快，加上各家各户家中都有冰箱，许多老年人为了生活方便，会一次性购买大量食物存放。更有很多老年人习惯一次性烹饪大量食物，反复加热食用。殊不知，这些都是不健康的生活习惯。经常食用不新鲜的食品会对中老年人的身体造成损害：

（1）存放时间过长会造成食物营养元素的流失。不新鲜的食物中的营养元素会遭到破坏。例如菠菜中的维生素含量在新鲜状态下为每100克含有30毫克，存放3天之后为每100克含有22毫克，存放9天后为每100克含有9毫克。

（2）不新鲜的食物会分解出对人体有害的物质。蔬菜中的硝酸盐可转化为亚硝酸盐，引起食物中毒。油炸食品即使保存在冰箱中，其过氧化值也可随存放时间延长而增加。动物性食品如存放不当，还会出现腐败变质。

2. 卫生食品

卫生食品就是指食品中不含对人体有害的物质，包括食品中天然含有的（如龙葵毒素、河豚毒素等）和外界污染的（如铅、农药等），食用不卫生的食物会对中老年人造成极大的危害：

（1）急性危害：不卫生食物中的大量致病微生物及其产生的毒素或化学物质进入人体后，在较短的时间内会造成人体中毒。由于中毒原因不同引起的症状也不同，一般都伴有急性胃肠道症状或神经系统症状，严重者会因心功能衰竭而死亡。

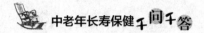

（2）慢性危害：食品被某些有害物质污染，其含量虽少，但由于长期连续通过食品进入人体，在人体内不能完全排出，并不断蓄积起来，经过几年甚至十几年，当达到一定的中毒剂量时就发生中毒症状，这种经过相当长时间才能显露出来的危害称为慢性危害。由于食品中引起慢性危害的因素不易被发现，原因较难查清，因此通常比急性危害还大，更应引起重视。

对于代谢功能、免疫能力下降的老年人来说，吃新鲜卫生的食品对身体健康至关重要。

为什么饮食要酸碱平衡、荤素搭配

酸性食物与碱性食物搭配食用，目的在于保持血液的酸碱平衡，使其处于微碱性状态（pH值为7.4左右），有利于代谢的正常进行。千万不要以为食物的酸碱性就是指味觉上的感觉，这里指的是生物化学性质，如口感酸的葡萄、醋等，都属于碱性食物。而富含碳水化合物、蛋白质、脂肪的食物，在消化过程中会形成酸性物质（如碳酸、硫酸等），属于酸性食物。富含钾、钠、镁等矿物质的蔬菜、水果等，在消化时会形成碱性物质，属于碱性食物。在膳食结构中，酸性食物不能多吃，否则会导致身体酸碱失衡，有害健康。

一些中老年人会有这样的体会：吃了过多的鸡、鸭、鱼、肉以后会感到发腻，殊不知，这就是"轻度酸中毒"的表现。饮食应掌握酸碱平衡，不可偏颇，只有平衡方可补益得当。如终日饱食膏粱厚味，酸碱失衡，将严重影响健康。膳食的酸碱平衡早已引起大家的关注，大凡鱼、肉、海产品、贝类、蛋类等都是酸性食物，食用过多会使血液从弱碱性转为弱酸性，令人倦怠乏力，严重的还会使人记忆力减退、思维能力下降。故欲避免上述状态，就得减少"山珍海味"，增加蔬菜、瓜果、豆类等碱性食物。

为什么老年人要重视预防营养不良和贫血

2002年中国居民营养与健康状况调查报告表明，60岁以上老年人低体重的发生率为17.6%，是45～59岁老年人的2倍；贫血患病率为25.6%，也远高于中年人群。老年人之所以多发营养不良和贫血，是因为随着年龄的增长，人的身体会出现不同程度的老化和衰退现象，很多老年人都有不同程度不同类别的慢性疾病。另外，牙齿问题、精神状态等原因，可能会导致老年人食欲不振，摄入的食物减少，人体所需的营养元素的摄入量降低，从而造成营养不良和贫血。

老年人应该如何预防营养不良和贫血的发生呢？

1. 增加食物摄入

营养不良和贫血的老年人要增加主食和各种副食品的摄入量,保证能量、蛋白质、维生素 B_{12}、铁、叶酸的供给,使体重增加到正常范围,同时提供造血的必需原料。

2. 调整膳食结构

贫血的老年人应选择富含优质蛋白质的食物,如蛋类、乳类、鱼类、瘦肉类、虾、豆类等;富含维生素 C 的新鲜水果和绿色蔬菜,如酸枣、杏、橘子、苦瓜、生菜等;富含铁的食物,如鸡肝、猪肝、瘦肉、蛋黄、海带、黑芝麻、蘑菇、芹菜等。

3. 增加餐次

老年人消化功能减退,一次进食较多不能保证完全吸收,因此,老年人应该少食多餐,一天吃 4~5 餐为宜。这样既能够保证身体所需的能量和营养素,又能让营养得到充分吸收。

4. 适当使用营养素补充剂

老年人每天可能无法从膳食中获取充足的营养素,因此可以有选择性地使用营养素补充剂,如铁、B 族维生素、维生素 C、矿物质等。

5. 选用含铁的强化食物

科学研究表明,食物强化是改善人群铁缺乏和缺铁性贫血最经济、最有效的方法。因此,中老年人应多食用强化铁的酱油、强化铁的面粉和制品。

6. 积极治疗原发病

许多老年人都有不同程度的慢性病,这些慢性病也能够导致和加重营养不良和贫血,因此,及时到医院查明病因,积极治疗原发性疾病十分必要。

第二节
中老年人的一日三餐

为什么中老年人一定要吃早餐

不吃早餐对老年人的身体健康有极大的危害。

1. 不吃早餐容易发胖

早餐不容易转变成脂肪,不吃早餐对脂肪的消耗没有帮助,况且,不吃早餐还会使午饭吃得更多,造成身体消化吸收不及时,反而容易造成皮下脂肪堆积,影响形体。

2. 不吃早餐容易便秘

在三餐定时情况下,人体内会自然产生胃结肠反射现象,有利身体排毒;反之,若不吃早餐成习惯,就可能造成胃结肠反射作用失调,产生便秘。

3. 不吃早餐容易得胃病

不吃早餐,容易引发各种慢性疾病。胃长时间处于饥饿状态,容易造成胃炎、胃溃疡。

4. 不吃早餐容易引发中风

人在睡眠时因呼吸、排尿及显性或不显性出汗,会失去大量水分,如果不吃早餐,可使血小板聚集性增加,血液浓缩,血液在血管中的流动变慢,加之老年人多伴有不同程度的动脉粥样硬化,空腹活动有可能引起中枢调节紊乱,耗氧量增加,甚至使血液呈现高凝状态,造成脑部小动脉闭塞,形成脑血栓,导致中风。

5. 不吃早餐会加快衰老

不吃早餐容易加速老化过程，因为早餐提供的能量和营养素在全天能量和营养素的摄取中占有重要的地位，不吃早餐或早餐质量不好，人体只得动用体内贮存的糖原和蛋白质，久而久之，会导致皮肤干燥、起皱和贫血等，加速人体的衰老，严重时还会造成营养缺乏症。

6. 不吃早餐容易诱发阿尔茨海默病

不吃早餐或者早餐中的热量不够，会造成血糖浓度过低，大脑细胞得不到充分的血糖供应，导致记忆力和反应能力下降。长此以往，对中老年人最大的危害是易患阿尔茨海默病。

7. 不吃早餐易患慢性病

美国研究人员对1198名黑人和1633名白人进行长达8年的研究，结果发现，与经常不吃早餐的人相比，每天吃早餐的人肥胖及胰岛素抵抗综合征的发生率低35%～50%。众所周知，胰岛素抵抗是中老年人糖尿病和心血管疾病的共同发病基础，因此，每天吃早餐在降低糖尿病和心血管病发病方面发挥着重要作用。

中老年人健康早餐的黄金法则是什么

中老年人健康早餐的黄金法则：

1. 早餐的时间

研究证明，7～8点吃早餐最合适，因为这时人的食欲最旺盛。早餐与中餐以间隔4～5小时为好。如果早餐较早，那么用餐次数应该相应增加或者将午餐时间提前。

2. 早餐前应先喝水

人经过一夜睡眠，消耗了大量的水分和营养，起床后身体正处于缺水状态。因此，早上起来不要急于吃早餐，而应先饮500～800毫升凉开水，既可补充一夜流失的水分，还可以清理肠道，但不要在吃早餐前喝太多的水。

3. 宜软不宜硬

通常情况下，人体的脾脏在早晨会困顿呆滞，常使人胃口不开、食欲不佳，老年人更是如此。所以，早餐不宜进食干硬、油腻、煎炸以及刺激性大的食物，否则易导致消化不良。早餐宜吃诸如牛奶、豆浆、面条、馄饨等容易消化的温热、柔软的食物，最好能吃点粥。

4. 宜少不宜多

早餐不可不吃，但也不可吃得过饱。这是因为，饮食过量会超过胃肠的消化能力，食物便不能被消化吸收，长此以往，会使消化功能下降，胃肠功能发生障碍而引起胃肠疾病。另外，大量的食物残渣贮存在大肠中，被大肠中的细菌分解，其中蛋白质的分解物——苯酚等会经肠壁进入人体血液中，对人体有害，并且容易使人患血管疾病。

5.早餐宜选择的食物

富含碳水化合物的主食，如面包、馒头、花卷等。

富含优质蛋白质的食物，如鸡蛋、牛奶、香肠、豆浆等。

富含维生素C的食物，如果汁、蔬菜、水果等。

富含水分的液体食物，如米粥。

中老年人午餐时可适量多吃的食物是什么

对于午餐，许多中老年人通常都是随便解决，其实午餐是很重要的，是养生的关键，午餐的选择也大有学问。以下食物是中老年人营养午餐的健康食物：

（1）抗衰老抗癌食品——西兰花：西兰花富含抗氧化物维生素C及胡萝卜素，科学研究证明十字花科的蔬菜是最好的抗衰老和抗癌食物。

（2）最佳的蛋白来源——鱼肉：鱼肉可提供大量的优质蛋白，并且消化吸收率极高，是优质蛋白的最佳选择。同时，鱼肉中的胆固醇含量很低，在摄入优质蛋白时不会摄入更多的胆固醇。

（3）降脂食品——洋葱：洋葱可清血，有助于降低胆固醇。

（4）抗氧化食品——豆腐：豆腐是良好的蛋白质来源。豆类食品含有一种被称为异黄酮的化学物质，是一种有效的抗氧化剂。

（5）保持活力食物——圆白菜：圆白菜也是开十字花的蔬菜，维生素C含量很丰富，其含有的纤维素能促进肠胃蠕动，让消化系统保持年轻活力。

（6）养颜食物——新鲜果蔬：新鲜果蔬中含有丰富的胡萝卜素、维生素C和维生素E。胡萝卜素是抗衰老的最佳元素，能保持人体组织或器官外层组织的健康，而维生素C和维生素E则可延缓细胞因氧化所产生的老化。此外，这些富含纤维素的新鲜蔬果还能保持肠道健康，帮助排毒。

什么是中老年人健康午餐的"三不"

中老年人午餐要想吃得健康，需要遵守以下的"三不"：

1.辣椒不过量

现在最火的菜系要数川菜和湘菜了，麻辣鲜香，怎么吃怎么对味，很受人们的青睐。辣椒含有充足的维生素C和丰富的纤维，热量较低，而且辣椒中还含有人体容易吸收的胡萝卜素，对视力有好处，适量食用辣椒能开胃，有利于消化吸收。但辣椒不能过量食用，因为太辣的食品会对口腔和食管造成刺激，吃得太多，还容易令食道发热，破坏味蕾细胞，导致味觉丧失。

2. 食物不单一

中午如果仅仅吃一碗牛肉面，对蛋白质、脂肪、碳水化合物三大营养素的摄入量是不够的，尤其是矿物质、维生素等营养素更易缺乏。由于面食会很快被身体吸收利用，饱得快也饿得快，所以吃完后很容易产生饥饿感，对于下午活动强度大的中老年人来说，它们所能提供的热量是绝对不够的。所以，中午最好是主食、蔬菜、肉类、水果都吃一点儿，这样才能保证营养的均衡和体力的充足。

3. 吃饭不过快、过饱

午餐吃得过快、过饱不是一件好事，这不利于机体对食物营养的消化吸收，还会增加胃肠道的"加工"负担。如果吃饭求速度，还将减缓胃肠道对食物营养的消化吸收。一般来说，午餐的用餐时间不宜少于20分钟。

中老年人的午餐为何要吃饱

人们常说"中午饱，一天饱"，可见午餐是每日饮食中最主要的一餐。午餐的作用可归纳为四个字："承上启下"。既要补偿早餐后至午餐前4～5小时的能量消耗，又要为下午3～4小时的活动做好必要的营养储备。

由于上午人体热能消耗较大，午后还要继续日常活动，因此，午餐热量应占每天所需总热量的40%。主食根据三餐食量配比，应在150～200克，可在米饭、面制品（馒头、面条、大饼、玉米面发糕等）中间任意选择。副食在240～360克，以满足人体对无机盐和维生素的需要。副食种类的选择很广泛，如肉、蛋、奶、禽类、豆制品类、海产品、蔬菜等，按照科学配餐的原则挑选几种，搭配食用。一般宜选择50～100克的肉禽蛋类，50克豆制品，再配上200～250克蔬菜，也就是要吃些既耐饥饿又能产生高热量的炒菜，使体内血糖继续维持在较高水平，从而保证下午日常活动。

午餐吃不饱、吃不好还会导致胃病、精神不济、厌食、发胖等不良的身体反应。因此，午餐一定要吃饱、吃好。

中老年人为何晚餐要吃少

大多数现代人已经颠覆了午餐才是正餐的饮食习惯，晚上反而吃得比较正式。的确，忙碌的上班族只有到了晚上才有时间和精力做一桌饭菜好好品尝，因此家里的老年人在晚餐时也往往吃得很丰盛。但是，晚餐吃得过多容易引发多种疾病。高血压、糖尿病、心脑血管疾病、肝胆疾病等慢性病就与晚餐进食不当有着密切关系。

中老年人晚餐吃得早、吃得少对身体有以下好处：

（1）晚餐早吃少患结石。研究表明，晚餐早吃可大大降低尿路结石病的发病率。人的排钙高峰常在进餐后4～5小时，若晚餐过晚，当排钙高峰期到来时，人已上床睡觉，尿液便潴留在输尿管、膀胱、尿道尿路中，不能及时排出体外，致使尿中钙不断增加，久而久之，逐渐扩大形成结石，所以，晚上6点左右进餐较合适。

（2）晚餐吃得少会降低患冠心病、高血压等疾病的危险性。如果晚餐摄入食物过多，血糖和血中氨基酸的浓度就会增高，从而促使胰岛素分泌增加。一般情况下，中老年人晚上的活动量较少，能量消耗低，多余的能量在胰岛素作用下合成脂肪储存在体内，会使体重逐渐增加，从而导致肥胖。

丰盛晚餐真的是中老年人的"催命餐"吗

过于丰盛的晚餐对于中老年人的健康有着极大的负面影响。在临床上许多中老年人都是因为晚餐不当，不是患上高血压、糖尿病，就是患有高脂血症、冠心病。中老年人在进食丰盛晚餐后，如果很快就上床睡觉，被食物充盈的胃肠可压迫肝、胰、胆等消化器官，极易发生胰腺炎、胆囊炎，有的人甚至在睡梦中突然发生休克与猝死，所以医生常把丰盛的晚餐叫作"催命餐"。这种说法并非危言耸听。晚餐过于丰盛，除了会引发高血压、糖尿病外，还很容易导致以下疾病：

1. 肥胖症

晚餐过饱，血中糖、氨基酸、脂肪酸浓度就会增高，加之晚上人们活动量小，热量消耗少，多余的热量在胰岛素的作用下合成脂肪，逐渐使中老年人发胖。

2. 冠心病

晚餐经常摄入过多热量，可引起血胆固醇增高，过多的胆固醇堆积在血管壁上，久而久之就会诱发动脉硬化和冠心病。

3. 急性胰腺炎

如果晚餐暴饮暴食，容易诱发急性胰腺炎，使人在睡眠中休克，若抢救不及时，往往危及生命。如果胆道有结石嵌顿、蛔虫梗阻、慢性感染等，则更容易诱发急性胰腺炎而猝死。

4. 肠癌

晚餐过饱，必然有部分蛋白质不能被消化吸收，这些物质在肠道细菌的作用下，产生一种有毒有害的物质，加之睡眠时肠壁蠕动减慢，相对延长了这些物质在肠道的停留时间，促进了大肠癌的发生。

5. 神经衰弱

晚餐过饱，必然造成胃肠负担加重，而紧张工作的信息不断传向大脑，使人失眠、多梦等，久之易引起神经衰弱等疾病。

中老年人健康晚餐应注意些什么

民间有句俗语说："早饭吃饱，午饭吃好，晚饭吃少。"这是很有道理的，对身体也是很有好处的。不过，因为工作和生活节奏的原因，现在很多中老年人却倒了过来，变成"早饭吃得少，午饭吃不好，晚饭酒菜饱"，其实这对中老年人的健康是很不利的。健康的晚餐应该吃得简单一点。

一般来说，中老年人健康晚餐有以下几条原则：

1. 晚餐避甜防肥胖

晚餐和晚餐后都不宜经常吃甜食。国外科学家曾对白糖摄入进行研究发现，虽然摄取白糖的量相同，但若摄取的时间不同，也会产生不同的结果。这是因为肝脏、脂肪组织与肌肉等的糖代谢活性在一天的不同时段中会有不同。摄取白糖后立即运动，就可抑制血液中中性脂肪浓度升高，而摄取白糖后立刻休息，结果则相反，久而久之会令人发胖。

2. 晚餐吃素可防癌

晚餐一定要偏素，以富含碳水化合物的食物为主，含蛋白质、脂肪类食物则越少越好。由于大多数家庭晚餐准备时间充裕，所以晚上都吃得比较丰富，其实这样对健康不利。晚餐若脂肪吃得太多，可使血脂升高。而偏素的碳水化合物可在人体内生成更多的血清素，发挥镇静安神作用，对失眠者尤为有益。

3. 晚餐适量睡得香

与早餐、中餐相比，晚餐宜少吃。如果晚间无其他活动，或进食时间较晚，而晚餐吃得过多，就可引起胆固醇升高，刺激肝脏制造更多的低密度与极低密度脂蛋白，诱发动脉硬化；长期晚餐过饱，反复刺激胰岛素大量分泌，往往会造成胰岛β细胞提前衰竭，从而埋下糖尿病的祸根；晚餐过饱还会使胃鼓胀，对周围器官造成压迫，胃、肠、肝、胆、胰等器官在餐后的紧张工作会传送信息给大脑，引起大脑活跃，并扩散到大脑皮层其他部位，诱发失眠。

第三节
中老年人的饮食习惯

为什么老年人饮食宜清淡

许多人觉得，父母含辛茹苦一辈子，年轻的时候没过上好日子，现在家里条件越来越好了，当然要有鱼有肉地侍奉父母，以尽孝道。可是饮食过于油腻对老年人的身体健康却会产生不利影响：大鱼大肉会让老年人血脂升高，动脉硬化，危害很大，而且老年人普遍消化吸收能力较差，大鱼大肉也会令其消化吸收困难。

现在生活条件好了，有医学研究证实，很多营养过剩导致的"富贵病"就出现了：心脑血管疾病、糖尿病、癌症，这些慢性非传染性疾病是现在老年人死亡的主要原因。

但长年饮食过于清淡，也不利于老年人的身体健康，容易使老年人的饮食结构出现严重偏差，进而导致基本代谢出现原料短缺，有些重要生理活动无法维持正常，就会导致营养不良，身体虚弱，抗病能力下降，发生感染性疾病。

"三菜一汤"能保健康吗

如皋是江苏历史文化名城，也被国际自然医学会评为长寿乡。"三菜一汤"+米饭，这就是如皋人的午餐食单，虽然简单但非常符合营养学的标准，身体获得的营养成分也很充足。这种荤素搭配、以素为主的膳食模式，既经济又实惠，而且蕴藏着非常深刻而又容易为人们所忽略的长寿秘诀。

在如皋，大多数家庭的"三菜一汤"讲究的是两荤两素或一荤三素。"两荤"

一般为肉禽类（猪肉、鸡肉、牛肉等）和水产类（鱼、虾等）各一种，其中一个是主菜，另一个是汤。但无论是"两荤两素"还是"一荤三素"的模式，素菜的量永远大于荤菜的量。也就是说，如皋人的膳食习惯中，素菜显得更为重要。即便是"两荤"格局，荤菜也只是作为点缀而存在的，并不是很重要。

汤在长寿之乡一般是作为副菜的，如皋人饭前饭后都要喝汤。特别是午饭必有一汤，如果一顿饭有两个荤菜做主菜，那汤一定是蔬菜汤；如果一顿饭只有一个荤菜，那汤可以是荤的，也可以是素的。

在如皋人"三菜一汤"的菜单上，最常见和最受欢迎的菜有以下几种：

（1）肉禽类：红烧猪肉、冷切羊肉、酱牛肉、青椒冬笋肉片、芹菜肉丝、韭菜蘑菇肉丝、大蒜猪肉丝。

（2）水产类：红烧河鱼、清蒸江鱼、盐水海虾、炒河虾、韭菜文蛤、红烧带鱼、蒜苗烧黄鱼。

（3）蔬菜类：炒油菜、炒芹菜、炒茼蒿、炒韭菜、丝瓜青豆、冬瓜虾仁、余芦笋、鸡蛋番茄。

（4）豆制品：红烧豆腐、清炒茶干、凉拌豆腐丝。

（5）汤：油菜汤、荠菜豆腐汤、紫菜鸡蛋汤、排骨萝卜汤、肚肺汤、鲫鱼汤、老母鸡汤、肉片蘑菇汤、冬瓜汤。

"两粥一饭"能让中老年人颐养天年吗

"两粥一饭，长寿不难。"这句谚语在很多地方流传。这种"早晚喝粥，中午吃饭"的饮食模式，能够让老年人颐养天年。

粥，古时称糜、饘、酏等，古人写作鬻。中国从汉代起就有关于粥的记载，宋代诗人陆游有一首《食粥》诗，"世人个个学长年，不悟长年在目前。我得宛丘平易法，只将食粥致神仙"，彻底道出了粥的神性气质。明代李时珍在他的医学巨著《本草纲目》中列有50多种粥的做法和功效。可见，在那时，粥就是公认的养生保健佳品了。

早晨喝粥的好处是调节脾胃，因为胃经过一夜的蠕动，存食基本排空，此时处于空虚状态的胃正需要补充水分和吸收营养，如果吃生冷坚硬的食物，则会刺激胃，使胃产生不舒服的感觉。《医学入门》中有"盖晨起食粥，推陈致新，利膈养胃，生津液，令人一日清爽，所补不小"的记载。宋代文学家张耒专门写了一篇《粥记》来说明早晨喝粥的好处："每日起，食粥一大碗，空腹胃虚，谷气便作，所补不细，又极柔腻，与肠胃相得，最为饮食之妙诀。"

中医有"年过半百而阴气自半"的说法，意思是老年人身上不同程度地存在着肾精不足的问题，经常喝粥，可以起到补益肾精、益寿延年的作用。而傍晚酉时（17时–19时）是肾经当令，即肾经值班的时间，

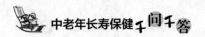

此时补肾事半功倍,所以晚上喝粥补肾的效果会特别好。

古人都极力称赞粥的养生保健功效,许多老年人就是通过坚持早晚喝粥,治好了胃痛、失眠和便秘的毛病。不过,喝粥最大的好处还是养胃,因为它不但不会消耗胃气,而且能补益胃气。胃是后天之本,保养好胃,就等于是在长寿路上成功了一半。

中午吃米饭是全国各地普遍存在的饮食习惯,但"两粥一饭"中的饭,特指以青菜、萝卜、菠菜、豆腐为主的清淡的家常饭菜。长寿之乡如皋有句俗谚:"鱼上火,肉生痰,豆腐青菜保平安。"因此,中老年人的饭菜宜清淡。

"两粥一饭"模式能够让中老年人长寿健康。大道至简,这个看上去极为普通的饮食传统,其实蕴藏着最丰富的长寿科学。

中老年人饭前可先喝点儿肉汤吗

人们常说"饭前先喝汤,胜过良药方",这话是有道理的。尤其是中老年人,饭前喝一道"开胃汤"对身体大有裨益。

从口腔、咽喉、食道到胃部这一食物必经之路,犹如一条传输通道,吃饭之前,先喝上几口汤,就等于给这一条通道加注了润滑剂,可以使食物顺利地下咽,不至于过度刺激和摩擦老年人本来就脆弱的食道。

空腹时直接吃食物对中老年人的胃有较大刺激,长期如此容易发生胃病或者消化不良症。饭前喝点汤,就像给胃做准备活动似的,能使整个消化器官提前活跃起来,使消化腺分泌足够的消化液来消化食物。同时,也更有利于对食物中营养物质的充分吸收。

中老年人由于唾液分泌功能减退,如果没有饭前喝汤润一下口,很容易导致饭后口渴而大量喝水,从而冲淡了胃中的消化液,不利于饭后消化系统的正常工作。

那么,中老年人饭前要喝什么汤呢?中医强调,要喝肉汤。这里的肉汤可以是鸡汤、牛筋汤、猪蹄汤、鱼汤、肉皮汤、羊蹄汤、牛肉汤、排骨汤等。不同的汤可以起到不同的抗病防疾效果。

鸡汤抗感冒:鸡汤,特别是母鸡汤中的特殊养分,可加快咽喉部及支气管膜的血液循环,增强黏液分泌,及时清除呼吸道病毒,缓解咳嗽、咽干、喉痛等症状。煲制鸡汤时,可以放一些海带、香菇等。

排骨汤抗衰老:排骨汤中的特殊养分以及胶原蛋白可促进微循环,50~59岁是人体微循环由盛到衰的转折期,骨骼老化速度快,多喝排骨汤可获得药物难以达到的功效。

鱼汤防哮喘:鱼汤中含有一种特殊的脂肪酸,它具有抗炎作用,可以治疗呼吸道炎症,预防哮喘发作。

第二章 中老年人的饮食营养：吃出健康的"长寿之星"

所以，饭前喝汤是中老年人日常养生的一个重要细节，但这并不是说喝得越多就越好，要因人而异。一般中晚餐前以半碗汤为宜，而早餐前可适当多些，因经过一夜睡眠后，人体水分损失较多。进汤时间以饭前20分钟左右为好，吃饭时也可缓慢少量进汤。总之，进汤以胃部舒适为度，饭前饭后切忌"狂饮"。

汤泡饭是老年人的健康饮食习惯吗

老年人由于牙齿不好，经常会在吃饭的时候用汤泡饭，其实，这是一种不健康的饮食习惯。

口腔是人体的第一大消化器官，我们吃东西的时候，首先要咀嚼食物，充分利用这一道消化工具将食物初步分解消化，因为坚硬的牙齿可以将大块的食物切、磨成细小的粉末、颗粒状，便于下咽，也方便下一步继续消化吸收。同时更重要的是在不断咀嚼的过程中，口腔中的唾液腺才能不断分泌出唾液，咀嚼的时间长，唾液的分泌就多。唾液能把食物湿润，其中有许多消化酶，有帮助消化吸收及解毒等功能，食物在口腔中较好地得到初步消化和分解，也为胃的消化吸收工作减轻了负担，对肠胃健康是十分有益的。

汤泡饭是汤和饭混在一起的，由于包含水分较多，饭会比较松软，很容易吞咽，人们因此咀嚼时间减少，食物还没经咀嚼烂就连同汤一起快速吞咽下去，这不仅使人"食不知味"，而且舌头上的味觉神经没有受到刺激，胃和胰脏产生的消化液不多，这就加重了胃的消化负担，时间长了，就容易导致胃病。

对老年人而言，身体的各项机能远远不如年轻人好，消化吸收功能也同样会随年龄增加而减弱，长期吃汤泡饭会使老年人比年轻人更容易得胃肠道疾病。但是为使食物能顺利地吞咽下去，老年朋友可以在吃饭前先喝几口汤，给消化道增加一点"润滑剂"，以防止干硬的食物刺激消化道黏膜，当然也可以将饭适当地做得松软一点。

为什么老年人吃饭宜八分饱

老年人因身体器官日趋老化，消化及吸收能力减退，所以饮食宜八分饱，如果长期贪多求饱，既增加胃肠的消化吸收负担，又会诱发或加重心脑血管疾病，甚至猝死。

有人曾做过这样的试验：一组老鼠限制饮食，只给吃八分饱，一组老鼠自由取食，随便吃，结果发现，只吃八分饱的老鼠寿命比较长。美国人用蠕虫、白鼠、老鼠和猴子做观察，把它们摄入的食品减少30%的热量，则它们的寿命比普通饮食的同类长30%。观察人类，长寿者肥胖的少。广西巴马瑶族自治县位于南宁北郊山区，经济欠发达，却是长寿县，年逾百岁者很多见。他们的养生之道之一就是吃饭只吃八分饱，而且经常素食。当然，长寿的后天因素还有很多，养生之道的方法也不少，但长寿者们食不过饱，只吃八分饱的习惯是值得效仿的。

在中国民间有"少吃香，多吃伤"和"饥不暴食，渴不狂饮"的谚语。《寿亲养老新书》有言："尊年之人，不可顿饱。"《黄帝内经》强调："饮食有节……故能形与神俱，而尽终其天年，度百岁乃去。"这些都是长寿者的经验总结。如果热量摄入过多，造成肥胖，则会产生"富贵病"，自然短寿。

过量饮食不仅会使血液大量流向胃部，导致供给大脑的血液减少，造成脑功能的衰退，还会加重大脑控制消化吸收的神经的负担，使其经常处于兴奋状态，这就必然造成大脑内的语言、记忆、思维等智力活动神经经常处于抑制状态。由此可见，长期饱食会导致大脑的早衰。

长期过量饮食还会导致营养过剩，如果平时再运动不足，就会造成大量的脂肪和垃圾在体内堆积，这也是中老年人肥胖症产生的重要原因，而肥胖与高血压、糖尿病等疾病有着密切的联系。

如何做到"八分饱"？要有毅力，面对山珍海味不动摇，在还稍有饥饿感的情况下，毅然离开饭桌。另外，饭前先喝汤或粥会提前产生饱腹感，有助于防止暴饮暴食。

食物"趁热吃"好吗

中老年人往往有这样一个饮食观念：吃什么都是越烫越好。其实，这个观点并不完全正确。生物在进化中都有自身最适合的温度，进化程度越高，要求最适宜的温度越严格。所以，食物要在合适的温度内被摄入，才能确保身体健康。

中医从不主张饮食过热，这是因为人的食道壁是由黏膜组成的，非常娇嫩，只能耐受50℃～60℃的食物，超过这个温度，食道的黏膜就会被烫伤。过烫的食物温度常在70℃～80℃，像刚沏好的茶水，温度可达80℃～90℃，很容易烫伤食道壁。如果经常吃烫的食物，黏膜损伤尚未修复又遭到烫伤，可能形成浅表性溃疡。反复的烫伤、修复，就会引起黏膜质的变化，进一步发展可能变成肿瘤。

流行病学调查发现，一些地区的食管癌、贲门癌、口腔癌和热饮热食可能有关，就是说有可能某些黏膜上皮的肿瘤是"烫"出来的。新疆哈萨克族居住的地区喜欢饮用热奶茶，一日数次，东南沿海潮汕地区喝"功夫茶"，也是趁热饮用，移居到新加坡的福建人后裔仍有喝热饮的习惯，太行山区的

第二章 中老年人的饮食营养：吃出健康的"长寿之星"

大碗热粥也是趁热才吃，这些地区都是食管癌的高发区。当然，肿瘤的发生原因复杂，均非单一因素，流行病学调查显示太行山区的食管癌高发区除热食外，饮食还有粗、快、硬等特点。

研究发现，人体体温在37℃左右的情况下，口腔和食管的温度多在36.5℃~37.2℃，最适宜的进食温度在10℃~40℃，一般耐受的温度最高为50℃~60℃。当感到很热时，温度多在70℃左右。经常热食的中老年人，在温度很高的情况下也不觉得烫，但是在接触75℃左右的热食、热饮时，娇嫩的口腔、食管黏膜会有轻度灼伤。因此，"趁热吃"并不是健康的饮食习惯。

早盐晚蜜是最适合中老年人的饮食习惯吗

许多中老年人都会感觉四肢总是胀胀的，是由于体内积蓄了过多的水分、脂肪和老旧废物所呈现出来的水肿。而体内寒湿重时，就需要更多的热量来祛寒，因此身体就会囤积更多的脂肪。早盐晚蜜就能很好地祛除体内的寒湿气，减少脂肪囤积。

所谓"早盐"，就是每天早上空腹喝一杯加了1小勺竹盐的纯净水。这能促进肠蠕动，解除便秘，减少脂肪在肠道中的堆积和过量吸收，减少肥胖。据《本草纲目拾遗》记载，盐能"调和脏腑、消宿物、令人壮健"。竹盐比一般的盐更具有解毒排毒功能的原因是它的提炼技术。用竹盐做按摩能消肿，这是因为竹盐中的有机物能够渗入皮肤，促进皮肤的新陈代谢，排出体内多余的水分和废物，当您在按摩的过程中感觉到浑身发热，就表明体内垃圾正在伴随着汗水和您"说拜拜"了。

所谓"晚蜜"，就是睡前用温开水调服10~20毫升蜂蜜。蜂蜜味甘、性平，自古就是滋补强身、排毒养颜的佳品。《本草纲目》记载它可以"不老延年"，有显著的润肺止咳、润肠通便、排毒养颜功效。医学研究证明，蜂蜜中的主要成分葡萄糖和果糖，很容易被人体吸收利用。常吃蜂蜜能达到排出毒素、美容养颜的效果，对防治心血管疾病和神经衰弱等症也很有好处。

"早盐晚蜜"的排毒效果虽好，每个人也要考虑自身的体质，因为竹盐中含有较多的钠，会引起血压增高，而蜂蜜含糖量较高，所以，患有高血压、糖尿病的中老年人要慎用此法。

此外，盐水和蜂蜜一起喝也很不错，因为二者有互补作用。蜂蜜中钾的含量较高，有助于排出体内多余的钠。当然，在此基础上，平时还要注意多运动，以促进身体机能的正常运转，才能排毒健康两不误。

为什么说中老年人"早吃生姜赛参汤"

生姜具有温中止呕、解表散寒的作用，其杀菌作用不亚于葱和蒜。生姜还能刺激胃液分泌，促进消化；生姜中还含有较多的挥发油，能抑制人体对胆固醇的吸收，防止肝脏和血中胆固醇的蓄积。

虽然生姜的好处这么多，但吃生姜是要分时间的，早上吃对身体有好处，晚上吃就变成了"毒药"。

这是因为，早上人的胃中之气有待升发，吃点儿姜可以健脾温胃，并且生姜中的挥发油可加快血液循环、兴奋神经，使全身变得温暖。在冬天的早晨，适当吃点儿姜，还可驱散寒冷，预防感冒。到了晚上，人体阳气收敛、阴气外盛，因此应该多吃清热、下气消食的食物，比如萝卜，这样更利于夜间休息。而生姜的辛温发散作用会影响人们夜间的正常休息，且晚上进食辛温的生姜容易产生内热，日久就会上火。

生姜的吃法很多，晨起含姜片与喝生姜大枣汤都是中老年人健康的吃姜方法。

早晨起床后，先饮一杯温开水，然后将生姜去皮，切成薄片，取 4～5 片用开水烫一下，再将姜片放入嘴里含 10～30 分钟，咀嚼。坚持食用，可预防感冒。

早晨取大枣 10 枚，生姜 5 片，红糖适量，煎汤代茶饮，每日 1 次，可有效改善冬季手脚冰凉。

需要注意的是，生姜性属微温，过量食用会伤阴助阳，因此阴虚火旺的中老年人不宜多吃。腐烂的生姜中含有有毒物质黄樟素，可诱发肝癌、食道癌等，因此千万不能食用。

中老年人饭后的错误习惯有哪些

错误的饭后习惯不利于身体健康，中老年人常见的错误饭后习惯有：

1. 饭后急于散步

有句谚语说："饭后百步走，能活九十九。"其实，这种说法并不科学。从消化生理功能来说，饭后胃正处于充盈状态，这时必须保证胃肠道有充足的血液供应，以进行初步消化。饭后适当休息一下，可保证胃肠道得到更多的血液供应量。如果餐后马上散步，血液需运送到全身其他部位，胃肠的血液供应就相应减少，食物得不到充分消化。如餐后散步，胃部在活动中快速蠕动，把没有经充分消化的食物过早地推入小肠，使食物的营养得不到充分的消化与吸收。有些人的"吃饱"，不过是胃感觉到了胀满，而营养却没有吸收进体内，身体仍然处于"饥饿"状态。这个时候匆忙起身而走，势必会有一部分血液集中到运动系统去，这样就延缓了消化液的分泌，破坏了胃的正常消化功能，容易诱发功能性消化不良。

2. 饭后急于吃水果

当食物进入胃以后，必须经过 1～2 个小时的消化过程，才能缓慢排出。如果人们在饭后立即吃水果，就会被先到达而又不易消化的脂肪、蛋白质"堵"在胃里，水果在胃里"驻扎"时间过长，就会影响消化功能。因此，饭后立即吃水果是不明智的，最好在 2 小时以后再吃，把水果作为两餐之间的零食才是最佳的做法。

3. 饭后急于饮水

饮水会稀释胃液，饭后大量喝水会使胃中的食物没有来得及消化就进入了小肠，同时削弱了胃液的消化能力，容易引发胃肠道疾病。如果饭后喝的是汽水对身体就更为不宜了，汽水产生的二氧化碳容易增加胃内压，导致急性胃扩张。

4. 饭后急于吸烟

有句话是这样说的："饭后一根烟，快活似神仙。"但是科学研究表明，饭后吸烟的危害比平时更大。这是因为饭后肠胃蠕动十分频繁，血液循环也随之加快，消化系统开始了全面的运动。如果在这个时候吸烟，肺部和全身组织吸收烟雾的力度大大加强，致使烟中有害成分大量被吸收，对呼吸道、消化道都有很强的刺激作用，会给人体机能和组织带来更大更多的伤害。

5. 饭后急于松裤腰带

饭后放松裤带，会使腹腔内压下降，这样对消化道的支持作用就会减弱，而消化器官的活动度和韧带的负荷量就要增加，容易引起胃下垂，出现上腹不适等消化系统疾病。

第四节
中老年人的健康食物

中老年人适量吃些玉米有什么好处

中老年人常吃些新鲜玉米,对健康有益。鲜玉米中含有大量的天然维生素E,有促进细胞分裂、延迟细胞变老、降低血清胆固醇、防止皮肤病变的功能,还能延缓人体老化,减轻动脉硬化和脑功能衰退的症状。

玉米中的维生素A,对防治中老年常见的干眼症、气管炎、皮肤干燥及神经麻痹等有辅助疗效。

新鲜玉米中富含赖氨酸(干玉米中极少),不仅是人体必需的营养成分,而且还能控制脑肿瘤的生长,对治疗癌症有一定作用。研究发现,多吃些鲜玉米可抑制抗癌药物对人体产生的不良反应。

鲜玉米中的纤维素含量比精米、精面高6～8倍。经常吃一些玉米,能使大便通畅,防治便秘和痔疮,还能减少胃肠病的发生,预防直肠癌。

玉米须有利尿的作用,对各种原因引起的水肿都有一定的疗效,可用于辅助治疗慢性肾炎或肾病综合征。

许多高血压患者喝用玉米须煮的水,是因为玉米须对末梢血管有扩张作用,可用于降压。

玉米须能促进胆汁排泄,所以可作为利胆药,用于没有并发症的慢性胆囊炎或胆汁排出障碍的胆管炎。玉米须和退黄的茵陈配合,还可以治疗肝炎导致的黄疸。

玉米须还能加速血液凝固过程,提高血小板数目,能够抗溶血,可以作为止血药兼利尿药应用于膀胱及尿路结石，还可以用于急性溶血性贫血。

另外，玉米须还有开胃作用，中医常用它煮水熬粥治疗手术后、化疗后和重病后食欲不振的病人，效果很好。通常用法是煎汤后内服，常用量是每天 50～100 克。

在这里提醒一下中老年人，玉米熟吃更佳，烹调尽管使玉米损失了部分维生素 C，却获得了营养价值更高的抗氧化剂活性。另外，吃玉米时应把玉米粒的胚尖全部吃进，因为许多营养都集中在胚尖中。

为什么说老年人吃黑木耳好处多

黑木耳味甘气平，有滋养脾胃、补血润燥、活血通络的功效，适用于痔疮出血、便血、痢疾、贫血、高血压、便秘等症。《本草纲目》中记载，木耳性甘平，主治益气不饥等，有补气益智、润肺补脑、活血止血之功效。

现代医学研究表明，如果每人每天食用 5～10 克黑木耳，它所具有的抗血小板聚集作用与每天服用小剂量阿司匹林的功效相当，因此人们称黑木耳为"食品阿司匹林"。阿司匹林有不良反应，经常吃会造成眼底出血，而黑木耳没有不良反应，更受人们青睐。同时，黑木耳具有显著的抗凝作用，它能阻止血液中的胆固醇在血管上的沉积和凝结，对延缓中年人动脉硬化的发生发展十分有益，不仅对冠心病，对其他心脑血管疾病以及动脉硬化也具有较好的防治和保健作用。

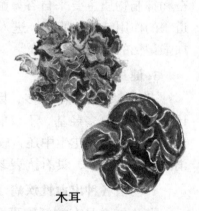

木耳

黑木耳中含有丰富的纤维素和一种特殊的植物胶原，这使得它具有促进胃肠蠕动，促进肠道脂肪食物的排泄、减少对食物中脂肪的吸收，从而防止肥胖的作用；还能防止便秘，有利于体内的有毒物质及时从大便清除和排出，从而起到预防直肠癌及其他消化系统癌症的作用。老年人特别是有便秘的老年人，如果能坚持食用黑木耳，常食木耳粥，对预防多种老年疾病、抗癌、防癌、延缓衰老都有良好的效果。

黑木耳中的铁含量比菠菜高 20 倍，比猪肝高约 7 倍，是各种天然食品中含铁量最高的。中医认为，黑木耳味甘性平，有凉血、止血作用，主治咯血、吐血、衄血、血痢、崩漏、痔疮出血、便秘带血等，是因其含铁量高，可以及时为人体补充足够的铁质，所以它是一种天然补血食品。

黑木耳对胆结石、肾结石、膀胱结石等内源性异物也有比较显著的化解功能。黑木耳所含的发酵和植物碱，具有促进消化道与泌尿道各种腺体分泌

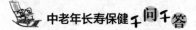

的特性，并协同这些分泌物催化结石，滑润管道，使结石排出。同时，黑木耳还含有多种矿物质，能对各种结石产生强烈的化学反应，剥脱、分化、侵蚀结石，使结石缩小、排出。对于初发结石，每天吃1～2次黑木耳，疼痛、恶呕等症状可在2～4天内缓解，结石能在10天左右消失。对于较大较坚固的结石，其效果较差，如长期食用黑木耳，也可使结石逐渐变小变碎，排出体外。

最后提醒一下中老年朋友，黑木耳不宜鲜食。因为鲜木耳中含有卟啉物质，食后经日光照射可引起蔬菜日光性皮炎。黑木耳经加工干制后，所含卟啉物质便会被破坏而消失。

老年人常吃花生的好处有哪些

花生是一种物美价廉、营养全面的保健食品，中老年人常吃花生有很多益处：

1. 美容

花生脂肪中的不饱和脂肪酸、甾醇能使肌肤润泽、细腻，使头发丰厚、有光泽。

2. 延缓大脑功能衰退，提高智力

花生含谷氨酸较多，谷氨酸是大脑中含量最多的氨酸基，神经细胞的兴奋和抑制物质主要来自谷氨酸。花生中还含有一定数量的卵磷脂，它能经肠道酶的作用转化为胆碱，进入脑内与乙酸结合，成为乙酰胆碱，是促进思维、加强记忆的重要补脑物质。

3. 健身长寿

花生含天冬氨酸较多，因而具有解除疲劳的作用。花生中所含的果糖，比其他糖含更多羟基，不仅能被肝脏贮存，而且能很快被机体利用，且不会形成脂肪积累。花生中还含较丰富的维生素E，能防止不饱和脂肪酸被氧化，消除"自由基"，具有抗衰老作用。

4. 防治各种出血性疾病

花生红衣具有抗纤维蛋白溶解、促进骨髓制造血小板、加强毛细血管收缩、调整凝血因子缺陷等作用。它不仅有止血效能，而且对出血的原发病有一定的治疗效果。

5. 降血压，止血，降低胆固醇

花生油脂中的不饱和脂肪酸和甾醇，以及花生壳中的木樨草素，都有降低胆固醇的作用。民间也有用花生壳治高血压的偏方：干花生壳洗净，水煎，每次服煎液50～100克。此外，花生还具有抑制血小板凝聚、防止

血栓形成、保护血管壁等功能。

吃花生的时候还要注意,最好是连着外面的红衣一块吃,在补充营养的同时还具有补血的功效。另外,花生容易变质,变质后则易产生致癌性很强的黄曲霉毒素,故要妥善保管。如花生已霉变,则不可食用。

豆腐渣也能帮中老年人防病保健吗

豆腐渣作为制豆腐时滤去浆汁所剩的渣滓,人们对此是再熟悉不过的了,许多中老年人认为它是豆制品的下脚料且口感较差,没有什么营养价值。但现代营养学研究表明,豆腐渣不仅仅是加工豆腐过程中所产生的"渣滓",它还是老年人防病保健的"良药",老年人常食之,对身体健康大有裨益。

1. 能够增强胃肠蠕动

老年人由于胃肠蠕动功能下降,食物中所含膳食纤维及水分较少,易造成粪便量少而产生便秘,而豆腐渣中含有大量食物纤维,常吃豆腐渣能加大粪便体积,促进肠蠕动,使粪便松软,有利于排便,可防治便秘、肛裂、痔疮和肠癌等肛肠疾病。

2. 预防骨质疏松

骨质疏松也是严重威胁老年人的健康、生命,且发病率较高、危害较大的老年病。研究表明,豆腐渣中的钙含量也很高,据资料表明,100克豆腐渣中含钙100毫克,几乎和牛奶等同,且容易消化吸收,常食豆腐渣对防治中老年人的骨质疏松症是极为有效的。

3. 预防癌症和心血管疾病

癌症和心血管疾病已成为医学上的两大难题,是威胁老年人生命的主要危险因素,而豆腐渣中的食物纤维能吸附随食物摄入的胆固醇,从而阻止了人体对胆固醇的吸收,能有效地降低血中胆固醇的含量,对预防血液黏稠度增高、高血压、动脉粥样硬化、冠心病、中风等的发生都是非常有效的。豆腐渣中还含有较多的抗癌物质,经常食用能大大降低乳腺癌、胰腺癌及结肠癌的发病率。

4. 有效控制血糖

豆腐渣除含食物纤维外,还含有粗蛋白质、不饱和脂肪酸,这些物质有利于延缓肠道对糖的吸收,降低餐后血糖的上升速度,对控制糖尿病病人的血糖十分有利。

茯苓是中老年人的滋补良品吗

茯苓的功效十分多,健脾、安神、镇静、利尿,可以说是能全方位地增强中老年人的免疫能力，被誉为中药"四君八珍"之一。

茯苓生长在哪里呢？一般的大树枯死或被砍伐后，往往会从枯死的躯干或残留的根上生出新的小枝叶来，中医认为这是大树未绝的精气要向外生发。如果大树枯死后，上面不长小的枝叶，就意味着附近的土壤下有茯苓，是茯苓吸取了大树的精气，使它没有能力再生发小的枝叶。

茯苓生长在土壤中，而且是在大树根部附近，它的生长位置告诉我们，它能收敛巽木之气，让其趋向收藏。

"人过四十，阴气减半"，如果人的肝木之气得不到足够的阴精制约，就会渐渐偏离常道在体内妄行，导致头晕、手足摇动等肝风太过的症状出现。而茯苓，色白，应坎水之精，恰好能够收敛巽木的外发之气，使它潜藏于坎水之中。所以，茯苓对中老年人绝对是延年益寿的良药。

在古代，人们对茯苓推崇备至，因为他们认为那是大树之精化生的奇物，有十分好的养生功效，据说慈禧太后常年内服的13个保健长寿药方中，约有一半的药方含有茯苓。

白茯苓有多种食用方法，最简单的是把茯苓切成块之后煮着吃，还可以在煮粥的时候放进去。另外，可以把茯苓打成粉，在粥快好的时候放进去，这样人体就更容易吸收了。

值得注意的是，对于中老年人，茯苓具有补益功效，但对于正处在生长发育期的儿童与青少年就不太适合了。未成年人只有在生病等特殊的情况下，经过医生的准确辨证后才能服用茯苓，家长千万不要自作主张煎煮茯苓给孩子吃。

老年人多吃菇类有哪些益处

菇类是菌体最大、最高等的真菌，能供人类食用的有500多种，人们比较熟悉的有蘑菇、香菇、平菇、金针菇、木耳、银耳、猴头菇等。所有菇类都具有独特的香味、相当高的营养价值和药用价值。在美国菇类被称为"上帝食品"，在日本被誉为"植物性食品的顶峰"，我国则把菇类称为"山珍"，菇类被公认是"三高一低"（高蛋白、高维生素、高矿物质、低脂肪）的健康食品。老年人多吃菇类益处多多。

菇类营养丰富，味道鲜美，它和粮食、肉类等合理搭配是人类极好的食谱。新鲜蘑菇含蛋白质3%～4%，比大多数蔬菜高得多，干蘑菇则高达40%，大大超过肉、鱼、禽、蛋中的蛋白质含量，且其氨基酸组成平衡，尤其是赖氨酸和亮氨酸含量丰富。菇类是多种维生素的宝库，其含有丰富的维生素B_1、维生素B_2、维生素B_{12}和维生素C等，蘑菇含维生素B_1、维生素B_2比肉类高，含维生素B_{12}比奶酪和鱼还高，是膳食中维生素B_{12}（植物性食品一般不含）的最佳来源，对素食者来说更具重要作用。专家认为，成年人每天吃 25 克鲜蘑菇，就可满足一天维生素的需求。另外，菇类还含丰富的钠、钾、钙、铁、锌、碘等无机盐和三磷酸腺苷、酪氨酸酶等。随着研究的深入，人们发现菇类还含有降血脂、降血糖及对细菌、病毒有抑制作用的特殊物质，有的还有抗癌效应。因此，现代营养学对菇类的保健作用又有新的评说。

菇类所含多糖物质具有免疫功能。菇类含有己糖醇、木糖醇、海藻糖及甘露醇等多糖体。研究证明，菇类多糖体是目前发现最强的免疫剂之一，具有明显的抗癌活性，可使肿瘤患者降低的免疫功能得到恢复。这类物质对癌细胞并没有直接杀伤力，它的奥秘在于刺激机体内抗体的形成，从而提高并调整机体内部的防御体系，也就是中医所说的扶正固本作用。菇类多糖能增强体内网状内皮细胞吞噬癌细胞的作用，促进淋巴细胞转化，激活 T 细胞、B 细胞形成抗体。此外，它还能降低甲基胆蒽诱发肿瘤的发生率，并对多种药物具有增效效应。癌症患者在接受治疗期间，多吃菇类既可增加营养，又能调整脏腑功能，为患者提供同疾病做斗争的物质基础。免疫功能低下的人，吃菇类也有助于防止癌症的发生。

菇类所含植物固醇具有降血脂作用。植物固醇的生理效应能降低血清胆固醇水平。菇类中含有丰富的"香菇素"即属植物固醇。据实验研究显示，人吃进动物脂肪后，一般血清胆固醇都有暂时升高现象，以促进脂肪的消化，若同时进食香菇，则血清胆固醇非但不高，反而略有下降，且不影响脂肪消化。这是因为植物固醇是能调节脂肪、蛋白质、糖类和盐的甾类激素。临床应用表明，植物固醇对降低血清胆固醇浓度、预防动脉硬化具有确实的疗效，且无不良反应。

菇类含有抗病毒的"干扰素诱生剂"。在正常情况下，人体对病毒有一套防御机制，当机体受病毒侵袭时，受到刺激的细胞，马上会释放出一种低分子糖蛋白，嵌入病毒颗粒内，抑制病毒的增殖，这种物质称为干扰素。已知菇类中含有能刺激人体细胞的白细胞释放干扰素，故被称为"干扰素诱生剂"，如香菇、双孢蘑菇等含的双链核糖核酸等。因此，常吃菇类对病毒引起的疾病，如流感、肝炎、麻疹、腮腺炎、红眼病、脑炎等，均有很好的免疫功能。

红枣是老年人的养生佳品吗

我国民间一直有"一天三枣，终身不老"的说法，这是对枣的营养价值的肯定。李时珍在《本草纲目》中说，枣味甘、性温，能补中益气、养血生津，用于治疗"脾虚弱、食少便溏、气血亏虚"等疾病。中老年人常食大枣可治疗身体虚弱、神经衰弱、脾胃不和、消化不良、劳伤咳嗽、贫血消瘦，还可养肝防癌。

红枣是一种营养佳品，有"百果之王"之美誉，常入药，其具体功用可分为以下几种：

1. 健脾益胃

脾胃虚弱、腹泻、倦怠无力的人，每日吃红枣7颗，或与党参、白术共用，能补中益气、健脾胃，达到增加食欲、止泻的功效；红枣和生姜、半夏同用，可治疗因饮食不慎所引起的胃炎如胃胀、呕吐等症状。

2. 补气养血

红枣为补养佳品，食疗药膳中常加入红枣补养身体、滋润气血。平时多吃红枣、黄芪、枸杞子，能提升身体的元气，增强免疫力。

3. 安神解郁

女性躁郁症、哭泣不安、心神不宁等，红枣和甘草、小麦同用，可起到养血安神、疏肝解郁的功效。

4. 减少老年斑

红枣中所含的维生素C是一种活性很强的还原性抗氧化物质，参与体内的生理氧气还原过程，防止黑色素在体内慢性沉淀，可有效地减少色素老年斑的产生。

5. 保肝护肝

红枣中所含的糖类、脂肪、蛋白质是保护肝脏的营养剂。它能促进肝脏合成蛋白，增加血清红蛋白与白蛋白含量，调整白蛋白与球蛋白比例，有预防输血反应、降低血清谷丙转氨酶水平等作用。用红枣50克，大米90克，熬成稠粥食用，对肝炎患者养脾护肝大有裨益。用红枣、花生、冰糖各30～50克，先煮花生，再加红枣与冰糖煮汤，每晚临睡前服用，30天为1个疗程，对急慢性肝炎和肝硬化有一定疗效。

老年人常吃茄子有哪些好处

茄子是一种物美价廉的蔬菜，还是心血管病人的食疗佳品，特别是对动脉硬化症、高血压、冠心病和坏血病患者非常有益，有辅助治疗的作用。老年人常吃茄子，还可预防高血压引起的脑出血和糖尿病引起的视网膜出血。

茄子之所以有此功效，与它所含的特殊的化合物有很大关系。茄子中含有皂苷，具有降低胆固醇的功效。巴西科学家用肥胖兔子做试验，结果发现食用茄子汁的兔子比没有食用茄子汁的兔子的体内胆固醇含量低10%。此外，茄子中富含维生素P，尤以紫茄子中含量为高。维生素P能增强人体细胞间的黏着力,对微血管具有保护作用,能提高微血管对疾病的抵抗力,保持细胞和毛细血管壁的正常渗透性,增加微血管韧性和弹性。茄子还可提供大量的钾。钾在人体中有着重要的生理功能,能维持细胞内的渗透压,参与能量代谢过程,维持神经肌肉正常的兴奋性,缺钾则易引起脑血管破裂。钾还可帮助平衡血压,防治高血压。另外,茄子中的一些重要植物化合物可以预防氧化破坏作用,从而避免由氧化作用引起的心血管疾病。

在烹饪茄子时需要注意以下两点:

(1)在食用茄子时,有的人习惯削皮,殊不知,茄子皮中含有大量的营养成分,且一些有益健康的化合物在茄子皮中含量也较高。在食用茄子时,最好连皮吃。

(2)茄子在烧或炒的过程中很容易吸油,常吃吸油过多的茄子会危害人体健康,因此在烹饪茄子时最好使用清蒸的方法。如果非要使用烧或炒的方法烹饪茄子,以下两个方法能够降低茄子的吸油量:①不放油,用小火干炒一下,把茄子中的水分蒸发掉,再用油烧或炒。②先将茄子在蒸锅内蒸一下,再用油烧或炒。

另外,专家告诉我们,准备做手术的中老年人在手术前1个星期内不能吃茄子,因为如果在手术前吃茄子,手术后苏醒的时间就会延长,从而影响其手术后的康复。另外,茄子性寒凉,脾胃虚寒、容易腹泻的中老年人也不宜多吃。

芹菜对中老年人有哪些功效

芹菜营养十分丰富,其蛋白质含量比一般瓜果蔬菜高1倍,铁元素含量为番茄的20倍左右,常吃芹菜能防治多种疾病。

芹菜具有消炎、降压、镇静、消热止咳、健胃利尿等作用,经常食用能除烦热、下瘀血。芹菜中含有多种维生素,其中维生素P可降低毛细血管的通透性,增加血管弹性,具有降血压、防止动脉硬化和毛细血管破裂等功能,是高血压患者和中老年人夏季保健的佳品。

值得提醒中老年朋友的是,芹菜的降压作用炒熟后并不明显,最好生吃或凉拌,连叶带茎一起嚼食,可以最大限度地保存营养,起到降压的作用。

嫩芹菜捣汁加蜜糖少许服用,可防治高血压;糖尿病病人取芹菜汁煮沸后服用,有降血糖作用;经常食用鲜奶煮芹菜,可以中和尿酸及体内的酸性物质,对治疗痛风有较好效果;若将150克连根芹菜同250克糯米煮稀粥,每天早晚食用,对治疗冠心病、神经衰弱及失眠头晕诸症均有益处。

不少家庭吃芹菜时只吃茎不吃叶,这是极不科学的,因为芹菜叶中营养成分远远高于芹菜茎，营养学家曾对芹菜的茎和叶进行13项营养成分测试，发现芹菜叶中有10项指标超过了芹菜茎，其中胡萝卜素含量是茎的6倍，维生素C的含量是茎的13倍，维生素B_1的含量是茎的17倍，蛋白质的含量是茎的11倍，钙的含量是茎的2倍。

为什么说胡萝卜是明目抗衰老的良品

胡萝卜含有蛋白质、脂肪、糖类、胡萝卜素等多种营养物质，因营养成分丰富，故在民间有"小人参"之雅称。

胡萝卜性平，味甘，具有健脾消食、补血养肝、下气止咳之功效。

胡萝卜可清除致人衰老的自由基，所含的B族维生素和维生素C等营养成分有润皮肤、抗衰老的作用。

胡萝卜能提供丰富的维生素A，具有促进机体正常生长与繁殖、维持上皮组织、防止呼吸道感染及保持视力正常、治疗夜盲症和干眼症等功能。

胡萝卜素能增强人体免疫力，有抗癌作用，并可减轻癌症病人的化疗反应，对多种脏器有保护作用，中老年女性食用胡萝卜可以降低卵巢癌的发病率。

胡萝卜内含琥珀酸钾，有助于防止血管硬化，降低胆固醇，对防治高血压有一定效果。胡萝卜的芳香气味是挥发油造成的，能促进消化，并有杀菌作用。

在烹制和食用胡萝卜时，要注意以下几点：

（1）要多放油，最好同肉类一起炒。不要生吃胡萝卜，生吃胡萝卜不易消化吸收，90%的胡萝卜素会因不被人体吸收而直接排泄掉。

（2）烹制胡萝卜的时间要短，以减少维生素C的损失。

（3）胡萝卜不宜做下酒菜。研究发现，胡萝卜中丰富的胡萝卜素和酒精一同进入人体，会在肝脏中产生毒素，引起肝病，在饮用胡萝卜汁后更不宜马上饮酒。

（4）胡萝卜忌与醋同煮、同食，否则会破坏胡萝卜素，也忌与白萝卜同煮、同食，以防降低营养价值。

第五节
患病中老年人的饮食

老年糖尿病患者该怎么吃

如今糖尿病已经成为常见病、多发病,越来越多的中老年人患有糖尿病。而作为糖尿病患者,除了常规服药与治疗外,饮食也很重要,科学饮食可有效控制血糖,提高生活质量。

1. 中老年糖尿病患者宜吃的食物

(1)五谷杂粮。粗杂粮如莜麦面、荞麦面、燕麦面、玉米面,富含 B 族维生素、多种微量元素及食物纤维,中老年糖尿病患者长期食用可有降低血糖、血脂的效果。

(2)豆类及豆制品。豆类食品富含蛋白质、无机盐和维生素,且豆油含不饱和脂肪酸,具有降低血清胆固醇及甘油三酯的作用。

(3)苦瓜、洋葱、香菇、柚子、蕹菜、南瓜等食物,既可做菜食也可起到降低血糖的作用,是糖尿病人理想的食物。

(4)海带、木耳、鱼等食物。

2. 中老年糖尿病患者不宜吃的食物

(1)易于使血糖迅速升高的食物,如白糖、红糖、冰糖、葡萄糖、麦芽糖、蜂蜜、巧克力、奶糖、水果糖、蜜饯、水果罐头、汽水、果汁、甜饮料、果酱、冰激凌、甜饼干、蛋糕、甜面包及糖制糕点等。

(2)易使血脂升高的食物,如牛油、羊油、猪油、黄油、奶油、肥肉等,对富含胆固醇的食物,更应特别注意,应该不食或少食,防止动脉硬化性心脏病的发生。

（3）不宜饮酒。因为酒中所含的酒精不含营养素，只供热能，每克酒精产热约7千卡（294焦），长期饮用对肝脏不利，而且易引起血清甘油三酯的升高。少数服磺脲类降糖药的病人，饮酒后易出现心慌、气短、面颊红燥等反应。注意，使用胰岛素的患者空腹饮酒易引起低血糖，所以，为了患者的健康安全还是不饮酒为佳。

另外，为了防止糖尿病，不仅要注意吃什么，应该吃什么，还要注意以下几点：

（1）饮食习惯和技巧：

①改变进餐顺序；

②饭前先吃一点生黄瓜或西红柿；

③吃饭先喝汤；

④再吃主食和蔬菜；

⑤改变进餐方法；

⑥吃完碗中饭立即放下筷子，离开餐桌，不要养成吃完了还不愿下桌的习惯；

⑦不打扫剩菜饭；

⑧饭后立即刷牙。

（2）改变进餐习惯：

①少吃零食；

②少荤多素；

③少肉多鱼；

④少细多粗；

⑤少油多清淡；

⑥少盐多醋；

⑦少烟多茶；

⑧少量多餐；

⑨少吃多动；

⑩少稀多干。

（3）改变进餐品种：

①吃菜吃带叶、茎类蔬菜，少吃根、块茎的菜；

②不吃油炸食物或过油的食物；

③不要吃勾芡食物；

④不要吃含淀粉高的食物；

⑤血糖控制得好可以在两餐中间吃水果，但不要喝果汁；

⑥喝汤去掉上面的油；
⑦吃肉丝比吃肉片、肉排、红烧肉好；
⑧吃带刺鱼比吃鱼块好，因为可以减缓进餐速度，增加饱腹感；
⑨吃带骨头肉比吃肉块好，既满足食欲要求，吃进的肉量又不大；
⑩吃鸡肉要去掉鸡皮及肥肉。
（4）改变烹调方法：
①吃氽、煮、蒸、拌、卤的菜比吃炒菜好，可以减少油的摄入；
②吃面条要多做菜；
③吃鱼吃清蒸鱼、酸菜鱼或炖鱼，炒菜多放调料少放油。

老年心脑血管疾病患者该如何吃

心脑血管疾病是严重危及人生命、健康的顽症，它与饮食之间存在着密切的联系，可以说，饮食结构的合理与否在很大程度上影响着患心脑血管疾病的概率。因此，中老年心脑血管疾病人应把合理控制饮食作为稳定病情和辅助药物治疗的重要手段，在日常饮食中要做到"三少"和"三多"。

1. 三少

（1）少食：就是限制进食的数量和种类。心脑血管疾病患者多半体重超重，因此应有意识地控制每日热量摄取量，减轻体重。建议每次进食不宜过饱，以免加重胃肠负担，引发心脑血管疾病，此外还应少食辛辣刺激性食物及过凉过热的食物，以减轻胃肠刺激。

（2）少脂：就是尽量少食用高脂肪和高胆固醇食物，如油类、肥肉类食品、动物内脏等。过多的脂肪会造成肥胖、高血脂，长期高血脂是引起动脉硬化的主要因素，因此，要控制脂肪的摄入量。胆固醇含量多少直接影响人体健康，过高会发生冠心病、脂肪肝、高脂血症等病，应适当加以控制。在饮食方面，应避免动物性食品，少吃肥肉、奶油、黄油等脂肪类食物，少吃动物肝脏、脑、鱼子、墨斗鱼等含胆固醇高的食物。

（3）少盐：吃盐过多，会导致水潴留，增加血容量，加重心脏负担，对预防心脑血管疾病不利，因此每日食盐量最好不要超过6克。

2. 三多

（1）多补充膳食纤维素：膳食纤维素是一种不能被人体消化、吸收的物质，但它能促进胆酸从粪便中排出，减少胆固醇在体内生成，有利于冠心病的防治。纤维素主要存在于蔬菜中，以竹笋、梅干菜、芹菜、韭菜为代表，粮食作物中以黄豆、燕麦含量较多。国内认为，每天应吃15～30克纤维素，才能满足需要。据国外报道，如每天摄入26克纤维素，就可降低女性患心脑血管疾病的危险，同时心肌梗死的危险也相对降低。

（2）多补充维生素：丰富的维生素有助于心脏健康。如维生素C能改善冠状动脉的血液循环，保护血管内皮细胞的完整性，还能促进胆固醇生成胆酸，从而降低血中有害的胆固醇。维生素E具有很强的抗氧化作用，能阻止不饱和脂肪酸发生过氧化，保护心肌，预防血栓。烟酸能扩张末梢血管，防止血栓形成，还能降低血中胆固醇含量。绿叶蔬菜中富含维生素C，肉类、谷物、花生、酵母中富含烟酸，油脂、豆类、蔬菜中富含维生素E。

（3）多补充微量元素：微量元素数量不多，但作用很大，心脑血管疾病人群同样离不开。硒能保护心脏，防止病毒感染，是心脏的守护神。铬能强化胰岛细胞，预防糖尿病，还能抑制胆固醇吸收，从而减缓或阻止冠心病的发生、发展。此外，钙、镁、钾、碘等矿物元素也对保护心脏有益。

老年痛风患者的饮食要注意什么

临床很多现象都表明，不当的饮食会使痛风病复发，因此，中老年痛风患者要保证科学健康的饮食习惯。

1. 中老年痛风患者不宜吃的食物

（1）酸性食物：酸性食物不能吃的原因在于痛风病人体内的尿酸多，进食酸性食物会产生更多的尿酸，导致尿酸的浓度增加，发作急性痛风。

（2）含有嘌呤成分比较丰富的食物：丰富的嘌呤食物会导致痛风病患者体内的嘌呤代谢出现紊乱，特别是痛风发作期容易发生复发表现。高嘌呤食物主要包括：胰脏、凤尾鱼、沙丁鱼、牛肝、牛肾、动物脑、肉汁、猪大肠、猪肚。

（3）刺激性较强的食物：痛风诊疗基地专家分析说，刺激性食物虽然并非高嘌呤食物，但是痛风病患者进食或者接触以后会抑制体内的尿酸代谢，不能正常排尿酸，这样就会诱发痛风病，其中效果较为明显的就是酒精、咖啡、浓茶等食物。

2. 中老年痛风患者宜吃的食物

（1）高钾食物：如香蕉、西兰花、西芹等。钾可减少尿酸沉淀，有助于将尿酸排出体外。

（2）行气活血、疏筋活络的食物：如可用桑寄生（一人分量为5克）煲糖水，但不要放鸡蛋，可加莲子。

（3）固肾的食物：中医学认为，固肾的食物有助排泄尿酸，平日可按六味地黄（熟地黄、山茱萸、山药、泽泻、牡丹皮、茯苓）配方煎水饮用，以收滋阴补肾功效。

（4）苹果醋加蜜糖：苹果醋含有果胶、维生素、矿物质（磷和钾）及酵素。苹果醋的酸性成分具有杀菌功效，有助排除关节、血管及器官的毒素。经常饮用，能调节血压、通血管、降胆固醇，也有助治疗关节炎及痛风症。饭后可将一茶匙苹果醋及一茶匙蜜糖加入半杯温水内，调匀饮用。

老年脑出血患者应该如何吃

脑出血指非外伤性的原发于脑实质内的出血。它往往具有起病急骤、病情凶险、死亡率极高的显著特点，是急性脑血管病中最严重的一种，为目前中老年人致死性疾病之一。预防脑出血首先要防治高血压，在饮食中应保证蛋白质和维生素C的摄入，以增强血管的柔韧性。

预防脑出血，人们在平时的饮食中不仅要清淡少盐、低糖、低脂，还要多吃富含维生素K的食物，如金花菜、菠菜、西红柿、卷心菜、胡萝卜、黄豆、动物肝及鱼、蛋类等。

脑出血者要控制脂肪、蛋白质的摄入量，多吃豆油、茶油、芝麻油、花生油等植物油，以促进胆固醇排泄及转化为胆汁酸，从而有效降低血中胆固醇含量，推迟和减轻动脉硬化。

患者还要注意补充适量的蛋白质，常吃些蛋清、瘦肉、鱼类和各种豆类及豆制品，以供给身体所需要的氨基酸；牛奶则能抑制体内胆固醇的合成，降低血脂及胆固醇的含量；多吃蔬菜、水果，新鲜蔬菜和水果中含维生素C、钾、镁等，维生素C可降低胆固醇，增强血管的致密性，防止出血，钾、镁对血管有保护作用；控制食盐量，适当补碘，每日食盐在6克以下为宜，食盐中含有大量钠离子，过多食盐会增加血容量和心脏负担，增加血液黏稠度，从而使血压升高，可能导致脑出血的复发；多吃海带、紫菜、虾米等含碘丰富的食物，可减少胆固醇在动脉壁沉积，防止动脉硬化的发生。

少吃动物脂肪高、胆固醇高的食物，如猪油、牛油、奶油、蛋黄、鱼子、动物内脏、肥肉等。这些食物中包含有大量的饱和脂肪酸，会使血中胆固醇浓度明显升高，促进动脉硬化；忌吃酒、浓茶、咖啡及姜、蒜等调味品，它们都具有极强的刺激性，容易刺激神经系统的兴奋。

中老年癌症患者应该如何调配饮食

正确运用食疗，不仅能为身体提供必需的营养，还能遏制癌细胞生长，给生命带来希望。中老年癌症患者在饮食上应该遵循以下几点：

1. 定时定量、少食多餐

癌症病人普遍食欲不佳，所以饮食应注意增加花样，保证色香味俱全、清淡可口，这样有利于提高食欲。定时定量，少食多餐，食物易于消化，有利于胃肠道功能恢复。部分病人味觉异常，食欲很差，可进食少量腐乳、辣酱之类以增强食欲，也可适当服些健脾和胃的中药及助消化药。

2. 宜高蛋白、低脂肪饮食

注意增加鸡、鱼、蛋、奶、瘦肉、豆制品等优质蛋白的摄入。蛋白质种类的多样化，能充分发挥蛋白质的互补作用，提高营养价值。为了满足病体的需要，蛋白质供给量应为正常量的1.5倍，肥肉等油腻食物可适量摄取。

3. 多食新鲜蔬菜和水果

许多新鲜水果和蔬菜不仅含有丰富的维生素、纤维素、微量元素，还有一定的抗癌作用。如胡萝卜、白菜、青椒、菠菜、香菜、花菜、韭菜、芦笋、蘑菇、香菇、银耳、木耳、柑橘、草莓、番茄、海参、紫菜、芹菜、薏米、山楂、苹果、大枣、甘薯、无花果、猕猴桃、菠萝、蜂蜜等。

4. 增加微量元素的摄入

可以一些干果类为零食，如核桃、蚕豆、瓜子、花生、杏干等，因为其中含有多种微量元素，于抗癌有益。

5. 保障纤维素的摄入

纤维素虽无直接营养价值，但对维护人体健康是不可缺少的。食物富含的纤维素，能够保持大便通畅，可增加癌细胞分泌的毒素及代谢产物排泄。所以，病人应增加富含纤维素食物的摄入，每天应有一次大便。便秘者可进食花生、核桃、芝麻、蜂蜜之类的食品。

6. 尽量减少糖类食品的摄入

研究表明，癌细胞的能量主要来源于糖，癌细胞对糖的摄取能力是正常细胞的10~20倍。大量食用糖类食品，无疑会加速癌细胞的生长，促进病情发展，所以应减少糖类摄入。但不是禁用，因为糖也是人体必需的营养物质。

7. 食物不宜过分精细

精米、精面系精加工食品，所含维生素损失严重且纤维含量低，于健康不利。玉米、小米、豆类可补其不足。粗细混食，平衡宜人。病人饮食也不宜过分追求奇、稀、贵、缺之物，因为"食无定味，适口者珍"。

8. 采用科学的烹饪方法

病人饮食的烹饪方法以蒸、煮、烩、炒、汤为主，调味应低盐清淡，不食霉变食物。热证忌姜、葱、蒜、辣椒等热性、刺激性食物，寒证忌寒凉冰冻食物。对于证性不明者，安全可靠的办法是大寒大热的食品不食，或以食之舒适为宜。

第二章 中老年人的饮食营养：吃出健康的"长寿之星"

中老年胃炎患者如何食疗养胃

胃炎俗称"老胃病"，与饮食习惯有密切的关系，摄入过咸、过酸、过粗的食物，反复刺激胃黏膜，还有不合理的饮食习惯、饮食不规律、暴饮暴食等都可导致胃炎。

中老年人食用过冷、过热食品、浓茶、咖啡、烈酒、刺激性调味品、粗糙食物等都可能导致胃炎的产生。预防急性胃炎应戒烟限酒，生活应有规律，避免进食刺激性、粗糙、过冷、过热食物和暴饮暴食，注意饮食卫生，不吃腐烂、变质、污染食物。饮食中可多吃卷心菜，其中的维生素U具有健脾功效，起到预防胃炎的作用；山药能促进消化，增强胃动力；玫瑰花茶可缓解胃部不适，能够预防胃炎的产生。

胃炎患者要多吃高蛋白食物及高维生素食物，可防止贫血和营养不良，如瘦肉、鸡、鱼和肝、肾等内脏以及绿叶蔬菜、西红柿、茄子、红枣等。

注意食物酸碱平衡，当胃酸分泌过多时，可喝牛奶、豆浆，吃馒头或面包以中和胃酸；当胃酸分泌减少时，可用浓缩的肉汤、鸡汤、带酸味的水果或果汁，以刺激胃液的分泌，帮助消化，急性胃炎患者宜吃有清胃热作用的清淡食品，如菊花糖、马齿苋等，慢性胃炎患者宜喝牛奶、豆浆等。胃酸少者可多吃肉汤、山楂、水果等，少吃花生米。

中老年肝炎患者的饮食要注意什么

肝炎引起的机体免疫反应主要是由T细胞介导的，同时也有其他免疫活性细胞的协同作用。免疫功能正常者，机体对感染病毒的肝细胞发生一过性的免疫反应，随着病毒被清除，疾病痊愈；婴幼儿和免疫能力低下的患者，由于机体的免疫功能不能识别病毒（敌人），并对病毒抗原发生反应（消灭敌人），免疫功能与外来的HBV和平共处，因此成为乙型肝炎病毒携带者。

要预防肝炎，中老年人首先要注意饮食及饮水卫生，不抽烟、喝酒，少吃臭豆腐、豆豉等发酵食物，少吃油腻食物，多吃新鲜水果和蔬菜，可以有效维护肝脏的健康，有效抵御住肝炎袭击。

饮食调养肝炎的目的在于减轻肝脏负担，促进肝组织和肝细胞的修复，同时可纠正营养不良的症状，预防肝性脑病的发生。但饮食调养的时候也要注意营养的适量摄入，防止能量不足和能量过剩，尤其是能量过剩可能加重肝脏负担，容易引发脂肪肝、糖尿病和肥胖等疾病。

病毒性肝炎患者应多进食高维生素食物如新鲜蔬菜、水果等，尽量选择低脂肪饮食，注意适当进食蛋白质食物如鸡蛋、豆浆等与糖类，但不可过分强调三高一低，不然反而对恢复不利（有的人容易发生脂肪肝）。

肝炎患者绝对禁酒，忌食辛辣刺激性食物，生冷、油腻、腥膻、咸寒之物也应禁忌。蛋黄内含脂肪和胆固醇，于病不利，尽量不吃。

中老年肠炎患者如何食疗

肠炎是一种慢性炎症，治愈起来比较困难。针对这种病症，还是运用食疗最为妥当，《本草纲目》中记载了不少关于肠炎的食疗方，患有肠炎的中老年人不妨试试这些食疗方：

（1）粳米淘洗干净，用冷水浸泡半小时，捞出，沥干水分。土豆削皮洗净，切成碎丁。猪瘦肉洗净，切成末，葱、姜洗净切末。炒锅烧热，加入油，放入葱末、姜末略炸，随后将猪瘦肉末放入锅猛炒，待肉变色时，盛起备用。锅中加入约1000毫升冷水，放入粳米，先用旺火烧沸，再加入土豆丁、猪瘦肉末、盐，改用小火熬煮成粥，最后加味精调味即可。

（2）冬瓜去皮切块，姜、葱洗净切块。先把冬瓜焯一下，放进冷水中漂洗。锅中放油烧至五成热，放入姜、葱炒香，倒入清汤烧开，捞出姜葱不用，把冬瓜放入，再加精盐、味精、胡椒粉，用中火加热烧至冬瓜入味，把冬瓜捞出沥干水分后装在盘中，锅内余汁用湿淀粉勾薄芡，淋入香油，浇在冬瓜上。

（3）红薯300克，大米200克，金银花20克，生姜2片。红薯切成小块或研成细粉，加入金银花、生姜，按常法煮饭、煮粥均可。每日3餐均吃，要坚持长期吃。

（4）芡实、百合各60克，放入米粥内同煮成芡实百合粥。

（5）将胡萝卜洗净，刮掉外皮，擦成细丝，放入沸水中煮1分钟，捞出，用榨汁机打碎。苹果去皮核，切碎。将胡萝卜、苹果一同放锅里，加水适量，文火煮烂后盛出，加入蜂蜜拌匀，即可食用。

中老年肾病患者的养肾佳品有哪些

肾气，是指肾精所化之气，对人体的生命活动尤为重要。若肾气不足，不仅易早衰损寿，而且还会发生各种病症，对健康极为不利。随着年龄的增长，身体很多器官会逐渐衰老。肾功能也会随着年龄的增加而出现各种疾病。

吃的食物越黑越健康，对于补肾尤其重要。中医理论也认为黑色食物滋养肾脏。黑色食物一般含有丰富的微量元素和维生素，如我们平时说的"黑五类"，包括黑米、黑豆、黑芝麻、黑枣、黑荞麦，就是最典型的代表。

"黑五类"个个都是养肾的"好手"。这五种食物一起熬粥，更是难得的养肾佳品。

1. 黑米

也被称为"黑珍珠"，含有丰富的蛋白质、氨基酸以及铁、钙、锰、锌等微量元素，有开胃益中、滑涩补精、健脾暖肝、疏筋活血等功效，其维生素 B_1 和铁的含量是普通大米的 7 倍。冬季食用对补充人体微量元素大有帮助，用它煮八宝粥时不要放糖。

2. 黑荞麦

可药用，具有消食、化积滞、止汗之功效。除富含油酸、亚油酸外，还含叶绿素、卢丁以及烟酸，有降低体内胆固醇、降血脂和血压、保护血管功能的作用。它在人体内形成血糖的峰值比较延后，适宜糖尿病人、代谢综合征病人食用。

3. 黑枣

有"营养仓库"之称的黑枣性温味甘，有补中益气、补肾养胃补血的功能，含有蛋白质、糖类、有机酸、维生素和磷、钙、铁等营养成分。

4. 黑豆

黑豆被古人誉为"肾之谷"。黑豆味甘性平，不仅形状像肾，还有补肾强身、活血利水、解毒、润肤的功效，特别适合肾虚患者。黑豆还含有核黄素、黑色素，对防老抗衰、增强活力、美容养颜有帮助。

5. 黑芝麻

黑芝麻性平味甘，有补肝肾、润五脏的作用，对因肝肾精血不足引起的眩晕、白发、脱发、腰膝酸软、肠燥便秘等有较好的食疗保健作用。它富含对人体有益的不饱和脂肪酸，其维生素 E 含量为植物食品之冠，可清除体内自由基，抗氧化效果显著。对延缓衰老、治疗消化不良都有一定的作用。

此外，李子、乌鸡、乌梅、紫菜、板栗、海参、香菇、海带、黑葡萄等，都是营养丰富的食物。肾不好的中老年人，可以每周吃一次葱烧海参。将黑木耳和香菇配合在一起炒，或炖肉时放点儿板栗，也是补肾的好方法。

老年前列腺肥大患者的饮食注意事项有哪些

前列腺肥大又称前列腺良性肥大或前列腺增生，是老年人常见的疾病之一。病发初期常发生尿频，夜间更显著，严重时出现排尿困难症状。

针对前列腺肥大患者，饮食上要多食用栗子、干贝、草莓、胡桃等食物，能缓解尿频、夜间尿失禁等症。注意补充具有补肾助阳和利尿作用的食物，如鹿肉、羊肉、虾、冬瓜、赤豆、银耳等食物。限制高脂肪饮食，以避免诱发老年人的心血管疾病。忌烟酒、辛辣、酸、凉等刺激性食物，能有效地减少前列腺的充血与肿胀，有助于排尿通畅。

下面推荐两款饮食给中老年前列腺肥大患者：

1. 黄酒糯米饼

材料：黄酒、糯米粉适量。

做法：糯米粉用温水和成面团，按常法烙饼，临睡之前以黄酒送服，连吃数日。

功效：补中益气，主治前列腺增生、尿频。

2. 葵菜葱白粥

材料：葵菜500克，葱白1把（去须，切细），粳米100克，浓豉汁适量。

做法：葵菜择其叶及嫩心，切细，加水煮5～10分钟，取其浓汁，然后下米及葱白煮熟，加入少许浓豉汁为粥，每天空腹食用，分3次食。

功效：此方可温肾祛湿。

阿尔茨海默病患者应该如何吃

阿尔茨海默病与脑萎缩密切相关。人到老年，全身各系统器官都有不同程度的退化性萎缩改变，大脑尤其明显。80岁老人脑重与青壮年相比可减少6.6%～11%。阿尔茨海默病患者的临床表现主要有：最初多从健忘开始，严重的记忆力减退是其主要症状，如迷路、不认识家人、不能进行简单计算等智力下降现象。然后出现精神症状和性格改变，如自私、性情暴躁、吵吵闹闹、打骂别人、毁弃衣物等反常行为，最后发展到缄默、痴呆、生活不能自理，以致卧床不起。

针对阿尔茨海默病患者，要让他们多进食含维生素C、维生素E、胡萝卜素和富含微量元素硒的抗氧化食品，含维生素C较多的食物如柑橘、柚子、鲜枣、香瓜、绿花椰菜、草莓等，含维生素E较多的食品如麦芽制品、葵花籽油、甜杏仁等，含有胡萝卜素的食物如胡萝卜、甘蓝、菠菜等，含硒较多的食物如洋葱、卷心菜、海鲜等。又如鲜豌豆、豇豆、紫苜蓿嫩芽内，都含有较多的过氧化物酶，也能对抗自由基。此外，一些发酵食物如发面馍、酿造醋中均含氧较多，也有益于延缓脑衰老。

阿尔茨海默病患者还要多进食能合成胆碱的食物，从而加强神经细胞功能，有益于阿尔茨海默病的防治，故宜多食豆制品。

人体缺铜可引起贫血、皮肤毛发异常（如白癜风）、骨质疏松，也可引起脑萎缩。故缺铜者宜适当补充含铜丰富的食物，如坚果类、叶菜类、甲壳类水产品。如病人胆固醇不高，也可进食动物肝、肾等肉食品。

多补充维生素B_{12}和叶酸，多吃豆类、奶类和蔬菜，增强免疫球蛋白生成率和抗病毒能力，避免对神经细胞的损伤，缓解病情。

忌甜食过量，因过量的甜食会降低食欲，损害胃口，从而减少对蛋白质

第二章 中老年人的饮食营养：吃出健康的"长寿之星"

和多种维生素的摄入，进而导致机体营养不良，影响大脑细胞的营养与生存；忌食含铝食品，比如油条等加铝的膨化食品；忌嗜酒，少量的乙醇利于阿尔茨海默病的防治，但嗜酒就极大损害了身体，加快脑萎缩。

阿尔茨海默病患者应该多吃以下几种食物：

（1）核桃：含丰富的不饱和脂肪酸——亚油酸，吸收后成为脑细胞组成物质。

（2）芝麻：补肾益脑，养阴润燥，对肝肾精气不足、肠燥便秘者最宜。

（3）莲子：养心安神，益智健脑，补脾健胃，益肾固精。

（4）花生：常食可延缓脑功能衰退，抑制血小板凝聚，防止血栓形成，降低胆固醇，预防动脉硬化。

（5）大枣：养血安神，补养心脾，对气血两虚的痴呆病人较为适宜。

（6）桑葚：补肾益肝，养心健脾，对肝肾亏损、心脾两虚的痴呆病人尤为适宜。

（7）松子：补肾益肝，滋阴润肺，对肠燥便秘、干咳少痰的早期阿尔茨海默病患者尤为适宜。

（8）山楂：活血化瘀，富含维生素 C，适于早期阿尔茨海默病和高血脂、糖尿病、痰浊充塞、气滞血瘀患者。

（9）鱼：痴呆病人脑部的 DHA 不饱和脂肪酸水平偏低，而鱼肉中这种脂肪酸含量较高。

此外，桂圆、荔枝、葡萄、木耳、山药、蘑菇、海参等，对阿尔茨海默病患者均有益。

第三章
老年人的运动锻炼：
科学锻炼，延年益寿

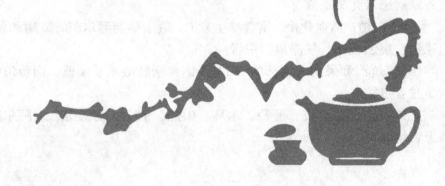

随着年龄增长，老年人不仅心肺功能降低，而且运动器官也逐渐衰退，如肌肉萎缩、兴奋性降低、速度减慢、骨质松脆等。另外，老年人的听觉、视觉、触觉、平衡器官功能也逐渐减退，反应缓慢，灵敏度低，协调性差，这些都是衰老的表现。如果老年人根据这些生理变化特点，制订科学的运动锻炼方案，就会使这些生理变化变缓，延缓衰老，维护健康。

第三章　老年人的运动锻炼：科学锻炼，延年益寿

第一节
老年人的运动原则

老年人在运动时要遵循哪几个原则

运动锻炼可以强身健体、防病祛病、延缓衰老，但是，如果老年人运动方法不当，不仅达不到上述目的，反而会损伤身体，影响健康。因此，老年人进行运动锻炼时，必须遵循下列原则：

（1）应重点选择有助于心血管健康的体育运动，如慢跑、散步、骑车、游泳等。有条件的老年人每周应进行3～5次体育锻炼，每次30～60分钟不同类型的运动，强度从温和至稍剧烈，年龄较大或体能较差的老年人每次20～30分钟亦可。

（2）需重视重量训练。以前的观点是老年人不适宜从事重量训练，其实重量训练对减缓骨质流失、防止肌肉萎缩、维持各器官的正常功能均能起到积极作用。当然，老年人应选择轻量安全的重量训练，如举小沙袋、握小杠铃、拉轻型弹簧带等，而且每次锻炼时间不要过长。

（3）注意维持体能运动的"平衡"。应包括肌肉伸展、重量训练、弹性训练及心血管运动等多方面的运动，至于如何搭配，要视个人各方面锻炼而定。

（4）高龄老年人和体质衰弱者也应参加适量的体育运动。因为久坐或久卧不动即意味着老化还将加速。因此，应选择那些不良反应较小的运动，如慢走代替跑步或做健身操等。

（5）关注与锻炼相关的心理因素。由于体质较弱、体能较差、意志力减弱或伤病困扰等，不少老年人在锻炼时往往会产生一些负面情绪，如急躁、

怕苦、怕出洋相等，使锻炼不能起到预期的健身效果，或半途而废。因此，指导者要关注他们可能出现的一些负面情绪，并加以调节。

运动对老年人的身体有哪些影响

运动对老年人是有益的。虽然运动并不能完全减慢老化过程，但却可以减低因缺乏运动而导致的各种疾病的概率，如高血压、中风、冠心病、慢性肺部疾病、肾病、骨质疏松症和精神抑郁等。事实上，医学界已发现有一半所谓的老化过程其实是因缺乏运动所致。至于运动对老年人身体有什么影响，我们可以从对器官的影响说起。

1. 心脏

适量的运动可增加冠状动脉的血流量，加速红细胞的循环，增加血中的高密度脂蛋白含量。因而减少动脉粥样硬化的危机，最重要的是增加体内血液中氧的传送。

2. 肺

运动可增加肺活量，也可增强呼吸系统的肌肉功能，增加肺泡的换气功能，从而改善心肺功能，增加血氧含量。以实际的例子来解释，如心肺功能良好，上楼梯或斜坡时就不会那么容易喘气和疲累，连走路也会变得轻快。

3. 对消化系统的影响

经常参加体育锻炼，可以加强消化系统的功能，使胃肠道蠕动加强，改善血液循环，增加消化液的分泌，加速营养物质的吸收，体育锻炼还能改善和提高肝脏的功能。

4. 骨骼、肌肉系统

有医学研究显示，运动可以增加肌肉内血氧含量，从而提高肌纤维的弹性，减少骨质疏松症的危险，并能维持肌肉的体积和活动能力。因此，经常运动可以刺激骨骼和肌肉，减慢退化现象，从而降低患上骨折、腰酸背痛和肌肉萎缩等病症的概率。

老年人应怎样制订健身计划

随着时代的发展，人们的健身意识也开始逐步加强，甚至掀起了全民健身的热潮。那么，老年人应制订什么样的健身计划呢？有研究表明：就提高最大吸氧量而言，每周训练3次与每周训练5次的效果相同。但每周锻炼的次数少于2次，常不能引起静脉氧含量的改变。一般来说，老年人每周锻炼的内容是：

（1）20分钟增氧健身运动。心跳保持平稳（心跳次数在60～70次/分）。

最佳方式是轻松地散步,既能促进氧气吸收,又不易受伤。

(2)20分钟力量训练。从力量训练项目中任选2项,每项做12~15下。如果以前从未练过举重,或很长时间未举重,那么最好先征得医生和教练的同意再做。练习举重最好在健身器上进行,徒手举重容易受伤。健身器最好具备训练背部肌肉的功能。

(3)5~10分钟伸展运动。

(4)10分钟循环训练。

注意,运动健身贵在坚持,建议老年人要有规律地参加体育活动,每天的运动时间和每周的运动天数要保持相对稳定,不要随意改变运动习惯,更不要盲目增加运动强度和运动时间。老年人在按照计划运动的时候,还应做一下记录,检测自己的心率、睡眠情况等。

老年人要养成的良好运动习惯有哪些

老年人养成良好的运动习惯,不但可促进新陈代谢,还有利于身体健康,良好的运动习惯包括以下几种:

(1)运动的习惯性、持续性及可行性。选择自己喜欢且可以长久坚持的低冲击性运动项目,包括太极、慢跑、快走等,而且要注意安全,不能逞强,适可而止。

(2)最好参加一个运动团体,大家一起进行一些专业、标准的运动,互相关怀和鼓励,可以达到运动交友的目的,并将运动融入生活当中。

(3)运动时间应固定,不宜频繁更换运动时间。

(4)运动避免空腹。

(5)运动前后要喝水。

(6)运动前后要热身。

(7)运动时循序渐进,不追求运动速度。

(8)运动时注意保暖,穿着合体。

老年人怎样科学安排运动量

在我国,有少数老年人虽然已长寿但不健康,往往患有多种疾病和残疾,日常生活活动能力差,生活质量不高。为响应世界卫生组织(WHO)"健康老龄化"的号召,老年人应做好健身运动,这是实现老年人健康的主要途径之一,也对提高全民的身体素质、健康水平和生活质量有重要作用。

老年人健身运动,必须掌握适宜的运动强度,进行科学的运动处方指导下的体育锻炼。所谓运动处方,其完整概念可以概括为:根据医学检查资料,按其健康、体力以及心血管功能状况,结合生活环境条件和运动爱好等个人

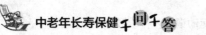

特点，用处方的形式规定适当的运动种类、时间和频率，并应指出运动中的注意事项，以便有计划地进行经常性锻炼，达到健身或治病的目的。科学安排运动量，可以依据以下两点：

（1）运动总体要求：低负重、低对抗性，舒缓且安静。

（2）运动时间频率：对老年人来说，坚持每周3～5次，每次的时间不超过1小时，不能造成身体的过度疲劳，长期坚持1～2个项目的锻炼。

老年人怎样控制运动强度

为避免运动损伤，老年人在运动锻炼时要进行自我监测。自我监测就是指在运动过程中，经常对健康状况进行观察、记录和评价。自我监测的内容有以下两个方面：

（1）主观感觉：一般包括运动前、中、后的各种感觉，食欲，睡眠，运动欲望，排汗量，有无疲乏感、心悸、气短、头痛、腰腿痛等。如老年人锻炼后精力充沛、心情愉快、睡眠及食欲好，无心悸、气短，虽有疲劳感，经休息后就恢复正常，说明运动量比较合适；如果老年人锻炼后感到非常疲劳，吃不下，睡不好，经休息后仍感到周身无力，甚至对锻炼产生厌倦感，说明运动量过大，应及时予以调整，减至合适的运动量。

（2）客观检查：包括测量脉搏、呼吸、体重等。一般以脉搏的变化来衡量运动量的大小，并把运动后的脉搏变化作为一种确定运动量的指标。一般来说，老年人运动后脉搏数较运动前增加60%～65%，保持在110～120次/分较为适合。如运动中出现脉搏跳动过快或出现脉搏减慢或变得不规则时，应立即停止锻炼，必要时去医院进行检查。同时，还应观察停止锻炼以后心率（或脉搏）恢复到运动前水平所需要的时间。一般健康的老年人运动停止后3～10分钟脉搏应恢复正常，如果不能恢复，说明运动量过大，应适当调整。运动中呼吸稍快一点儿是正常的，一般每分钟的次数不应超过24次。每周测体重1～2次，最好在同一时间进行，一般刚开始锻炼的人，3～4周后体重会逐渐下降，这是由于新陈代谢增强，脂肪减少的缘故，然后体重就会保持在一定的水平；如果体重持续下降，可能是运动量过大或有其他原因，应注意查明。

老年人如果在锻炼一段时间后，不仅不觉得轻松愉快、精力充沛，反而感到困乏越来越重，甚至产生酸痛感，这就说明运动量过大，应适当调整。

老年人晨练好还是暮练好

近些年来，在城市中，不仅进行晨练的老年人持续增多，暮练的老年人也越来越多。那么，究竟是晨练好还是暮练好呢？

其实，晨练、暮练各有优劣势，老年人应根据自己所居住的环境来选择：

1. 晨练的优势

（1）中医讲，动为阳，静为阴，所以古人提倡晚上宜"静养养阴"，早上则宜运动锻炼，晨练助阳，宜动不宜静。

（2）早上锻炼，有利于神经的兴奋，促进新陈代谢，改善或避免抑郁症状。早晨锻炼的效率最高，对身体和体内器官非常有益，被称为"活力之源"。晨练能使一天精力充沛，心情愉悦，思维敏捷。

2. 晨练的劣势

（1）早晨的空气质量其实是最差的，植物经过一夜的呼吸产出大量的二氧化碳，并不是空气质量最好的时候。一天中空气质量最差的是早晨7点钟，这时空气中积蓄的水汽多、污染物浓度高。出现大雾时更要预防呼吸道疾病，减少清晨户外活动。雾气往往会把空气里的杂质，甚至一些细菌和致病性的微生物吸着到人的身上。

（2）临床医学研究发现，因为早晨冠状动脉张力高，交感神经兴奋性比较高，早晨起床后的几小时更是心脏病发作的高峰，尤其上午9点心脏病发作的概率比下午1点要高出3倍。无痛性心肌缺血、心绞痛、急性心肌梗死发作以及猝死发病也多在早晨6点至中午12点发作。故晨练对冠心病、高血压病人十分不利，而这些疾病的患者多集中在老年人群。

（3）老年人由于身体机能出现老化现象，晨起后短时间内四肢肌肉还处于松弛状态，心跳和呼吸都很缓慢，身体代谢水平较低，肢体反应的敏感性和动作的灵活性，很难一下子提到较高的水平。这时进行锻炼，容易造成摔、碰、扭伤等。

（4）早晨是肝脏含糖最低的时候。如果清晨起床太早又未吃早点，老年人在这一时段进行锻炼，很容易低血糖，因而心律失常，甚至引发心源性休克，危及生命。

3. 暮练的优势

傍晚，植物进行了一整天光合作用后，释放出大量氧气，有利于人的呼吸。一天中不同时刻的空气负离子的浓度不同，有2个波峰，一个是早上8点半，一个是傍晚6点25分。

4. 暮练的劣势

（1）晚上室外光线黑暗，而且越晚会越暗，老年人视力较弱，出门极易导致跌跤摔倒事故。如果独自锻炼，夜间如果出事也不易被发现。

（2）暮练对消化系统的影响：由于老年人脾胃较弱，胃排空较慢，吃

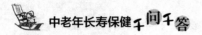

过晚饭较长时间都不宜从事各种活动量较大的锻炼。饭后运动容易导致胃病，曾经有过饭后锻炼导致胃穿孔的报道，所以要引起老年人的注意。

老年人四季运动锻炼守则是什么

"生命在于运动"，很多长寿老人都有一年四季每天运动锻炼的习惯，也许这些运动对于他们来说是一种生活，老年人四季运动锻炼守则如下：

1. 春季锻炼守则

春回大地，冰雪消融，万物复苏，阳气升发，老年人可在每天早、晚进行锻炼。锻炼前宜饮半杯温开水或枣汤。初春气温变化大，早晨仍寒，练前宜先做预备活动，不可脱去外衣。春季体肤腠理开始疏泄，御寒邪力弱，练后宜即穿衣，以防感冒。春天多雨地潮，锻炼宜择无淤泥、青苔水洼场地，以防滑倒。

2. 夏季锻炼守则

夏日艳阳炽热，地热蒸腾，万物繁茂，暑气盛积，故老年人宜在太阳升起时起床进行锻炼。锻炼前宜饮半杯淡盐开水。夏季易汗，运动不宜过于剧烈；睡眠不足或体乏时勿勉强锻炼，以防中暑。锻炼后不宜冷饮，可适饮淡盐开水或果汁，但也不宜一次过量猛饮。锻炼后汗湿宜用热毛巾擦干，不可贪凉对风直吹或冲冷水浴。

3. 秋季锻炼守则

秋季天高气爽，风燥雨少，万物成熟，阳气渐收，老年人可在每天早、晚锻炼。锻炼前宜先饮半杯开水。秋燥之气易伤肺，故练前宜擦鼻翼，适度做调气呼吸操以增强抵御力。秋天汗蒸发快，运动不可至大汗以免津液过泄虚损，练后及时补充水。秋季阴气渐长，锻炼后体热不可脱衣图凉，尤其"白露"时分不可露背。

4. 冬季锻炼守则

冬天寒潮侵袭，冰雪封冻，万物闭藏，阳潜阴盛，故老年人锻炼不宜过早。锻炼前宜饮半杯热茶或热汤，并在室内做好擦鼻翼和四肢预备活动。外出锻炼宜穿好外套，身体暖和后方减衣，但锻炼结束宜及时穿上。冬季寒风袭人，锻炼宜选避风处。遇酷寒、大风、浓雾或封雪天气宜室内锻炼，避免外出摔跤跌倒，发生意外。

老年人初期运动健身方案

以前没有运动习惯的老年人，不要开始就进入火热的运动状态中，由于身体条件限制，不适当的运动很容易造成肌肉拉伤或骨折。建议在健身计划前 2 个月坚持如下运动，为今后奠定扎实的运动基础。

1. 第 1 ~ 2 周运动健身方案

刚开始制订运动健身计划时，应选择轻松的运动方式，如有氧运动，选择健步走；然后做适度的牵拉练习，比如压腿，运动后应有舒适的疲劳感，疲劳感觉在第二次运动前基本消失。

运动方式：低等强度有氧运动、柔韧性练习。

运动强度：30% ~ 60%（靶心率 90 ~ 108 次/分钟）最大心率，轻度牵拉练习。

运动时间：每次有氧运动 10 ~ 20 分钟，牵拉一个部位练习，每次 2 ~ 3 分钟。

运动频度：每周运动 3 天。

2. 第 3 ~ 4 周运动健身方案

这一阶段的运动健身方案，主要是增加运动时间，包括有氧运动时间和柔韧性练习时间。

运动方式：低等强度有氧运动、柔韧性练习。

运动强度：30% ~ 60% 最大心率，轻度牵拉练习。

运动时间：每次有氧运动 20 ~ 30 分钟，更换牵拉部位练习，但只限一个部位，时间 3 ~ 5 分钟。

运动频度：每周运动 3 天。

3. 第 5 ~ 6 周运动健身方案

在这一阶段，继续增加运动时间，开始增加运动频度，有氧运动强度有所提高。

运动方式：低等强度有氧运动、柔韧性练习。

运动强度：30% ~ 60% 最大心率，轻度牵拉练习。

运动时间：每次有氧运动 25 ~ 35 分钟，2 个部位牵拉练习，时间 5 ~ 8 分钟。

运动频度：每周运动 3 ~ 4 天。

4. 第 7 ~ 8 周运动健身方案

在这一阶段，增加了力量练习内容，运动时间和运动强度继续增加。可以继续原来的有氧运动方式，也可以选择其他有氧运动方式，如爬山、远足、慢跑、游泳等。

运动方式：中等强度有氧运动、力量练习、柔韧性练习。

运动强度：有氧运动强度相当于 60% 最大心率，力量练习采用 60% 最

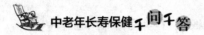

大负荷,每组重复4~6次,适度牵拉练习。

运动时间:每次有氧运动30~40分钟,2个部位牵拉练习,时间5~10分钟。

运动频度:每周运动3~4天。

老年人中期运动健身方案

老年朋友连续运动健身8周后,各器官系统已基本适应运动初期的运动负荷,身体机能和运动能力有所提高,可进入中期运动健身方案,继续增加运动强度和运动时间。中期运动健身可选择脚踏车、登山、跳舞、太极等。

1. 第1~3周

在这一阶段,中等强度有氧运动时间可以达到每周40~50分钟,使机体能够适应中等强度有氧运动。

方式:中等强度有氧运动、力量练习、柔韧性练习。

强度:有氧运动强度相当于46%~60%(靶心率90~118次/分)最大心率;力量练习采用60%最大负荷,每组重复6~8次;适度牵拉练习。

时间:每次运动30~40分钟,2~3种肌肉力量练习,各重复1~2组,进行5~10分钟牵拉练习。

频度:每周运动3~4天。

2. 第4~6周

在这一阶段,继续中等强度有氧运动,增加牵拉练习时间。

方式:中等强度有氧运动、力量练习、柔韧性练习。

强度:中等强度有氧运动相当于60%~65%最大心率,力量练习采用60%~70%最大负荷,每组重复8~12次;适度牵拉练习。

时间:每次有氧运动30~50分钟,4种肌肉力量练习,各重复1~2组,5~10分钟牵拉练习。

频度:每周运动3~5天。

3. 第7~8周

在这一阶段,运动健身方案内容基本固定,可穿插1~2次大强度有氧运动,为制订老年长期的健身方案做准备。

方式:中等强度有氧运动、力量练习、柔韧性练习。

强度:中等强度有氧运动相当于60%最大心率,力量练习采用60%最大负荷,每组重复8次;适度牵拉练习。

时间:每次有氧运动40~60分钟,5种肌肉力量练习,各重复2组,5~10分钟牵拉练习。

频度：每周运动 3 ~ 4 天，其中有 1 天进行大强度有氧运动。

老年人长期运动健身方案

当老年朋友的身体机能达到较高水平、养成良好运动习惯后，需要制订一个稳定的、适合自身特点的运动健身方案。老年人长期稳定的运动健身方案至少应包括：每周进行 60 分钟的中等强度有氧运动，或 10 分钟的大强度有氧运动；每周进行 2 ~ 3 次力量练习；每周进行不少于 2 次的牵拉练习。

方式：中等强度或大强度有氧运动、力量练习、柔韧性练习。

强度：中等强度有氧运动相当于 60% 最大心率，大强度有氧运动相当于 65% 最大心率；力量练习采用 60% 最大负荷，每组重复 8 次；各种牵拉练习。

时间：每次有氧运动 30 ~ 60 分钟，5 ~ 8 种肌肉力量练习，各重复 2 ~ 3 组，每次运动均进行 5 ~ 10 分钟牵拉练习。

频度：每周运动 5 天，大强度运动每周不超过 2 天。

第二节
老年人的最佳运动

老年人最好的运动是快走吗

不少中老人喜欢跑步或登山健身,可中老年人普遍骨质疏松,如果在跑步或者登山时摔倒,很容易导致骨折。因此,对于中老年人而言,最好的运动方式是快步走,简称快走。快走不仅仅是下肢运动,还要求增加上肢的动作,也就是上臂要摆动起来,从而使全身都得到运动。

《美国医药学会季刊》曾刊登哈佛大学公共卫生学院的研究报告指出,中老年女性较少参加激烈运动,但是只要每天快走30分钟,中风的概率可以降低30%,预防中风的效果与慢跑、打网球、骑自行车等较激烈的快节奏运动是相同的。

有研究报告指出,老年人多走路可提高机体代谢率,饭前饭后步行还能防治糖尿病。轻快地步行可以缓解神经紧张,收到镇静放松的效果,既有助于睡眠,也可以防治神经官能症、情绪抑郁等。高血压患者坚持慢步,舒张压可明显下降。缓慢步行,再配合深呼吸,能缓解头痛;散步时仰首望远,可防治颈椎病。坚持走路还能使心脏得到一定的锻炼,增强心肌功能,改善血液循环,同时促进胃液分泌,加快食物的消化和吸收。

八段锦可帮助老年人延缓衰老吗

八段锦是我国传统的医疗保健功法,因总共有八节动作故称"八段",又因其练功动作连贯有序,如锦缎般连绵滑利,遍布全身,故名"八段锦"。其特点是动作简单,易学易练,功效全面。经历代总结归纳,成为流传至今的七言歌诀：

双手托天理三焦，左右开弓似射雕；
调理脾胃单举手，五劳七伤往后瞧；
摇头摆尾去心火，两手攀足固肾腰；
攒拳怒目增气力，背后七颠百病消。

八段锦属于古代引导法的一种，是形体活动与呼吸运动相结合的健身法。其在原地立位或站成马步操练，以上肢和腰腹为主，能加强臂力和下肢肌力，发展胸部肌肉，因此可以舒展筋骨，疏通经络。如果在练习八段锦时配合呼吸练习，则可行气活血，周流营卫，更好地起到保健、防病治病的作用。老年人练习八段锦对防治脊柱后突和驼背等不良姿势有较好的效果，还能够提高关节、脊柱的柔韧性、灵活性，促进内脏功能，增强体质，延缓衰老。

需要注意的是，老年人在练习八段锦时，一定要姿势准确，动作到位，才能达到强身防病的目的。练功次数因人而异，年老体弱者量力而行，以舒适为度。

为什么说老年人多游泳可强健筋骨

游泳运动是男女老幼皆喜欢的一项运动，尤其是当炎热的酷夏来临的时候，去海边或是游泳馆畅快淋漓地游上几个来回，不仅锻炼身体，而且身心愉快。而中老年人为强身健体，也要积极参加游泳活动。

对老年人来说，游泳是一种最为合适的运动。因为水的浮力作用，使人在水中的重量只相当于自己体重的10%，因此老年人不需要用多大的力，就可以在水中运动。老年人游泳有下列作用：

1. 有助于全身的血液循环

游泳时人体基本处于水平状态，且上下肢同时用力，这样上下肢在血液分配上的差别相对较小，血液回流心脏较容易，能很好地调节全身血液循环。冷水刺激引起皮肤毛细血管反射性地收缩，使大量血液流向内脏和深层组织，然后随着肌肉活动的继续，毛细血管又反射性地扩张，大量血液又由内脏流回体表。这种皮肤血管收缩—舒张的"血管体操"，会大大增强血管壁的弹性，改善心血管系统功能。特别是对防治中老年动脉硬化、冠心病等疾病非常有益。此外，游泳时，水波对皮肤血管有拍打挤压的"按摩作用"，有利于静脉血回流，促进并加快血液循环，减轻心脏负担，给心肌输送营养，使心肌更发达、收缩更有力。

2. 增加呼吸深度并加强呼吸器官机能

由于水密度比空气密度大800多倍，游泳时水对胸廓的压力有12～15

千克，人在游泳时要承受很大的压力。呼吸肌因此要克服水的压力，使呼吸加紧，增加肺活量和胸围，从而增强对外来刺激的适应能力，减少疾病的发生。对老年人来说可以延缓呼吸器官机能的减退，有助预防和治疗慢性支气管炎。

3. 预防骨质疏松、骨关节病

人进入50岁以后，由于缺少运动，容易产生骨质疏松。老年人一半以上有骨关节病，尤其是骨关节炎、腰椎劳损等。而游泳可以使全身骨骼都处于积极的活动状态，促进血液中的钙进入骨头，从而预防骨质疏松。游泳还能促进关节腔分泌润滑液，减少活动时骨头之间的摩擦；润滑液又能给软骨提供营养，减缓其衰老。游泳可以让骨骼肌更加有弹性，从而更好地保护骨头，降低老年人骨折的风险。

4. 防治慢性病

人到中年后容易患某些疾病，如胃病、十二指肠溃疡、冠心病、高胆固醇血症、类风湿关节炎、骨质增生、支气管炎和肿瘤等。这些疾病的产生与人体的免疫功能下降有着密切的关系，而常年坚持游泳或冷水游泳（冬泳）是提高人体免疫力的有效方法之一。在室外游泳时，人体还能较多地接受阳光中紫外线的照射，增加体内红细胞和血红蛋白的含量，可以提高人体对不同气温和水温的适应能力，从而增强人体免疫力。近些年来，医学界把游泳作为一种医治慢性病的手段，用来治疗肺气肿、冠心病、高血压、失眠、健忘、抑郁症、神经衰弱等症，有显著成效。

游泳对人的新陈代谢、体温调节、心血管系统、呼吸系统都有积极的作用。特别是那些年龄较大，有关节痛，不便参加慢跑、登山等运动的老年人来说，游泳更是一个合适的强健筋骨项目。

常练太极拳对老年人身体有好处吗

太极拳十分强调动作要"一动无有不动"。太极拳在做动作时，要求全身凡是能动的部分，都要同时参加活动，不可偏废。以运动量而论，太极拳的运动量比游泳要小，但是，就其全身动作的和谐和细致上来说，太极拳与游泳相比，有过之而无不及。因此，太极拳具有全面锻炼的优点。

1. 有利于降压

太极拳动作柔和，姿势放松，毫不紧张用力。肌肉的放松能够反射地引起血管放松，促使血压下降。根据临床医生的观察，高血压病人打完一套简化太极拳后，收缩压会下降10～15毫米汞柱。

2. 能够防病治病，延年益寿

太极是以人脊柱为中心的平衡运动，这对于人体脊椎关节，是最好的保健运动。太极主张平心静气,气沉丹田,这对于中枢神经休憩,让自主神经解除人为的情志干扰,令其自身功能得到调节,故它又是人体,包括大脑的最佳调节剂。练习太极拳时,由于不占场地,古人有所谓拳打一席之地的说法,即室中也可练习。太极拳是一项比较容易坚持的活动项目。太极运动的宗旨,是只用先天之劲,不用后天之力,这是让人体各组织器官在无压抑的情况下得到舒展。

3. 养身又养心

打太极拳时用意念引导动作,思想集中,心境守静,有助于消除心神恍惚和对刺激反应过敏等症状。太极讲究意气神的动静配合,更结合人十二经气血运行规律而展开。如起势是揽雀尾的第一式,它要求人之意气神一致,随手太阴肺经起,出中府、云门,沿尺泽、太渊至少商,再接第二式经手阳明大肠回转……这种以经脉气血运行学的导引,皆是以"意到气到,气到神到"的和谐配合进行。这与中医的生理学一脉相承,故对于人之阴与阳合、气与血合、神与形合等功能调节,起到积极的引导作用。

4. 缓解慢性病

太极受各方重视,其意义与现实作用,都是有目共睹的,这对于老年人、工作者、慢性病患者、神经衰弱症患者、消化功能衰退患者等,都是最好的治疗或辅助治疗。

5. 增强老年人平衡能力

太极拳包含许多平衡性和协调性练习(例如左右分脚、下势独立等),属于平衡性动作。研究人员发现,70~90岁的老年人练习太极拳48周,其跌倒危险会降低25%。研究者表示,这种风险降低的程度在统计学上虽不具重大意义,但在日常生活中确实有其重要性。

此外,老年朋友要注意的是,体力较好的人,可打全套简化太极拳;体力较差的人可打半套,体弱和记忆力差的人,甚至只练个别动作,分节练习,不必连贯进行。

每天骑自行车可健脑抗衰吗

骑自行车运动的好处很多,可以帮助老年人预防多种疾病,是老年人长寿的方法之一。具体而言骑自行车有如下好处:

(1)人老始于足,骑自行车正好直接锻炼足部,增加双腿的弹跳力,延缓下肢关节、韧带的衰老进程,使您走路、上楼、爬山更加轻便、灵活、有力,进而改善血液循环,有助于身体各器官的协调一致。骑车时,肌肉收缩和放松的交替,能够使腿部肌肉的力量保持比实际年龄年轻10岁以上的水平。

（2）骑自行车高速行驶，要求人体有较强的平衡能力和精细的空间感觉。长期坚持骑自行车运动，能够提高机体感受器的稳定性。同时，由于中央视觉要注意前进方向上的一切变化，要观察两侧的各种情景，并随着实际情况的改变，回避来往行人和车辆，有时还要路经羊肠小径、坎坷路面或上坡、下坡，故骑自行车能提高大脑的判断和反应能力。还有，左、右脚的轮番蹬踏，牵动着相关的左、右脑神经，能促进大脑两半球功能的平衡提高，增强智力，预防阿尔茨海默病。

（3）用脚心部位接触自行车的脚踏板（脚心部位为涌泉穴，脚心蹬车可以起到按摩涌泉穴的作用）。双脚交替蹬车，左脚蹬车时，右脚不用力；右脚蹬车时，左脚不用力。一只脚带动自行车前进。每次一只脚蹬车30～50下，在顶风或上坡时锻炼，效果更佳。这种方法不仅可以更好地锻炼自己的脚力，而且对大脑和内脏也有良好的保健作用。

此外，心脏病、高血压、肥胖症经常远骑自行车，避免不了有时要上坡或逆风行驶，这对增强心肌收缩力、扩大肺活量、提高心肺功能和血管的舒缩功能也十分有益。

为什么跳扇子舞有益老年人身心健康

"扇子舞"是朝鲜族代表性的舞蹈，最早源于朝鲜族传统巫俗，后来发展成为一种表演性的舞蹈形式，距今已有三千多年的历史。如今，扇子舞已成为中老年喜闻乐见的锻炼方式。

如果把扇子舞作为健身项目，老年人多选择太极扇子舞，这种舞蹈是以太极拳、太极剑为根底，具有轻松柔和的特点，架势比较平稳舒展，动作要求不僵不拘，没有忽起忽落的明显变化和激烈的跳跃动作，比较适合中老年人学习和锻炼。如果有了一定太极基础，学习起来是很轻松的。太极扇子舞基本上是老年人一起参与，可以根据音乐自己编排动作，也可以根据太极拳的套路来编排，形式很多。

老年人跳太极扇子舞有以下几大好处：

（1）太极扇子舞可以增强心肺功能、促进血液循环，减少患高血压、糖尿病的概率；可增加关节的灵活度和柔软度，减少受伤的概率；可消耗热量，维持适当的体重。

（2）增强身体素质，对于患有腰椎间盘突出的中老年人，可以在很大程度上增加腰腹部的肌肉力量。因为速度很慢，还可以大幅度提高腿部肌肉的控制力量。

（3）中老年人骨质一般都很疏松，通过练太极扇子舞可降低患骨质疏松的概率。

（4）修身养性。练习者必须全神贯注、从容不迫、以柔克刚，是一种修身养性的体验，对失眠、忧郁、烦躁等也有一定疗效。

（5）太极扇子舞因为是团体舞，因此有助于老年人扩大社交生活圈，结交朋友。而结识了很多朋友后，也可以使性格变得开朗。

中华通络操对老年人有什么益处

中华通络操创编于20世纪90年代末期，经过十年多的推广及改进，现已是第三套，其借鉴吸收了中国传统的养生功法，如保健气功、太极拳、五禽戏、易筋经、八段锦等动作，结合意念、吐纳、导引、行气的特点，具有动作舒展、柔美、缓慢、连贯、圆活的特点，重在疏通经络，舒展筋骨，改善心脑血管的微循环，长期练习对预防心脑血管病也有一定的作用。中华通络操共有8节，动作的设计由简到繁，由易到难，既可单式练习，又可整套练习，更适合群体练习，中老年人可根据自己的身体状况选择。

老年人怎样使用霸王鞭

霸王鞭又名地洛子，是流传在隆化县章吉营村的民间歌舞，也是当地花会行当之一，在当地已流传150多年，目前已作为中老年的一种健身运动广为流传。

霸王鞭是用约1米长的空心竹或扁形木条，凿约10厘米长的4～5个孔，每孔内装两组铜钱，每组有2～3枚。具体使用方法是：右手持鞭，左手拍，拨鞭的两端，身随鞭移，舞蹈时用霸王鞭围绕身体的主要关节碰击发出的响声和由此引动上身的拧、摆和小腿的变化以及双脚的跳动，形成各式各样的舞姿和动作，舞动的过程中须击打或碰击地面、脚心、膝、胯、肩、肘、手掌部位。双肩前后摆动，左右扭腰送胯，双脚随节拍上下颤动，随着舞步的起落，霸王鞭发出有节奏的、清脆悦耳的响声。霸王鞭舞有上百种打法（套路），一个套路最少四拍，最多三十六拍，用唢呐、竹笛或三弦伴奏，舞蹈动作连贯自如，刚毅矫健，表现了女性形态的优美，形成独特的风格。舞蹈既刚毅矫健又婀娜多姿。舞蹈热情、开朗、豪放、潇洒，情绪高昂时，舞蹈随着音乐节奏变快，动作也更加奔放热烈。

老年人在使用霸王鞭锻炼时要注意以下两点：

（1）舞蹈动作中多有关节扭动的动作，可以促进老年朋友的肢体柔韧性，但初学者及年龄在60岁以上者肢体扭动动作宜从简，循序渐进，避免扭伤。

（2）霸王鞭敲打关节及肌肉具有疏筋活络的功效，在锻炼过程中能够加速血液循环，但敲打时力度要轻，因为老年人的骨质疏松、血瘀循环差，应尽量避免用力而造成瘀血及骨折。

为什么老年人要多练太极柔力球

1991年，山西的白榕副教授在日常的体育教学中尝试把太极拳的一些动作与网球、羽毛球的技术相结合，形成了一种太极式的球类运动——太极柔力球。1994年，太极柔力球运动通过了国家教委评审小组的评审和肯定。2000年被中国老年体协列为推广的新项目，分别在北京、山东、上海、天津、江西等地举办了培训班和教练员、裁判员学习班，使得太极柔力球在中老年人群中迅速流行起来。

太极柔力球具有柔、圆、退、整四大特点和迎、引、抛三大要素。小球无论是单人独跳，还是多人对接，始终不能落地。这就要求抛接、转体、旋转时，中老年人的腰身要柔软，腿脚要敏捷，手的力度和方位控制要恰当，做到以柔卸力、以柔克刚，努力保持平衡，这对锻炼中老年人的柔力最有效。再有，柔力球虽小，看起来好像不费力，但其实也是一项全身运动，对于中老年人健身具有很好的作用。

（1）中老年人练习太极柔力球，使用特制的老年柔力球拍系列可引入手部穴位的按摩和磁疗，在打球的同时起到保健的作用，对延缓衰老、修身养性有独到的功效。这种击球法对培养逆向的思维能力和神经对肌肉的控制能力有着良好的作用。

（2）练习太极柔力球几乎所有动作都是在转圈走弧、旋圆中完成，每一动作都要集中精力，由心意而眼神、到肢体完整一气，这样就减少了外界因素对大脑的干扰，使大脑得到良性休息，在练习中强调精神内守，心静体松，人脑得到抑制性保护，使老年朋友脾气更温和、乐观开朗，精神、体力、食欲和睡眠都较一般不参加锻炼的老人好。通过练习太极柔力球可防止中枢神经系统早衰和阿尔茨海默病。

（3）老年人胃肠黏膜变薄，胃肠道的腺体和绒毛逐渐萎缩，肌纤维萎缩而弹性降低，肝脏或胰腺重量减轻，其功能减退，易出现胃肠扩张、下垂，消化不良，便秘的现象。在练习太极柔力球时，要求"上虚下实中间灵""松腰活胯"，以腰为主宰带动全身，每一个动作都由腰腹转动运力而完成，这样就对内脏器官起到了按摩作用，促使胃蠕动和消化液的分泌，保证老年人有好的胃口，加强了消化能力，使人体所需的营养及能量可以得到及时补充，从而推迟人体衰老。

无极健身球可让老年人敲出好心情吗

无极健身球运动于1996年发源于河北石家庄，后来逐渐在全国普及开来，成为我国全民健身运动的推广项目之一。这种深受传统中医理论影响的健身运动以其操练简单、易学易练、舞姿优美、医疗健身效果显著的特点而深受中老年人喜爱，正如有人说的"无极健身球，我的好朋友，一旦球在手，终身乐悠悠"。一根细细的绳，连着小小的健身球，当音乐响起，小球上下翻飞，敲打身体各个部位，看起来轻松简单，好处还真不少。

（1）中医保健功效：借助健身球橡胶绳的弹性，可以起到手臂延长的效果，帮助拍打背后够不到的穴位，达到背部自我保健的作用，从而确保全身各处的穴位都可以击打到。这可促进血液循环，调节五脏六腑功能活动，改善和提高全身各器官系统的生理功能；可以锻炼神经系统的灵活性，改善神经系统功能；提高呼吸系统功能和改善心血管系统的功能；锻炼手脚灵活性、上下肢配合协调性，增强运动系统功能；调节脾胃，增进食欲，改善消化系统功能。

（2）操舞结合放松身心：健身球保健操是在健身球保健机制的基础上，把拍打人体保健穴位和舞蹈、体操结合在一起的新兴健身操舞。它运用节奏明快的伴奏音乐做指挥，将科学健身、养生保健、愉悦身心融为一体，使习练者达到放松身心、忘记烦恼、以球交友、焕发青春的目的。通过持之以恒地练习，对增进健康、延缓衰老大有好处，而且还具有减肥功效。许多中老年朋友逐渐发胖，脂肪堆积于腰、腹、髋和大腿部位，早晚坚持练习健身球操，击打正确的穴位以及脂肪堆积的部位，可以有效减肥。

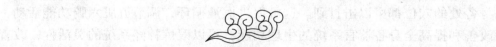

第三节
老年人的保健小动作

为什么老年人要学会呼吸健身

我们知道，人体所有的器官和细胞都需要充足的氧气，而氧气的获得就是靠呼吸。研究显示，处于慢呼吸态的人平均寿命要相对高于快呼吸态的人，性情温和的人呼吸节奏是缓慢而深沉的，这些人往往寿命较长。那么如何才能利用呼吸来改善老年人的亚健康状态呢？

老年人慢呼吸养生的方法是：在晚间睡觉时平躺，全身放松，闭目合嘴无杂念，以鼻轻轻地自由地吸气，接着用嘴慢慢地呼气。呼气时略带"小屏气"，像自行车内胎被缓缓放气似的。呼完气之后不要马上吸气，应紧接着稍稍屏气。这种"止息式"屏气时间约为吸气时间的1/2，然后再吸气。就这样"吸—呼—屏"循环，反复练习，直至不知不觉地入睡。早晨醒来，同样练习10分钟，坚持锻炼3个月，直至没有头昏脑闷的感觉。只要长期坚持，就会对健康有益。

在清晨或晚间，站在阳台或户外有植物的地方，将两手交叉在小腹前呈水平姿势，手掌向上，然后吸气，双手缓慢地向上垂举至下颌。手掌向下，交叉的双手重新慢慢放下，并用唇尖呼气，发"f"声10次。

经常规律练习呼吸，不仅有利于增加肺活量，促进血液循环，还有利于缓解压力，提高睡眠质量。

老年人伏案保健操怎么做

伏案保健操主要针对颈椎经常处于低头俯视状态，使颈后肌肉负荷过重而紧张、痉挛，头部僵直，下巴朝前，久而久之，肌肉过分疲倦、紧张，就会像老化的橡皮筋一样缺少弹性,从而出现颈部僵硬、疼痛等症状。老年人关节多有生理性的退行性改变,因此,中老年人活动颈部的体操应注意强度和运动量,动作不宜选择过多,活动时间也不宜过长,以避免意外情况的发生。如能长期坚持锻炼,对放松颈部肌肉、减缓颈椎的退行性改变、预防颈椎病是极有帮助的。活动颈部的具体方法有以下几种:

(1) 前俯后仰:做操前,先自然站立,双目平视,双脚略分开,与两肩平行,然后双手叉腰。动作时先抬头后仰,同时吸气,双眼望天,停留片刻;然后缓慢向前胸部低头,同时呼气,双眼看地。做此动作时,要闭口,使下颌尽量紧贴前胸,停留片刻后,再上下反复做4次。动作要旨是舒展、轻松、缓慢,以不感到难受为宜。

(2) 左右旋转:做操前,先自然站立,双手叉腰,双目平视,双脚略分开,与肩平行。动作时先将头部缓慢转向左侧,同时吸气于胸,让右侧颈部伸直后,停留片刻,再缓慢转向右侧,同时呼气,让左侧颈部伸直,再停留片刻。这样反复交替做4次。要注意的是,整套动作要轻松、舒展,以不感到头晕为宜。

(3) 提肩缩颈:做操前,先自然站立,双手自然下垂,双目平视,双脚略分开,与肩平行。动作时双肩慢慢提起,颈部尽量往下缩,停留片刻后,双肩慢慢放松地放下,头颈自然伸出,还原自然状态,然后再将双肩用力往下沉,头颈部向上拔伸,停留片刻后,双肩放松,并自然呼气。注意在缩伸颈的同时要慢慢吸气,停留时要憋气,松肩时要尽量使肩、颈部放松。回到自然式后,再反复做4次。

(4)左右摆动:做操前,先自然站立,双目平视,双脚略分开,与肩平行,双手叉腰。运动时头部缓缓向左倾斜,使左耳贴于左肩,右侧颈部有拉伸感觉,停留片刻后,头部返回中位;然后再向右倾斜,使右耳贴于在右肩,停留片刻后,头部返回中位;然后再向左肩倾斜,同样左耳要贴近左肩,停留片刻后,再回到中位。这样左右摆动反复做4次,在头部摆动时需吸气,回到中位时慢慢呼气,做操时双肩、颈部要尽量放松,动作以慢而稳为佳。

(5)波浪屈伸:做操前,先自然站立,双手自然下垂,双目平视,双腿略分开,与肩平行。活动时下颌往前下方波浪式屈伸,在做该动作时,下颌尽量贴近前胸,胸部前挺,双肩往后上下慢慢运动。下颌屈伸时要慢慢吸气,抬头还原时慢慢呼气,双肩放松,做2次停留片刻;然后再倒过来做下颌伸屈运动,由上往下时吸气,还原时呼气,做2次,正反各练2次。

老年人边看电视边保健的运动有哪些

边看电视边保健,是目前老年人经常忙里偷闲进行的锻炼活动,属于"小活动,大健康"。那么我们可以做什么活动呢?

（1）老年人腰部或多或少都有问题，为了让腰部能尽量保持灵活的状态，老年人最好能增加腰部小幅摇晃的训练。这种摇晃训练不必像每天定时晨练那样专时专用，动作幅度也不用那么大，动起来也很随意，可以平时坐着看电视的时候，在椅子上垫一个充气垫或者水垫，也可以用厚一点儿的海绵做一个垫。这样，老年人可以一边看电视，一边小幅度地摇晃腰。每天锻炼一会儿，长期坚持，就可以收到有效的锻炼效果。

（2）肥胖与看电视的关系非常密切，看电视时，做一些小动作，可让老年人达到减肥的效果。站在沙发前，慢慢下蹲，臀部快接近坐垫时停住，保持姿势1分钟，重复4次。然后，双臂画圈1分钟，重复2次以上。随后，坐在沙发上，双腿高举并快速蹬腿1分钟，像蹬自行车一样。

（3）在洗漱完毕后，双腿尽可能紧地盘坐在床上，可散盘、单盘或双盘，要求下肢要压紧，时间约10分钟。由于双腿盘坐，可缩短下肢毛细血管中血液回流的垂直距离，再加上肌肉的挤压，使静脉血尽快地回到心脏，从而使下肢血液中乳酸尽快转化，达到消除疲劳的效果。

摩足心（涌泉穴），坐在沙发上，做半屈膝状。一手握住脚的四趾，另一手摩擦脚心，即涌泉穴周围的皮肤，次数以发热为度，双脚交替进行。涌泉穴属足少阴肾经，位于足底部正中。按摩刺激双脚足心，能扩张足部毛细血管，对治疗失眠、高血压、心悸有一定作用。

（4）看电视时，先将两掌对搓发热，然后迅速将两掌心快搓腰部（肾俞穴的位置）到发热为止。注意要用力适度，勿擦伤皮肤。肾俞位于第二腰椎下方左右，相当于腰部两旁。摩擦腰部肾俞穴附近，可防治扭伤腰痛、肾虚腰痛以及遗精等症，同时对保健与保护肾也有一定作用。

（5）双腿盘坐于床上，两手手指略弯，用手代替梳子，从前额向脑后梳头30～40次。这不仅能增加脑部的血液循环，降低血压，而且对脑动脉硬化、脑血栓都有一定疗效。

老年人常搓脚心可防病健身吗

用手搓脚心，是一种传统的健身方法，它对高血压、神经衰弱、肾炎、腿脚麻木等疾病，都有一定的治疗作用。脚心远离心脏，血液供应少，表面脂肪薄，保温力差，但脚心周围毛细血管丰富，而且与上呼吸道黏膜有着密切联系。当脚心受寒，可以反射性引起上呼吸道局部温度下降和抵抗力减弱，所以，有寒从脚下起的说法。

搓脚心，能使全身的血管弹性增强，防止因胆固醇在血管壁沉积而引起高血压和动脉硬化。同时，其对大脑皮质也是一种良好的刺激，通过刺激脚底的神经末梢，可使人感到全身温暖、舒适、愉快，能提高记忆力，对神经衰弱所引起的头痛、失眠有一定的治疗作用。

我国北宋时期的大文学家苏东坡年逾花甲仍然精力旺盛，其原因之一就是坚持按摩脚心。中医认为脚心的涌泉穴是足少阴肾经的起点，经常按摩此穴有滋阴补肾、颐养五脏六腑的作用。下面介绍三种有助老年人防病健身的搓脚方法：

1. 干搓

用左手握住左脚背的前部，右手沿着脚心上下搓动100次，用力要适中，搓至脚心发热为止，然后再换另一只脚。

2. 湿搓

把双脚浸泡在温度适中的水盆中，浸泡至双脚发红，然后擦干，再按"干搓"的方法搓脚。

3. 酒搓

取30克左右的白酒，用手蘸少许白酒，然后按"干搓"的方法搓脚。如在搓脚时把酒搓干了，可再蘸少许白酒继续数次即可。

四肢行走健身法的益处是什么

四肢行走，是指双手、双足着地爬行。此法类似于返祖行走，对防治心血管系统疾病及脊椎、腰部疾病有良好疗效。那么这种看似不雅的锻炼方式有哪些好处呢？

1. 爬行有益于心脏和血压

当人在直立状态下，血液的70%低于心脏部位，心脏搏出的血液，从平躺时的5升下降为3升，因此，如果心功能不全或下肢疾患均可导致回心血量减少。爬行时，身体呈水平状态，前后向，血液回流心脏趋于舒畅而稳定，减轻了心脏的负担，也能保障心脏搏出血液的正常容量，因此可有效预防高血压。

2. 爬行有益于脊椎

脊椎被称为人体的生命支柱和第二生命线，传统的直立运动对椎骨损伤比较大，尤其肥胖对脊柱的损害更大。当四肢行走时，脊柱卸下"大立柱"重负，可活动拉伸脊椎，改善各椎间盘挤压、移位的状况，缓解退行性趋势，有利于防治脊椎病变所造成的颈椎病、肩周炎、脊椎增生、腰椎间盘突出、坐骨神经痛、腰背痛等疾病。

3. 爬行有益于大脑

大脑在人体的最高位置，重力的原因使运动时心脏向上泵血相对困难，易使大脑供血供氧不足，易在锻炼中出现头昏、眼花、眩晕、跌倒，甚至诱发心绞痛、心肌梗死、中风等。爬行时大脑或与心脏平行，或低于心脏，心脏横向泵血，血氧可直供大脑，而且下肢血液回流顺畅，也相对增加了对大脑的供血供氧。因此，凡是爬行锻炼的人，都会感到尽管心率随着运动量的增加而加快，但是却始终神清气爽、精力旺盛。爬行时始终两手臂并用，这使相对应的大脑左右半球都能得到均衡的锻炼，非常有益于脑健康和智力开发。

4. 爬行有益于骨关节病、骨质疏松、静脉曲张的防治

爬行时四肢支撑体重，使身体腰、膝关节承受的压力大为减轻，而且，可以使下肢关节及上肢和肩部周围的肌肉、肌腱、韧带、形态等都得到均衡的锻炼。另外，由于双腿可以经常侧举、平举、高举，使得以往瘀滞在下肢的血液容易回流循环，可以有效预防和减轻腿部静脉曲张的病变，还可以促进脚踝部血液循环，对防治痛风等疾病也很有意义。

5. 爬行有益于增强肺、肾、胃肠等功能

爬行运动时，主要采用"腹式"呼吸，比直立时的"胸式"呼吸吸入空气量增加2～3倍，非常有益机体健康。腰部锻炼是爬行的强项，"腰为肾之府"，爬行对增强肾功能也有帮助。爬行时，腹部脏器由肠系膜悬挂在脊柱上，并由腹肌收缩从下面托着它，减少了内脏的压力，对胃、肾下垂患者非常有益，胃肠等内脏机能也得到增强。另外，每爬行一步，肛门收缩一次，还能防治痔疮。

老年人练习爬行时，要穿宽松、舒适的衣物，戴上护膝，可以直线向前、向后或转圈爬行，爬行的速度宜慢，爬幅宜小，重复2～3次，间歇20～30秒。一般每天锻炼1次，每次10～15分钟。

但要注意，患有严重高血压、冠心病及脑动脉硬化的病人不宜进行此活动。

忙碌的老年人为何更适合原地慢跑健身

原地慢跑是一种练身与练心相结合的运动，是在跑步的基础上演化而来的。其优点是不受时间、地点、气候的限制，对于中老年人来说更为方便、安全、适宜，而且运动量、健身效益皆不亚于其他运动。

老年人应选择先原地行走，后以慢跑速度原地跑，两者交替进行。刚开始以这种形式锻炼的人，一般可先原地行走30～60秒，再跑30秒，交替进行，反复进行10～15次，1～2周后再逐渐增加跑步时间，以加大运动量。跑的速度基本为每分钟70～80步，总时间为15～20分钟，每日或隔日进行1次。

此法适合年老体弱及缺乏锻炼的人,其作用有以下几点:

(1)可以增强呼吸能力,使呼吸变得深而慢,从而既为肺脏赢得了更多的休息时间,又保证了充足的呼吸量,促进了新陈代谢。

(2)也利于预防心血管疾病,原地跑时单位时间内脉搏次数有所减少,但搏动却越来越有力,这又意味着心脏赢得了较多的时间。心脏功能增强,血液循环加快,可减少血中胆固醇在血管壁的附着,减少动脉粥样硬化的发生率。此外,还能促进体内多余能量的消耗,预防肥胖。

为了方便老年人提高运动效率可采用以下方法:

(1)计时跑,从每次跑1分钟渐次增加到35分钟。

(2)计数跑,从每次跑300步逐渐增至1000步。

(3)计速跑,从每分钟100步渐次增至300步。

此外,老年人在原地跑时可用小步跑、高抬腿跑、踢腿跑等交替进行,以避免单一跑枯燥无味,提高跑步兴趣。每次跑的时间、速度,也应本着循序渐进的原则,从小量开始,慢慢增加。活动后,宜适当做放松运动,如做几节体操,伸展肢体,这对尽快消除运动中产生的疲劳大有好处。

为什么老年人经常高抬腿可健身

当我们把脚跷起高于心脏之后,脚和腿部的血液回流速度加快,可以使长时间绷紧的大腿、小腿处于松弛状态,使双腿得到充分休息。同时,腿脚部的血液回流到肺部、心脏,心脏又可将新鲜血液输送到腿脚部。这些动作能促进末梢血管中的血流充盈,使血回流的压力增强,减轻心脏输出的压力,对大脑的营养供应也大有益处。

老年人通过高抬腿大步伐散步,可以加强腰、腿、腹部肌肉和韧带的力量。每天坚持走200步左右即可,运动强度不要过大。高抬腿可从几十步走起,不可突然加大运动量,还要掌握步距。丈量出自己通常的步长,然后增加20厘米。

患有严重心脑血管疾病的患者和体重较重的中老年人进行此运动时一定要慎重,运动强度不可随意加大,以免产生危险。

此外,现在流行的睡椅,多采用了便于跷高脚的设计。如果坐在摇椅上,又能把脚跷得高过头部,效果会更好。另外,也可以在看电视时,把鞋子脱掉,将双脚放在沙发或椅子的扶手上,缓解下肢肿胀,减轻心脏负担。

老年人可以经常甩腿扭膝吗

下肢由于体位和运动的关系衰老的速度比上肢早,但有句俗语"甩腿扭膝,八十不老",说的就是人们如果保护好下肢,八十也不会老。中医认为,

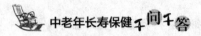

甩腿扭膝可以疏通经络，调整机体功能，延缓衰老。

经常甩腿扭膝，对于老年人来说不仅能疏通血脉，增强膝部关节韧带等组织的血液循环、柔韧性和灵活性，还可以预防半身不遂、下肢萎缩、软弱无力或麻木、小腿抽筋等症。其操作方法为：

（1）甩腿时要一手扶树，先向前甩动小腿，使脚尖向前向上翘起，然后向后甩动，将脚尖用力向后，脚面绷直，腿亦伸直，每次甩动以80～100下为宜，两条腿轮换甩动。

（2）扭膝时两足平行靠拢，双膝并拢，屈膝微向下蹲，双手放在膝盖上，顺时针扭动10次，然后再逆时针扭动。反复3遍，扭完双膝后再随意地活动活动肢体，如抖抖手腿，或下蹲起立，或原地踏步等。

老年人可用的耳朵保健妙招有哪些

中医认为"耳者，宗脉之所聚也"，耳不仅是人的听觉器官，而且和脏腑的健康有着密切的关系。耳朵的各部位与人体内脏器官存在着对应性的内在联系。所以，经常按摩耳朵，能增强听觉、清脑醒神、强身健体。下面介绍5种简单的双耳按摩方法：

1. 提拉耳尖法

操作：用双手拇、食指捏住耳朵上部，先揉捏此处，然后再往上提揪，直至该处充血发热，每次15～20下，此处的穴位有神门、盆腔、内外生殖器、足、踝、膝、髋关节以及肝阳穴、风溪穴等。

2. 上下按摩耳轮法

操作：双手握空拳，以拇、食二指沿耳轮上下来回推摩，直至耳轮充血发热，每次练习约1分钟。耳轮处主要有颈椎、腰椎、胸椎、腰骶椎、肩、肘等反应区。

3. 下拉耳垂法

操作：先将耳垂揉捏、搓热，然后再向下拉耳垂15～20次，使之发热发烫，耳垂处主要有头、额、眼、舌、牙、面颊等穴。

4. 按压耳窝法

操作：先按压外耳道开口边的凹陷处，此部位有心、肺、气管、三焦等穴，按压15～20下，直至此处明显发热、发烫，然后再按压上边凹陷处，此部位有脾、胃、肝、胆、大肠、小肠、肾、膀胱等穴，同样来回摩擦按压15～20次。

5. 上推耳根法

操作：用食指和中指沿着下耳根向上耳根推，中指放在耳前，食指放在耳后，两手指都要用劲向上推，推 40～50 次，对健脑及治疗头痛、头昏、神经衰弱、耳鸣等有非常好的效果。

老年人多叩齿有什么好处

叩齿又叫"叩天钟"，也是古代盛行的一种养生术。民谚"朝暮叩齿三百六，七老八十牙不落"说的就是"叩天钟"。每天早晨上下牙齿反复相互咬叩 60～360 次，不仅能强健牙齿，也能很好地锻炼身体其他器官。

中医认为，肾生骨髓，肾气实则齿更发长。经常叩齿，能使经络畅通，强肾固精。坚持每天叩齿还可以促进面部血液循环，增加大脑的血液供应，使皱纹减少，起到延缓衰老的作用。

现代医学认为，人经过一夜的休息之后，清晨起来时，牙周组织仍处于松弛状态，牙齿也有些松动。如果这时轻轻叩齿，既巩固了牙根和牙周组织，又兴奋了神经、血管和牙髓细胞，对保护牙齿很有好处。

叩齿的具体方法：清晨或睡前，排除杂念，放松思想，口唇轻闭，然后上下齿有节律地互相轻轻叩击。至于叩齿的次数多少为善，当因人而异，大可不必拘泥古人之说。叩齿是即兴养生的有效方法之一，简便易行，不需任何器具，但要真想奏效，必须持之以恒。

此外，叩齿完后，用舌沿上下牙齿内外侧转搅一圈，并将口水慢慢咽下。

第四节
患病老年人的运动方案

老年人听力障碍该如何运动

经常按摩耳郭可促进耳部血液循环,调节身体机能,提高机体的免疫力,还具有抗病健身,缓解老年性耳鸣、耳聋及听力障碍的作用。经常进行如下耳郭按摩,有利于缓解老年人听力障碍:

(1)拉耳郭:每天清晨起床后,用右手从头上拉左耳郭上部20次,再用左手拉右耳郭上部20次。常练此法,可使人耳不聋,身轻脑健。

(2)松耳郭:双手掌心面对耳郭,向内耳方向轻轻按下,然后轻轻松手,反复进行,初时每次3~5分钟,以后可增加到5~10分钟,早晚各2次。

(3)拧耳朵:食指轻轻插入外耳孔,来回转动各20次,用力要均匀,速度不宜过快,以防损伤耳内皮肤。不要双耳同时进行,应先左后右交替进行。

(4)捏耳郭:双手掌心面对耳郭,先顺时针揉动20次后,再逆时针揉动20次,早晚各做3次。揉动时不要用力过猛,以双耳郭充血发红为宜。

(5)捏耳屏:耳屏亦称小耳朵。以拇指和食指不断挤压、放松耳屏,左右耳屏同时进行,每次捏20~30下,捏时以双耳屏发热为宜。

老年人中风后应如何进行运动锻炼

老年人中风后,如果能独自站稳,患腿持重达体重的一半以上,并可向前迈步时,就可以做步行训练的准备,练习双腿交替前后迈步了。健腿膝关节轻度屈曲,家属帮助控制病人患侧骨盆,帮助患侧骨盆向前方运动,带动患腿向前迈出,要注意防止患腿迈步时外旋。

第三章 老年人的运动锻炼：科学锻炼，延年益寿

在病人能独立坐稳后，还应进行作业治疗。内容包括日常生活能力训练，如吃饭、刷牙、洗脸、穿衣、做家务、参与工艺品制作等活动。比如利用陶艺制作来训练手指的精细动作，这不仅会激起病人的兴趣，还能提高病人的生活能力。

偏瘫病人的家属要鼓励其说话，但不要强迫。发问时要用简单直接的问题，使脑卒中患者能用"是"或"不是"回答。鼓励病人说话用短而清楚的句子，说话的速度可以比正常时缓慢一点儿。

对于有严重沟通问题的患者，可以用手势及面部表情表达意思，也可鼓励病人用手势进行沟通。每次与病人交谈时，要给予足够时间让其思考、组织说话内容并用熟悉的名称及术语交谈。

老年腰腿痛患者该如何运动

老年人腰腿痛的原因很多，如慢性腰肌劳损、腰椎间盘突出、坐骨神经痛等。如果遇到这些问题该如何运动呢？医生建议老年人每天早晚各做1次腰部、腿部锻炼，动作要求缓慢，不要用力过猛，坚持3~5天，症状即有缓解。此外，老年人治疗腰痛可选择以下运动项目：

（1）太极拳、八段锦、步行、跑步、划船、球类运动等。

（2）器械治疗方法，如抓握单杠身体悬空，治疗轻微腰腿压缩骨折等。

（3）气功是一种安静休养和呼吸运动相结合的健身法，适用于治疗慢性腰痛。

老年人要治疗腿痛，可选择以下活动项目：

（1）按摩脚底，每次50~100下，对促进血液回流大有好处；没有孩子帮助，老年人如能每天坚持锻炼，一定会延缓双腿的衰老，也有利于心脑脏腑的保健。

（2）坐位蹬滚子运动。把长40厘米，直径10~20厘米的圆木或石滚子，放在地板上，人坐在床边，双足蹬在滚子上前后滚动100次，可以达到疏筋活血的目的。

（3）踮脚走路练屈肌。踮脚走路，就是足跟提起完全用足尖走路，行走百步，不但可以锻炼屈肌，从经络角度看，还有利于通畅足三阴经。

（4）足跟走路练伸肌，即把足尖翘起来，用足跟走路，这样是练小腿前侧的伸肌，行百步，可以疏通足三阳经。

（5）侧方行走练平衡。侧方行走可使前庭的平衡功能得以强化，有预防共济失调的作用。先向右移动50步，再向左移动50步。

老年便秘患者可做哪些运动

虽然任何年龄均可发生便秘，但老年人更容易发生，因为老年人活动量减少，活动范围缩小，新陈代谢不如青壮年旺盛，唾液、胃液、肠液等消化液分泌减少，肠蠕动缓慢，食物残渣在肠道内停留时间延长，以致其中的水分被肠道过量吸收，特别是有些老年人不喜欢喝水，使肠道内的粪便干燥、坚硬，不易排出，发生便秘。

在日常生活中，常会有一些老年人及气虚体弱者排便困难时选择服用药物，虽服药后可使大便顺畅，一旦停药之后，又依然如故。这并非大便干结的原因，对于体弱者及老年人来说，多数情况是由于气虚、胃肠活动能力弱、排便力量不足所造成的。要想从根本上解决问题，还应增强胃肠活动功能，多做以下运动：

（1）大肠的分布方向是从右下到右上，再从右上到左上，然后再下来，腹部按摩的方向也应该是这个顺序。具体方法是躺在床上，腿部屈曲，这样腹部就放松了，然后两手重叠，从右下腹慢慢往上，到右上腹，然后从右上腹到左上腹，然后到左下腹。即手掌使劲，顺时针方向按摩。每次做20～30次或者坚持5分钟。

（2）如果住在较低的楼层，最好不要乘电梯，步行上下楼。在家赤脚时，以脚尖走路，这个动作可锻炼足肌及腹肌。

（3）尽可能不坐车或不开车，路途不远最好走路，只要长期坚持，就会使腹肌和全身的肌肉得到锻炼，而且对促进肠蠕动十分有效。

（4）站立或坐久了起来伸懒腰时，做半蹲运动。微微打开两脚站立，屈膝呈90度，保持这种姿势，若能达到30秒钟即合格，未能达到此标准的老年人，宜以此为目标，多做练习，亦可做起立、下蹲运动。

老年肩周炎患者该怎样运动

肩关节是人体活动范围最大的关节，也是最容易损伤的关节，尤其40岁以上的中老年人发病率最高。老年肩周炎患者可以多做以下运动：

（1）回旋画圈运动：患者弯腰垂臂，甩动患臂，以肩为中心，做由里向外，或由外向里的画圈运动，用臂的甩动带动肩关节活动。幅度由小到大，反复做30～50次。

（2）正身双手爬墙：患者面向墙壁站立，双手上抬，扶于墙上，用双侧的手指沿墙缓缓向上爬动，使双侧上肢尽量高举，达到最大限度时，在墙上做一记号，然后再徐徐向下返回原处。反复进行，逐渐增加高度。

（3）甩手：站立，两脚同肩宽，两臂轻轻前后摆，并逐渐增大摆动幅度，

第三章 老年人的运动锻炼：科学锻炼，延年益寿

每天早晚各1次，每次50~100下。

（4）捞物：站立，两脚同肩宽，上身向前弯，患侧前臂向下做捞物动作，每天早晚各1次，每次30~50下。

（5）画圆圈：站立，两脚同肩宽，身体不动，两臂分别由前向后画圆圈，画圆范围由小到大，每天2次，每次50~100下。

（6）冲天炮：立位或坐位均可，两手互握拳先放在头顶上方，然后逐渐伸直两臂，使两手向头顶上方伸展，直到最大限度，每次30~50下。

（7）摸颈：坐位或立位均可，两手交替摸颈的后部，每日2次，每次50~100下。

（8）门框牵拉法：患者站立，患肩侧手握门框，逐渐下蹲，用自己的身体重量来牵拉肩关节，反复数次，幅度由小到大。

老年颈椎病患者该怎样运动

颈椎部是整个脊椎活动范围最大的部位，但在日常生活中却极少有机会活动到最大幅度。对老年颈椎病患者来说，选择适宜的运动项目进行锻炼既是一种治疗方法，又是一种极为重要的巩固疗效的手段。运动锻炼在某种程度上比药物治疗效果好。老年人由于颈椎老化及退行性改变影响了它的生理功能，并引起一系列临床症状，通过运动锻炼，可使老年患者的颈部生理功能得以改善，症状得以消除。

治疗老年颈椎病的运动很简单，每天早晚各1次，每次10分钟左右。可选择以下方法的一项或两项坚持锻炼，3~5天即有改善：

（1）仰望观天：取站位或坐位，两手叉腰或背后，头颈后仰观天，使颈部肌肉有拉伸的感觉，稍停数秒钟后还原，共做8次，以后逐渐加大幅度。

（2）颈臂抗力：一种方法是取站位或坐位，双手交叉紧抵头后枕部，头颈用力后伸，双手则用力阻之，持续对抗数秒钟后还原，共做6~8次。另一种方法是取站位或坐位，两手于头后枕部相握，前臂夹紧两侧颈部，头颈用力左转，同时左前臂用力阻之，持续相抗数秒钟后放松还原，然后反方向做，各做6~8次。

（3）转身回望：取站位，右前弓步，身体向左旋转，同时右掌尽量上托，左掌向下用力拔伸，并回头看左手。还原后改为左前弓步，方向相反，动作相同。左右交替进行，共做8~10次。

（4）环绕颈部：取站位或坐位，头颈放松转动，依顺时针方向与逆时针方向交替进行，共做6次。

（5）左顾右盼：取站位或坐位，两手叉腰，头颈轮流向左、右旋转。每当转到最大限度时，稍稍转回后再超过原来的幅度，两眼也随之尽量朝

后方或上方看，两侧各转动10次。

骨质疏松的老年人怎么进行锻炼

骨质疏松是因骨质脱钙而降低了骨骼的硬度，一般女子是在45岁左右，男子60岁左右，即会轻重不同地出现这种病症，发病率较高。引起骨质疏松的原因有很多，主要还是激素代谢异常、钙的摄入量减少，以及缺乏运动几方面因素。

经常参加体育运动对预防骨质疏松有什么作用呢？肌肉是附着在骨头上的，在运动的时候，肌肉收缩会产生一种机械应力，这个应力对骨质中的成骨细胞有刺激作用，可以引起成骨细胞活跃。

运动还可以使睾酮和雌激素的水平增加，刺激肌肉的神经细胞，使肌肉加速生长、增粗、发达，这些作用对骨骼是有益的。所以，有人说，肌肉量跟骨量是成正比的，肌肉发达的人，骨量就多。

适合骨质疏松老年人的运动有以下两类：

（1）散步、跳舞、爬楼梯以及园艺劳动等。这类运动可以锻炼下肢及脊柱下部的骨骼，减少骨骼矿物质的流失，这类运动更适合患有严重骨质疏松的患者及骨折恢复期的患者。

（2）柔韧性训练能增加关节活动度，有助于身体平衡性并防止肌肉损伤，同时有助于保持体型。伸展运动应该在肌肉充分活动后缓慢、温和地进行，应避免过度弯腰，以免发生压缩性骨折。

缓解老年人神经衰弱的运动有哪些

通过体育锻炼可以使大脑皮质的功能得到改善，调整神经兴奋与抑制的关系，从而改善患者的情绪，使精神状态发生变化。对于神经衰弱的老年人，要先进行小强度练习，主要是中强度练习。运动时心率可控制在每分钟120～130次，以后可进一步提高要求，太极拳及气功对治疗神经衰弱患者有明显效果。

（1）练习太极拳时要求思想集中，意在小腹，不存杂念，即要"用意不用力"和"心静"。这种意识和身体锻炼的结合，都是在中枢神经系统兴奋性提高的情况下进行的，从而使大脑皮质形成一个特殊兴奋灶，而周围则处于抑制状态，这样能使大脑皮质得到充分的休息，改善其功能。一般患者可每日练习2次，每次15～30分钟。失眠较重者，在睡前练习太极拳，有助于安静入睡。但太极拳动作比较复杂难学，要学好需要花一番功夫。

（2）气功治疗神经衰弱主要靠"入静"的作用。练功"入静"时大脑皮质处于抑制状态，可使大脑皮质衰弱的细胞恢复原状。神经衰弱的患者适于练强壮功，体质较好者可练站桩，身体较差者可以坐式或卧式姿势进行练习。练功时主要强调"入静"，每天可进行1～2次，每次20～40分钟。

医生在解答怎样治疗神经衰弱时，往往会提到运动疗法，这种疗法更适合老年人练习。

情绪易波动的神经衰弱患者，尽可能采用步行等柔和、轻松的锻炼方式，运动量也不宜过大，还可以配合手法柔和的按摩。

精神不振、孤僻寡言的患者，要多采用生动活泼的方式，如各种游戏、情绪激昂的体育舞蹈等。而对于体力好的患者，则可以选择爬山、游泳等锻炼方式治疗神经衰弱。

适合痛风患者的运动疗法

痛风最常见的症状是膝关节痛，部分患者还有肾病、结石等症状，血液中尿酸长期增高是痛风发生的关键原因。运动医学专家认为，从事运动对老年人缓解痛风症状有很好的效果，比如游泳、骑自行车、慢速短程小跑、太极拳、气功、五禽戏、八段锦、广播操、快步走、乒乓球等，都是适合老年人的运动。

痛风患者虽不宜剧烈活动，但可以选择一些简单运动，如散步、步行、慢跑、游泳、骑自行车、滑冰、打太极拳、跳健身操、练气功、上下楼梯等，其中以打太极拳、步行、骑车及游泳最为适宜。这些运动的活动量较为适中，时间较易把握，只要合理分配体力，既可以达到锻炼身体之目的，又能防止高尿酸血症。患者在运动过程中，要做到从小运动量开始，循序渐进，关键在于坚持不懈。运动时间不宜过长，运动过程中要注意休息、调整体力，同时要多喝水以为身体补充水分。

此外还要注意，在运动中注意休息，如果活动1小时的话，中途要每15分钟休息1次，并补充水分，这样1小时可以分为3个阶段，避免运动量过大和时间过长。

1. 痛风患者的运动强度

运动时的心率为最大安全率的60%～70%，开始时达50%即可，适应后再逐渐增加。

2. 痛风患者运动的时机

注意运动与饮食的关系，空腹运动易发生低血糖反应，餐后立即运动会影响消化、吸收，所以进餐1小时后再运动会比较合适。

3. 痛风患者运动持续时间

中等强度运动以每分钟消耗335千焦热量为宜，一般为餐后活动20分钟，每日2～3次。步行30分钟约消耗热能418千焦,每日步行30分钟,1年可减轻体重约4千克,快步走、骑自行车、游泳30分钟均可消耗628千焦。

4.痛风患者运动次数

这是因人而异的,一般最少每周3次,体质较好或有运动习惯者可每日坚持运动。

适合冠心病患者的运动

长期以来,人们对冠心病的体育运动康复进行了大量的研究与实践,认识到运动在冠心病康复中的作用。有人认为不活动的人冠心病发病率是经常活动者的1.9倍,表明运动有预防冠心病的效果。

运动可减少冠心病的危险因素如高血压、高脂血症、糖尿病和肥胖症等。国内外大量研究表明运动可以降低冠心病发病率和死亡率,改善冠心病症状,缩短住院时间,减少医疗费用,提高冠心病患者的生活质量。

冠心病患者在选择活动项目时,首先要排除不宜参加的运动,如举重、举哑铃、抱重物、掰手腕,这些都是无氧运动,这种运动方式对心脏不利。因为在这类活动时,人更多的是处于屏气状态,增加了胸腔的负压,增加猝死发生率。

对冠心病患者有益的是有氧运动,即动态型运动。这种运动方式包括步行、慢跑、骑车、游泳等。进行这类运动锻炼时,肌肉会产生有节律的收缩与舒张,有利于静脉血的回流。另外,患者活动量增加以后,心率也会增加。在血压的变化上,只会略微提高一些收缩压,略微降低一些舒张压,能改善心脏的供血,所以,有氧运动对冠心病患者是十分有利的。

高血脂的老年人该如何运动

高血脂老年人运动的时候强调呼吸运动,例如轻快的散步、慢跑、游泳、骑自行车和打网球。这些运动方式会对心肺系统产生一定的压力,从而改善心肺的健康状况。每天进行轻快散步可以降低血脂,但是,运动强度和持续时间应逐渐增加。

(1)高血脂老人合适的运动项目:根据自身情况,可选择长距离步行或远足、慢跑、骑自行车、体操、太极拳、气功、游泳、爬山、乒乓球、羽毛球、网球、迪斯科健身操及健身器等。

(2)高血脂老人的运动时间:每次运动时间控制在30～40分钟,下午运动最好,并应坚持常年运动锻炼。

(3)高血脂老人的运动频率:中老年人,特别是老年人由于机体代谢水平降低,疲劳后恢复的时间延长,因此运动频率可视情况增减,一般以每周 3～4 次为宜。

（4）高血脂老人的运动强度：运动时心率为本人最高心率的 60%～70%，相当于 50%～60% 的最大摄氧量。一般 40 岁人群心率控制在 140 次/分，50 岁 130 次/分，60 岁以上 120 次/分以内为宜。

高血脂患者健身还要特别注意：

（1）运动要持之以恒，贵在坚持。

（2）高血脂而无其他并发症患者应保持中等强度运动量，即每天达到慢跑 3～5 千米的运动量。

糖尿病患者的运动方案

研究表明，体力活动少是糖尿病的独立的危险因素。一般认为体力活动少易发生糖尿病有两种机制：

（1）体力活动少易致脂肪在体内积累，从而致糖尿病。

（2）体力活动少将降低外周组织对胰岛素的敏感性，从而损伤葡萄糖耐量而直接导致糖尿病。

体力锻炼应作为糖尿病治疗的一项基本措施而受到重视。一般先实行饮食控制和药物治疗，使血糖得到适当控制，然后再进行体疗，以有氧运动为主，从小运动量开始，逐步增加。病情进一步好转时，逐步减少药物用量，适当放宽饮食控制，尽量用运动来控制血糖平衡。

非胰岛素依赖型糖尿病病人可以参加所有正常人可以参加的体育活动，但对于身体肥胖、体重过大的病人，应选择一些不负重的活动项目，如步行、划船、游泳、骑自行车等，以减少由于体重过大而造成的关节或足部损伤。无论是胰岛素依赖型，还是非胰岛素依赖型，都应该每日进行锻炼。

胰岛素依赖型病人，还应特别注意每日锻炼的规律性。一般应采用相同的模式，在相同的时间，选择相对固定的饮食及胰岛素用量。非胰岛素依赖型病人则应更多地进行锻炼，以便消耗多余的能量，减轻体重。

锻炼时怎样掌握时间和强度呢？每次锻炼多长时间才合适？不同类型的糖尿病病人的要求不同。

非胰岛素依赖型病人，应采取持续时间较长的活动方式，以便尽可能多地消耗能量，每次锻炼时间以 40～60 分钟为宜。

胰岛素依赖型病人可采用持续时间较短而重复次数较多的方式，如每次运动 20～30 分钟，每日重复 1～2 次。

第五节
老年人运动伤害防治

老年人运动前必做的准备活动有哪些

中老年人大多患有不同程度的骨质疏松,很容易出现肌肉、韧带的拉伤,甚至发生骨折。如果老年人在锻炼前没有正确热身,会加大运动受伤的概率。

运动前通过充分的准备活动,可调动神经兴奋性,降低肌肉黏滞性,克服内脏的惰性,增加协调性,防止骨折和肌肉拉伤等运动性损伤现象。通过及时充分的整理活动,加速机体疲劳的恢复。

老年人可根据自己的身体状况和所患疾病来进行有针对性的热身。如患颈椎病者,在活动颈部时动作要慢,旋转颈部幅度要小,不宜连续摇晃颈部。如患有心脏病、高血压患者,由于心肌供血不足,不适合进行强度大的热身和运动,可选择甩手或慢走活动。

老年人运动前必做的基本活动有哪些

老年人如果运动健身的时间在60分钟以上,准备活动的时间最好达到10～20分钟,这样老年人能够充分地进行准备活动。通常情况下,老年人进行运动健身的时间不长,而且运动强度不大,可以适当减少准备活动的时间,但是也要达到5～10分钟的时间,将准备活动必须要进行的内容做完。一般来说,准备活动中有两部分内容是必须要做的。那么参加运动健身的老年人应该如何做好准备活动呢?

(1)伸展活动:在时间足够时全身各部分都要做到,包括颈、背、肩、胸、脊柱、四肢、踝、腕、髋、膝、跟腱、足趾和手指。如果时间较少,需要将运动健身中涉及的主要关节充分拉伸,如进行慢跑健身,需要将腰、髋、膝和踝关节充分地拉伸。

(2)一定强度的全身活动:老年人的运动健身一般都是全身性的,在准备活动时有必要进行一定强度的全身活动,提高各个组织器官的功能水平,达到运动时的要求。可以进行慢跑、快步走等活动,活动时强度达到心率90～100次/分即可,体质较弱的老年人可以适当降低一些强度,以身体有微微出汗或发热的感觉即可。

此外,如果老年人选择一些技术性项目进行运动健身,有必要进行专门的准备活动,将一些常用的技术动作以较小的动作幅度和动作速率做一做,使机体对这些动作有所准备,避免出现因专项准备活动不足而造成的健康风险。

老年人运动后必做的放松活动有哪些

运动后的放松有助于减慢心率,促进血液回流,防止突然停止运动造成的肢体瘀血,帮助肌肉和关节恢复到非运动状态。和运动前进行的快走或其他有氧活动一样,运动后做些放松和伸展运动同样能够降低受伤和肌肉疼痛的概率。在完成了当天的有效运动任务后,老年人最好选择慢走等方式,来进行5～10分钟的放松。

全身放松的内容应包括:

(1)上肢放松活动:站立,上体前倾,双肩、双臂反复抖动至发热为止。

(2)下肢放松运动:仰卧、举腿、拍打、按摩,抖动大腿内、前、后侧和小腿后侧肌肉,以及臀、腹、侧腰部肌肉。

(3)团身抱膝放松运动:双手抱膝,下蹲,低头,反复上下颤动至腰椎发热为止。

(4)全身休整运动:站立,身体前屈,双手扶地,充分运用气息,深吸气于胸,"屏息"(即不呼也不吸,不是憋气)慢吐气于腹(即丹田)。如此反复几次,同时上肢慢慢抬起、直立,直至脉搏恢复至运动前正常水平。

最后,老年人还需要做些伸展运动包括转颈、绕肩、摆臂、屈膝、转踝等,但一定要记住伸展运动应该做到温和流畅,切忌做一些快速、过猛的动作或弹跳。在正确地放松和伸展运动之后,老年人的身体应该感到轻松而且更加灵活。在放松和伸展运动结束时,心率应恢复到运动前的正常心率。

老年人运动健身与气温有什么关系

"冬练三九、夏练三伏",一年四季坚持运动,毋庸置疑是个好习惯,但对于老年人来说,随着气温高低的变化应适当改变运动的时间和强度。古人曾说过早晨锻炼"必待日光",这不仅是个时间界定问题,更主要是说明健身对包括气象因素在内的环境条件有特定的要求。

在不同的气温条件下,人的机体代谢强度和散热方式会发生相应的变化,以保持体温的恒定。但这种体温调节能力是有限的,当气温过高(超过35℃)时,健身锻炼就要预防中暑。年长者和儿童,此时就不适于进行体育运动了。在高温下运动会加大老年人的机体代谢量,消耗增加,血液黏稠度升高,容易出现血小板聚集和血栓形成,心脑血管疾病明显增多。很多老年人为避免大量出汗引起的虚脱而大量地饮水,可过多的饮水又会对胃肠造成不良刺激,引起胃痛或饮食不舒。

同样也不可忽视低气温对健身锻炼的影响。在寒冷环境下进行长时间运动,体温散失过多,会出现头晕、协调能力下降、步履不稳等征象。此时,切不可躺下休息,否则体温会进一步降低,以致引起昏迷,甚至死亡。正确的方法是多摄入热量食物,衣服穿着适当,控制运动时间,以维持体温水平及机体正常功能。

正是因为人体对高低温环境的适应能力比较有限,所以医疗保健学家提出"耐热锻炼"和"耐寒锻炼"的理念,即在春夏之交进行耐热锻炼,而在秋冬之际进行耐寒锻炼。锻炼方式可选择一般的健身方式(如跑步、打太极拳等),也可采取古人"春捂秋冻"的一些措施(如增减衣服),这样就使得人体的生理机能主动适应越来越大的气温变化,从而逐渐适应即将到来的高温和低温环境。

运动时如何防治软组织急性闭合性损伤

随着老年人越来越崇尚运动健身,运动性损伤时有发生,从生理的角度看,人到60岁以后,全身各组织、器官的机能出现明显的衰退,其中呼吸机能下降最快,同时运动器官也发生一系列的退行性变化,如肌肉萎缩、兴奋性降低、速度减慢、骨质松脆等造成运动时的力量、速度、耐力、柔韧性、灵敏性不足。科学合理的运动,避免运动性损伤的发生,不但可以使老年人更好地从运动中受益,同时能减少运动损伤给老年人带来的痛苦。那么,老年人怎样才能远离运动损伤呢?

(1)适当进行老年人体检,排除有碍锻炼的某些先天性解剖学异常和易于发生运动损伤的某些正常变异,必要时做X线等特殊检查。

(2)正确使用保护工具,如护掌、护腕、弹性绷带、黏膏带及护腿板等,对预防运动损伤具有重要意义。

(3)运动前热身,活动内容要与即将进行的练习紧密联系。那些易伤部位或者受过伤的部位,要特别做好准备活动。准备活动时间以15~20分

第三章 老年人的运动锻炼：科学锻炼，延年益寿

钟为宜，当机体兴奋性不高、气温较低、肌肉韧带较僵硬时，准备活动就要充分些，以身体觉得发热，微微出汗为好。

（4）忌负重练习，老年人肌肉有所萎缩，肌肉力量也明显减退，神经系统反应较慢，协调能力也比较差，因此老年人的运动宜选择动作缓慢柔和、肌肉协调放松、全身得到活动的练习，如太极拳、步行、慢跑等。

（5）忌焦虑、紧张性心理，过于紧张的反应更容易导致运动的不协调而引发肌肉损伤。因此，在运动中先要调节心理，强化自我意识，善于集中精力，防止心理疲劳。

（6）忌激烈竞赛，一些比较剧烈的运动竞赛对老年人不适宜，一方面由于老年人各器官功能下降，体力运动减慢，协调反应能力差，易发生运动损伤；另一方面，激烈的竞赛易使情绪过分激动，容易诱发意外。

（7）忌急于求成，活动量过大或增快往往是老年人发生意外损伤的原因之一。老年人由于生理功能降低，对体力负荷的适应能力较差，因而在运动时应有较长的适应阶段。30岁以上的人，年龄每增长10岁，对负荷的适应时间约延长40%。因此锻炼时要循序渐进，切忌操之过急而使活动量负荷过大。

（8）忌头部位置变换，老年人协调性差，平衡能力弱，腿力发软，步履缓慢，肢体移动迟钝。如前俯后仰、侧倒旁弯、头低脚高、脚朝上的倒立等头部运动的动作不适宜做，这些动作会使血液向头部流动，老年人血管壁变硬，弹力又差，一旦经受不住发生血管破裂，就会造成脑出血，重者危及生命。

此外，应避免溜冰、荡秋千及各种旋转动作。这类损伤尽管不会立即危及生命，但却令人痛苦难耐，使人烦躁不安。诊断闭合性软组织损伤并不困难，根据如下症状及检查，一般都能做出明确的诊断：

（1）有明显的受伤史，一般与受伤时的动作有关。
（2）局部疼痛，有具体的压痛点。
（3）立即或数小时局部出现肿胀。
（4）关节活动功能障碍。
（5）出现相应体征。

运动性闭合性软组织损伤的处理：

（1）急性期：即伤后24～48小时内，切忌贴膏药，因为膏药具有活血化瘀的功效，会加重软组织内出血。首先要利用可用条件防止和减少损伤软组织内出血、渗出、水肿。如用氯乙烷喷，或用乙醚擦损伤部位，或者就地取材，利用冰雪敷压、冷水浸泡，有时可利用袋装冷饮等。有条件的可用

普麻液进行局部浸润注射，以起到止疼并使局部血管收缩的作用。

（2）中期：即受伤24～48小时以后，临床表现上，急性炎症已逐渐消退，但仍有瘀血和肿胀。这一时期以活血化瘀为主，治疗方法有理疗，按摩，针灸，痛点药物注射，外贴或外敷活血、化瘀、生新的中草药等。

（3）晚期：即指损伤组织已基本修复，但可能有瘢痕和粘连形成，治疗以按摩、理疗和功能锻炼为主，配合支持带固定及中草药熏洗等，以恢复和增加肌肉、关节的功能。

运动时如何防治软组织慢性损伤

软组织慢性损伤的病理变化主要为变性和增生，是由于局部代谢障碍而引起组织形态和功能的改变。

1. 主要表现

局部酸痛、无力、活动受限、局部发凉等，还具有反复发作的特点。

2. 处理原则

改善伤部血液循环，促进组织的新陈代谢，合理安排局部负荷量。

3. 处理方法

与急性损伤中、后期处理方法一致，但应特别注意功能锻炼，以维持运动水平。

4. 软组织慢性损伤的预防

（1）避免肌腱的持续反复集中活动、持久保持某种姿势或寒冷刺激，因这些因素均会使肌肉或肌腱、筋膜、韧带承受过大外力，部分结构微细断裂，随着年龄增长，骨关节相关的软组织退变，即使一般应力也可变为伤力，使骨关节和软组织慢性损伤。

（2）避免积累性损伤，指人体会因受到的一种较轻微的持续性的反复的牵拉、挤压而造成损伤，这种损伤通过长时间的积累，超过人体的自我恢复代偿能力，就成为一种软组织慢性损伤。

（3）避免隐蔽性损伤，这种损伤大部分不为患者所察觉，比如在一些娱乐性活动中或偶然的较轻微的跌、打、碰、撞所造成的损伤，当时有疼痛感受，但并没在意，过了一段时间后发觉仍有疼痛，患者往往忽略损伤史，而容易被误诊为其他疾病，造成软组织的慢性损伤。

（4）避免疲劳性损伤，指人体的四肢、躯干长时间超负荷工作所造成的损伤。如长时间激烈的体育活动，四肢、躯干超负荷工作所造成的损伤，勉强搬抬重物所造成的损伤等，皆属于长期过度疲劳造成软组织慢性损伤。

5. 软组织慢性损伤的治疗

（1）保持老年人已经获得的良好锻炼状态，缩短重新投入健身锻炼的时间。促进损伤的痊愈和功能的恢复，防止肌肉和骨骼发生失用性萎缩。

（2）选择如推拿按摩、牵引、跑步器锻炼等被动运动。

（3）物理治疗可应用中小剂量的超短波和红外线进行治疗，增强抗菌能力，并能解除局部肌肉痉挛，起到止痛及消炎作用，能够缓解和消除对神经根的刺激和压迫症状。

运动时如何防止膝关节慢性疼痛

多数老年人都会有膝关节疼痛的症状，如风湿性关节炎、退行性膝关节炎、增生性关节炎、老年性关节炎等。这是因为45岁以上的中老年人激素水平下降，引起膝关节的透明软骨退化、萎缩，再加上日常损伤，软骨易出现局部坏死。此时，人体会通过各种反应来修复坏死，如渗出关节液，但渗出的关节液为酸性，不仅不利于修复，反而形成多种化学性炎症介质刺激源，从而引起关节周围肿胀、疼痛、行走困难等一系列症状。

不少人会有这样的现象出现，即运动前后膝关节疼痛，但在运动中疼痛减轻。那么患有膝关节慢性疼痛的老年朋友，应如何选择运动项目呢？

（1）游泳、散步或仰卧位练习下肢的屈伸动作。老年人平时也可以坚持做适当的下蹲、起立的交替活动，以防止膝关节过早僵硬强直。游泳和散步是非常适合膝关节退化的运动，但运动仍以关节不感到疼痛为度，若觉疼痛即应休息。

（2）不宜登山（尤其是下山）、爬楼（尤其是下楼梯）或做半蹲位旋转身体的动作。因为这些运动会加重膝关节负担，从而加重膝关节的疼痛。

患有膝关节慢性疼痛的中老年人防治措施如下：

（1）进行体育锻炼前，应先活动膝关节1~2分钟，使关节得到松弛，以防运动时膝关节的意外损伤。

（2）走路不要走太久，当膝盖觉得不舒服时就应立即休息，其实休息也是为了走更长远的路。

（3）注意膝盖的保暖，可以穿长裤、护膝来保护膝盖。

（4）青年时参加强度较大的体育活动的人，进入中老年后应逐渐减少运动量。

（5）运动后宜做平躺直腿抬举运动，方法是平躺时缓慢将腿抬举，离地面约30厘米高，且维持膝关节伸直，持续5~10秒钟再缓慢放下，双腿轮流进行，每日做2次，每次5~10分钟。

运动时如何防止颈肩及下腰部慢性疼痛

中老年人患有颈肩及下腰部疼痛，不容忽视，因为其很可能与疾病相关。运用体育保健可有效缓解疼痛。专家推荐的主动治疗（反序运动方法），即步行、爬行、蛇行运动、悬垂与倒吊悬挂、倒立、上体俯卧撑运动、"船形"运动、屈腿挺腰运动等可使疼痛有效缓解。此外在生活中也可以选择下面五种简单的方式来放松腰部、肩部肌肉：

（1）在平地上倒着走，膝盖不要弯曲，同时甩动双臂均匀地呼吸，每天早上坚持20分钟。

（2）用双手拽一条手巾，平举过头顶，且双臂伸直，踮着脚尖，向前走10分钟，然后倒着走10分钟。

（3）时常将头部转向不同的方向。

（4）将两肩向后打转，甚至伸个"大懒腰"。

（5）选择热敷方式，或在淋浴时用暖水喷射酸痛的部位，也有一定的缓解疼痛作用。

心血管病人应避免哪些运动伤害

运动对中老年人特别重要，它能提高身体在活动时每分钟所摄取的氧量。摄取氧量越大则人体的活动能力就越强，而摄氧能力的高低与心脏工作能力的大小成正比，运动可加速全身血液循环，改善心肌供血供氧状况，使心肌得到更多的营养物质，使心肌纤维变粗，心室壁增厚，心脏容量增加，心脏冠状动脉供血供氧同样得到改善，从而减少因冠状动脉痉挛或狭窄梗死引发的冠状动脉事件，坚持体育锻炼者，冠脉不会因年龄的增高而缩窄，能够确保有足够的血液供给心肌，从而预防心血管疾病和减轻冠心病症状。

而不良运动反而会给心血管疾病患者带来伤害：

（1）运动时长时间憋气不利于有动脉硬化的老年人，因为憋气太久会造成血压骤然升高，从而引发心脏病或脑出血。

（2）太阳出来前晨练，因为空气中的二氧化碳含量较高，空气质量较差，会引发头晕、胸闷等高血压及心脏病症状发作。

（3）退步走或退步跑可以刺激不经常活动的肌肉，改善人体的平衡力。但是由于老年人的心血管储备能力降低，倒退走会使心血管不堪重负，同时会使颈部扭伤，导致颈动脉受压迫、管腔变窄、血流减少，造成脑部供血减少、大脑缺氧，甚至可能在转颈时突然晕倒。

（4）很多老年人都认为，体育锻炼有痛苦才有效果。这种"苦练"的运动模式，会使患有心血管病的老年人在运动中出现疼痛、眩晕、胸闷、气短等症状。所以当出现以上症状时，应立即终止运动，并及时就诊。

运动性晕厥该如何防治

在运动过程中或运动后，由于脑部血液供给不足等原因所致的突发性、短暂性意识丧失，肌张力消失并且摔倒的现象，统称运动性晕厥。

1. 老年人发生运动性晕厥的原因

（1）低血糖性晕厥：有低血糖病史的人进行运动时，很容易诱发此类型的晕厥；或长时间剧烈运动后，体内血糖消耗过多而发生低血糖反应，也可以引起晕厥。多见于参加长跑、长距离滑雪、滑冰或骑自行车的锻炼者。

（2）血管减压性晕厥：经常发生于运动经验不足的女性。一些人因为生活中的磕磕绊绊造成情绪不稳，或者还处于疾病恢复期，在这些情况下进行大强度的锻炼，很容易发生晕厥。发作前有眩晕、出汗、恶心、面色苍白、肢体发软等症状，持续数十秒至数分钟后意识丧失，数秒至数十秒后又可以自行苏醒。

（3）心源性晕厥：最常发生在患有冠心病、心肌炎等心血管疾病的中老年患者身上。由于各种心脏问题致心搏量减少，使大脑缺氧出现晕厥，这是比较危险但又十分常见的类型。常发生在足球、篮球、自行车、网球和慢跑等运动期间。

（4）重力性休克性晕厥：当进行跑步、自行车等需要下肢发力的运动时，下肢肌肉毛细血管大量扩张，如果在运动比较剧烈的时候突然停止，大量血液淤积在下肢血管，会导致血压下降，脑供血不足，引起晕厥。晕厥前会出现头昏眼花、软弱无力、脸色苍白、四肢发冷等预兆。

2. 发生运动性晕厥时的急救措施

（1）运动量过大或运动时间太长，特别是夏季出汗多，水盐损失严重，或者在饥饿状态下参加体育锻炼，均会导致心慌、头晕等症状。患有潜在性疾病的人、平时缺乏锻炼或运动前没有做好充分准备活动的人，由于突如其来的急剧活动，也可能发生晕厥。此时应立即将患者平卧，注意保暖，并予以糖水饮用，或注射葡萄糖。

（2）当患者出现晕厥前的征象时，应立即平卧，或搀扶其走一段路，避免晕倒。如已出现晕厥，应使患者平卧，取头低足高位，并松解衣领，注意保持呼吸顺畅，自小腿向大腿揉捏和重按摩，如还不醒，可针刺人中穴。若有呕吐，应使其头转向一侧，防止呕吐物吸入呼吸道。

3. 运动性晕厥的预防

（1）不要在空腹的时候运动，尤其是长时间运动。有低血糖病史的人，锻炼前应该适当补充食物和营养素，也可以随身携带一些高热量食品，如糖果、巧克力等，如果运动中出现饥饿感、乏力出汗、头晕恶心等症状，应该及时补充热量，可以迅速恢复体能。

（2）在身体疲劳、处于疾病恢复期、情绪不稳定或遭受精神刺激时，不要立即投入到运动中，可以先进行低强度的锻炼，随着病情好转，逐渐增加运动量，一旦感觉到肢体发软等症状，应该及时停止，并且安静休息。

（3）如果患有心脏病、心肌炎、高脂血症、高血压等，都容易发生心源性晕厥，需要特别注意，避免盲目锻炼。在锻炼前最好进行体格检查，特别是心血管系统的检查，由专业医生制定合理的健身方式，并加强监测。如果运动中出现心悸胸痛、呼吸困难等症状，要停止运动，并且去医院进一步检查和治疗。

（4）长跑时不要立即停止运动，即使感到精疲力竭，也要由其他人搀扶着走一段距离，避免晕倒。

第四章
中老年人的睡眠健康：
睡出身心的"年轻态"

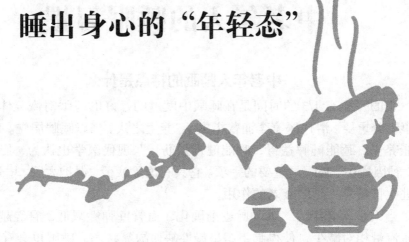

俗话说："前三十年睡不醒，后三十年睡不着。"进入中老年，睡眠的时间变少，失眠便成为困扰中老年人生活的严峻问题。据调查，50岁以上的失眠患者占失眠患者总数的比例高达45.67%，而服用镇静安眠等精神类药物加以治疗的患者占62.16%，这对人体健康十分不利。因此，中老年人需要格外关注自己的睡眠健康，养成良好的睡眠习惯，营造健康的睡眠环境，并通过饮食、药物及自然疗法来解决各种睡眠问题，从而保证健康长寿。

第一节
中老年人的睡眠习惯

中老年人睡眠的特点是什么

人的一生有 1/3 的时间是在睡眠中度过的，好的睡眠对恢复体力、保证健康十分重要。清代医家李渔曾指出："养生之诀，当以睡眠居先。睡能还精，睡能养气，睡能健脾益胃，睡能健骨强筋。"现代医学也认为，影响人寿命的 7 种因素中，睡眠是重要的一项。它具有消除疲劳、保护大脑、增强免疫力、促进生长发育、延缓衰老的作用。

当人步入老年后，脑动脉逐渐硬化，血管壁弹性减低，管腔越来越窄，脑血流量相对减少，使得脑组织呈慢性缺血缺氧状态，睡眠也会有所变化。

一般来说，中老年人睡眠的特点主要有以下几点：

（1）睡眠时间缩短：60～80 岁的老人，就寝时间虽平均为 7.5～8 小时，但实际睡眠时间平均仅为 6～6.5 小时。

（2）浅睡眠期增多：60 岁以上老年人的深睡眠期占睡眠时间的 10% 以下，75 岁以上老年人的深睡眠基本消失。

（3）觉醒次数增多：觉醒次数越少说明睡眠越安定，睡得越熟，醒后困意越小。曾有人将一些青年人和中老年人做睡眠对比实验，结果证实青年组平均觉醒次数为 5.8 次，而老年组平均为 21.3 次，中老年人觉醒次数是青年人的 3.6 倍，可见中老年人睡眠浅，中间频频醒来，使睡眠呈现片段化。

（4）多梦：许多中老年人整夜均在做梦，醒来后自觉夜间一直处于活动状态，未能熟睡，全身乏力，大脑不能保证充分休息。

（5）早醒：中老年人容易早醒，睡眠状态趋向早睡早起。随着年龄的

第四章 中老年人的睡眠健康：睡出身心的"年轻态"

增高，生物钟或生物节律的周期可能缩短。生物节律周期可能为22或23小时，而不是24或25小时，这可能是早睡早醒的原因之一。

睡眠有哪四个阶段

人脑是体内最复杂的器官。我们是用什么来记录睡眠分期的呢？是脑电图。我们对睡眠分期做一个测试，测试是通过在头皮上粘贴片状电极和电信号放大系统，最终可以记录脑活动形成的微弱电极。我们就是通过这个记录人类睡眠时的几个时期，但实际上各个睡眠阶段很难划出明确的界线，它们往往是逐渐变化、重叠交错的。人的睡眠一夜中有4～6个睡眠周期出现，互相连接，周而复始，可以分为 NREM（非快速眼动期）和 REM（快速眼动期）；根据睡眠深度又可以把 NREM 分为Ⅰ、Ⅱ、Ⅲ、Ⅳ期。

入睡潜伏期：从上床就寝到开始入睡之间的时间，我们称之为入睡潜伏期，也叫瞌睡期，成年人一般为15～20分钟。

睡眠Ⅰ期：经过0.5～7分钟，即进入慢波睡眠，也就是入睡期，入睡者对外界的刺激反应消失。

睡眠Ⅱ期：浅睡眠期，时间在30～38分钟后。

睡眠Ⅲ期：中等深度睡眠期。

睡眠Ⅳ期：深度睡眠期。Ⅲ期和Ⅳ期在开始入睡后70～90分钟后发生，通常只有5分钟左右。

以上四期结束后，睡眠又回到睡眠Ⅰ期，如此反复、循环。到后半夜睡眠Ⅲ期、Ⅳ期越来越少，渐至第Ⅳ期消失；而快速动眼睡眠时间（又叫反常睡眠）甚至可达60分钟，在此期间，睡眠者表现为呼吸浅快，心率加快，血压升高，血流量倍增，脸及四肢频繁出现抽动，由于入睡者大脑存在一定思维活动，故容易做梦。

人到60岁以后基本上没有慢波睡眠Ⅳ期，反而夜间醒转的次数增加。

睡眠周期与精神状态有什么关系

随着身体机能的衰退，中老年人常常要经历"怕失眠，想入睡"的睡前纠结中。生活的打击、学习和工作的紧张、未遂的意愿及社会环境的变化等，都会使人产生心理和生理反应，甚至导致神经系统的功能异常，使大脑的功能障碍。大脑的功能调节失常，就会影响到我们的睡眠，甚至失眠。

研究表明，人们在经历漫长入睡困难后，还是会入睡，可能睡到第二天中午才醒，因为精神状态异常入睡者的睡眠潜伏期明显延长，甚至几个小时都未进入到睡眠Ⅰ期。在入睡后，他们的慢波睡眠减少，尤其是睡眠Ⅳ期，可能减少到一半以上，快速动眼时间也明显缩短，但总的睡眠时间正常，中

133

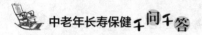

间可能还会经常出现醒转。

其实大脑皮层的兴奋与抑制是相互协调、转换的，交替形成周而复始的睡眠节律。精神状态的异常会使脑细胞兴奋，大脑皮层从而无法进入抑制状态，故而就影响了睡眠周期的正常运转。

在精神症状好转后，睡眠也会相应好转，睡眠潜伏期恢复正常，总的睡眠时间延长，增加深度睡眠时间，睡眠Ⅰ期时间缩短。醒转的次数也会减少，但快速动眼时间，经历被剥夺的过程后，会出现反跳现象，极可能会出现做梦时间延长，甚至会出现噩梦。

什么是浅睡眠与深睡眠

从睡眠的4个阶段，我们知道，人的睡眠具有节律性，由深睡眠和浅睡眠交替反复进行，一般是由浅睡眠期到深睡眠期再到浅睡眠期，这样反复几个周期构成，直到清醒。

浅睡眠一般指入睡后20～60分钟，这期间入睡者比较容易被吵醒。

常听很多中老年人说自己在夜里睡不好觉，即使睡着了，若碰到一点响声就会被惊醒。我国生理学家和老年病学者通过脑电图监测发现：人过中年后，睡眠状态呈马鞍形，即入睡1小时左右达到高峰，呈深度睡眠状态，时间可持续1～2小时，然后慢慢又呈浅睡眠状态，易醒现象就是发生在这个阶段中。

深睡眠使人的大脑皮层细胞处于充分休息状态，对稳定情绪、平衡心态、恢复精力极为重要。深睡眠一般出现在进入睡眠半个小时后。同时，人体内可以产生许多抗体，增强抗病能力。研究表明，刚开始入睡的3个小时十分重要，因为在这段时间内，深睡眠占约90%。

芝加哥大学的研究人员发现，对年龄小于25岁的男性来说，其深度睡眠的时间几乎占夜晚睡眠时间的20%，而过了35岁，这一比例下降到5%以下。到45岁时，男性深度睡眠时间进一步减少。到了老年，深睡眠更少，所以出现中老年人四五点就起床，白天总是打瞌睡，他们的睡眠质量明显不如年轻人，所以需要用更多、更短的时间来弥补。

怎样调整生物钟

中老年人是否注意到一些现象：为什么到点就开始困了，打瞌睡？为什么不需要闹钟的帮助，就能在每天早晨的某个时刻准确地醒来？是谁在控制自己能睡多熟，以及能睡多久？其实这都是在生物钟的支配下进行的，就如同植物到季节开花，动物到了周期就要产卵一样，睡眠也是一种生物钟的现象。

人的各种活动若能顺应生物钟的要求，则可达到健、寿、智、乐、美的境界；若不顺应它，则随着逆反程度的不同而使人体受到不同的损害，其表现为疲劳、低智、寡欢、早衰、疾病甚至死亡。

人体生物钟是怎样的呢？苏联科学家费洛诺夫研究结果表明，人体一天24小时的生物钟表现为：

1：00：大多数人已进入浅睡易醒阶段，对疼痛特别敏感。

2：00：除了肝脏以外，大部分器官工作节律极慢。

3：00：全身休息，肌肉完全放松，血压低，脉搏和呼吸次数较少。

4：00：脑部供血量少，不少重病人就是在这个时间死亡的。

5：00：肾不分泌，人已经经历了几个睡眠阶段，此时起床，很快就会精神饱满。

6：00：血压升高，心跳加快。

7：00：人体免疫功能特别强。

8：00：肝内有毒物质全部排尽，此时，绝对不要摄入过多油脂。

9：00：精神活力提高，心脏开足马力工作。

10：00：精力充沛，为最佳的工作时间。

11：00：心脏照样努力工作，人体不易感到疲倦。

12：00：是全身总动员阶段。

13：00：肝脏休息，最佳工作时间即将过去，感到疲倦。

14：00：是一天工作状态的最低点，反应迟钝。

15：00：人体器官最为敏感，工作能力逐渐恢复。

16：00：血液中氧量增加，但很快就会下降。

17：00：工作效率更高。

18：00：对疼痛的敏感度下降，希望增加活动量。

19：00：血压增高，精神最不稳定，任何小事都会引起口角。

20：00：体重最重，反应异常迅速。

21：00：神经活动正常，记忆力增强，可以记住白天没有记住的东西。

22：00：血液内充满了白细胞，体温下降。

23：00：人体准备休息，继续做恢复细胞的工作。

24：00：一天中的最后1个小时，此时该进入梦乡。

人体生物钟的时间在现实中存在个体差异，它与一个人长期积累的生活作息习惯直接相关，因此，个人应该参照生物钟的规律调整自己的起居和生活。另外，想要有一个良好的睡眠生物钟，还要养成一个"四宜六忌"的睡眠习惯。

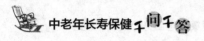

四宜：

（1）每天准时起床（包括节假日），按时睡觉，适当调节睡眠时间。

（2）该起床时就和平时一样起床，起床后稍微做一下体育锻炼。即使失眠，也不要老是躺在床上。

（3）一有睡意时就上床，不要上床等觉。

（4）如果有烦心事、要紧事，宜睡前把它写下来，不要上床再思来想去。

六忌：

（1）忌预支睡眠。有的中老年人痴迷麻将，甚至通宵达旦地玩。尽管第二天他们再补觉，但由于生物钟紊乱引起的不良后果是无法避免的，白天困倦、精力难以集中、晚上失眠、无法入睡。

（2）忌睡"回笼觉"。晨练以后，洗脸、刷牙、吃早点、听广播，是最好的休息方式。若晨练以后回到家又睡觉，既影响晨练效果，也不利于健康。由于晨练以后心跳加速，精神亢奋，很难入睡，而且，肌肉因晨练而产生的代谢物如乳酸等不易清除，反而使人感到精神恍惚，四肢松弛无力，所以，睡回笼觉对心肺功能的恢复也不利。

（3）忌嗜睡。有的中老年人，睡眠时间超过10个小时，其实，老年人睡得多并不一定是好事。嗜睡的根源与老年人的血管硬化有关，睡眠很多的老年人，比睡眠少的同龄人心脏病突发率高出1倍，脑卒中更多，达4倍。人在睡眠状态下，心率较慢，血液流动速度减缓，容易出现血栓。

（4）忌睡眠储存。人体不能储存睡眠，为了熬夜而先多睡几个小时，对人体是没有多大帮助的。其实，人体只需要一定质量的睡眠，多睡对健康是无益的。

（5）忌晚餐过饱。进食定时，黄昏后尽量避免食用和饮用对中枢神经系统有兴奋作用的食物、饮料和药物。

（6）忌阅读带刺激性的书报、杂志。入睡前避免看刺激性的电视节目，禁止在床上读书、看报、看电视。入睡前做些放松活动，如按摩、推拿、静坐等。

什么是有益中老年人健康的睡姿

俗话说"会吃不如会睡""吃人参不如睡五更"，中老年人随着年龄的增长，系统功能的降低，体质的减弱，容易疲劳，良好的睡眠不但能消除疲劳，而且能恢复体力。然而睡姿不但会影响到睡眠质量，而且与某些疾病的防治有着直接关系。

人的睡眠姿势不外乎仰卧位、右侧卧位、左侧卧位和俯卧位4种体位。但因为中老年人身体状态的特殊性，不同身体情况也适合不同的睡眠姿势。

（1）仰卧位睡眠：肢体与床铺的接触面最大，因而不容易疲劳，且有利于肢体和大脑的血液循环。但有些中老年人，特别是比较肥胖的中老年人，以仰卧位睡眠易出现打鼾，而重度打鼾时的鼾声和鼻息声不仅会影响别人休息，而且会影响睡眠者自身肺内气体的交换而出现低氧血症。

（2）右侧卧位睡眠：人的胃出口在下方，有助于胃内物质排出，还可使全身肌肉得到较满意的放松，又可增加肝血流量，利于肠胃蠕动，促进食物的消化与吸收。所以易打鼾的中老年人和有胃炎、消化不良、胃下垂的中老年人，睡眠时最好选择右侧卧位，但长时间右侧卧位睡眠会使右侧肢体受到压迫，影响血液回流，使睡眠者出现肢体酸痛麻木等不适。

（3）左侧卧位睡眠：不仅会使人的左侧肢体受到压迫、胃排空减慢，而且会使心脏在胸腔内所受的压力加大，不利于心脏排血。

（4）俯卧位睡眠：不仅会影响呼吸，而且会影响面部皮肤的血液循环，使面部皮肤容易水肿、老化。

《备急千金要方》中说："人卧一夜当作五度反复，常逐更转。"即在一夜睡眠中，人体位的变动可达10～50次，但中老年人睡觉时还是不宜选择左侧卧位和俯卧位，最好采取仰卧位或右侧卧位。

对于患不同疾病的中老年人，睡眠姿势也很有讲究。美国波士顿大学的专家认为：

（1）心脏病：宜采用右侧卧位，以使较多的血液流向右侧；床最好以10度～15度的角度倾斜，上半身稍抬高，下半身低，这样能够使下腔静脉回流的血液减少，有利于心脏休息。若已患有心衰，忌蒙头而睡，防止大量吸入自己呼出的二氧化碳，而又缺乏必要的氧气补充，宜半卧位，以减轻呼吸困难，切忌左侧卧或俯卧。

（2）高血压：宜采用平卧或侧卧位，选择高度合适的枕头（一般高15厘米为宜），因为高血压往往伴有脑血管硬化，枕头过低可致脑血管负荷过重，而枕头过高，又可使脑血灌注不足，大脑会因为缺氧、缺血而加重病情。高血压患者最忌俯卧，有可能加重高血压及诱发噩梦。

（3）脑血栓：宜采用仰卧位，侧卧可加重患者的血流障碍，特别是颈部血流速度减慢，容易在动脉内膜损伤处逐渐聚集而形成血栓，不利于脑循环，影响疾病康复。

（4）颈椎病、腰椎病：宜采用仰卧位，中老年人常常出现的颈椎腰椎问题，很可能因睡姿不正确而加重。对颈椎来说，正确的睡姿有助于保持头颈部自然仰伸位。仰卧位时枕头放置在颈部正后方，以维持头颈部的生理曲线，同时也有助于颈腰椎病人恢复椎节内外平衡状态。

此外，弓形睡姿也是老年人睡眠极佳选择，这个姿势相对来说是一种比较放松、有自我安全感的睡姿，有利于放松全身的肌肉组织，消除疲劳，帮助胃中食物朝十二指肠方向推动。同时还利于心脏血液回流，减轻心脏负担，避免心脏受压。另外，还有一些患特殊疾病的老年人，如反流性食管炎，最好也采用弓形睡姿。

午睡对中老年人的好处有哪些

自古以来中国就有睡"子午觉"一说。"子"指子时（23点到1点），此时阴气降而阳气升，"阳气尽则卧"，是肝胆排毒的最佳时间。"午"指午时（11点到13点），此时阳气降而阴气升，"阴气尽则寐"，也是保养心脏的最佳时间。这两个时辰内睡好，对消除疲劳、恢复精力有事半功倍的效果。这个提法也恰好同人体生物钟运行规律相吻合。

根据医学研究，人的精力在早晨起床后到上午10点左右最为充沛，以后逐渐下降。午睡后，精力又开始回升，就像充过电一样。相关资料证明，健康长寿的老年人大都有午睡的良好习惯。

那午睡的好处是什么呢？

弥补晚上睡眠时间短的缺陷。

缓解肌肉疲劳。

增加胃肠系统血液供应，有利于食物的消化。

最后，若能在午饭前睡30分钟，比饭后睡觉效果更好，尤其是中老年人或患有心脑血管疾病者，饭前午睡能减少脑梗死的危险。

午睡时间不宜过长，千万不要贪睡，因为白天睡得太多，会影响夜间的睡眠质量。

中老年人白天打盹儿有益健康吗

打盹儿及小睡，多指坐着或靠着断续地入睡。生活中家里的老年人经常在下午聊天或看着电视的时候睡着了，可几分钟后又自动醒来，这种现象在下午和晚上9点钟左右会多次出现。

中老年人爱打盹儿，虽说是正常身体机能老化的表现，但还与各人不同的身体状况有关。从生理方面来说大致有两个因素，一是随着年龄的增长，大脑细胞会逐渐衰老，在这种情况下，大脑会慢慢萎缩，功能会慢慢退化，从而容易出现反应迟钝、思维缓慢、大脑供氧不足等情况；二是对一些患有慢性心脑血管疾病的老年人来说，很可能会因为脑动脉硬化等原因，导致大脑供血供氧不足，这样也会影响大脑的正常功能，从而出现经常打盹儿的情况。

中老年人晚上睡眠不足，易疲劳，所以采取白天打盹儿或小睡片刻的方法，以补充夜间睡眠的不足。有研究认为，中老年人有打盹儿习惯也是健康的标志,有益长寿。一般白天打盹儿 2～3 次,每次 10～15 分钟,有利于健康。晚上睡意来临时更易进入梦乡,也易睡得深沉。

此外,医学专家指出,中老年人坐着在椅子上打盹儿,醒来后会感到全身疲劳、头晕、腿软、耳鸣、视线模糊,如果马上站立行走,极容易跌倒,发生意外事故。这种现象是脑供血不足产生的,因为坐着打盹儿时,流入脑部的血液会减少。坐着打盹儿时上身容易失去平衡,还会引起腰肌劳损,造成腰部疼痛。坐着打盹儿入睡,体温也会比醒时低,极易引起感冒,而感冒又易诱发其他疾病,可见中老年人打盹儿还得有点讲究。

如果出现以下一些打盹儿情况,就可能与身体某些疾病有关:

(1)老年人每天打盹儿的次数特别频繁,且时间很长(超过 10 分钟),别人很难叫醒。

(2)打盹儿时有时会摔倒,会出现手脚发麻的现象。

(3)和人说着话就打起盹儿来。

以上情况都应该引起注意,可能与脑部疾病有关系,建议家人最好带老年人到医院检查。

中老年人需要多少睡眠时间

随着年龄的增长,人的睡眠能力会逐渐下降,睡眠时间会逐渐缩短,睡眠质量也越来越差。所以睡眠问题总是困扰着年龄越来越大的人们。那么对于老年人来说,睡多长时间才有利于健康?中外的研究对比,也许可以给我们一个合理答案。

美国研究人员发现,20 多岁的人在床上躺 8 个小时,他们真正入睡的时间平均为 7 小时 14 分钟;在他们 40～50 岁时,真正入睡的时间平均为 6 小时 50 分;等到了 65 岁以上,更是下降为 6 小时 30 分。

日本研究人员发现,每天平均睡眠时间不足 5 小时的人,糖尿病发病风险骤增,是平均睡眠时间 7 小时以上者的 5 倍多。研究认为,充分的睡眠有助于预防糖尿病。

我国的一项研究表明,对于那些到了早上还想再睡一觉的中老年人,可能就是已经出现阿尔茨海默病的早期征兆。而超过 65 岁的人,如果每晚睡 8～9 个小时,患阿尔茨海默病的比率会比那些只睡 6～8 小时的人高 1 倍。而且中老年人睡眠超过 6 小时,心脏的跳动会降到基本率,新陈代谢变得缓慢,血液循环的活跃性开始降低,肌肉也变得松弛,整个身体开始丧失强健性。中老年人睡眠时间越长,体能的下降就越大,身心的老化现象越严重。

综上所述,每天的睡眠时间如果不足 5 小时或超过 8 小时都是不健康的睡眠,而平均 6 小时的睡眠时间,最为健康和符合老年人身体变化。

8小时睡眠是必需的吗

科学研究发现,一个人的睡眠不足或过多,对健康都是不利的。有文献报告指出:每日睡眠不足4小时的人,其死亡率要比每日睡7~8小时的人高出180%以上;相反,如果睡眠时间过长,每日10小时以上,其死亡率亦要高出80%以上。

生理学家认为,人类合理的睡眠时间:学龄前儿童每日10小时左右,学龄儿童每日应睡9~10小时,20岁以下青年每日可睡9小时左右,成人每日睡8小时足矣。

一般情况下,中老年人每天睡5~7小时即可,也有些长寿老人每天睡8~10小时。可见,一个人每天需睡多长时间,不可一概而论,应因人、因性别(女性多比男性爱睡)、因具体情况不同而有所差异。

中老年人离退休之后,没有了在工作岗位上的那种紧张节奏,睡眠时间就可以自由安排了,不管白天或是晚上,什么时候想睡都可以去睡,但中老年人睡眠过多,会引起四肢无力、全身酸懒、精神不振,而且睡眠过多,血流速度减慢,血液黏稠度增加,容易引起脑血栓形成、心肌梗死、食欲不振、神经衰弱等。此外,睡眠过多还会引起机体免疫功能低下,从而诱发许多疾病。

第四章 中老年人的睡眠健康：睡出身心的"年轻态"

第二节
中老年人的睡眠环境

为什么中老年人宜住朝南房间

在中国传统里，房舍以面南为正宗，这样能充分满足人对冬暖夏凉、光线充足的要求。即使是冬天，阳光也一样能照射到房间的深处，令人有明亮温暖的感觉。

近些年来，有关专家除了研究睡眠的姿势外，也注意到睡眠方向对身体的影响。许多专家认为，头朝南或朝北睡眠，有益于健康。有一项实验研究，6个人，由平日的东西向睡卧改为南北向卧，一年之后，除两人无反应外，其他4人逐渐产生了好的感觉：

（1）睡眠质量高（因为睡眠时需要大量的氧气，而朝南的卧室空气流通，氧气充足，所以睡眠质量高）。

（2）醒后精力充沛。

（3）食欲增进。

（4）患神经衰弱、高血压等慢性病的人，自觉症状有了改善。

有人认为，在人脑中存在着睡眠的中枢，当神经递质受到刺激就发出信息，通过大脑皮层，协调人类的睡眠与觉醒的相互关系。同时，睡眠的信息又可沿着脊髓传遍全身，使整个机体达到睡眠的状态。因此，当我们的睡眠方向呈南北方位时，从大脑皮层发出的睡眠电波经脊髓传至全身，主要途径与磁力线的方向一致能提高睡眠质量。相反，当睡眠的方向呈东西或者其他方向时，与磁力线呈一定的夹角，这样，不但有利因素随之下降，而且干扰因素有增无减，影响人的睡眠，使人产生疲劳、烦躁、情绪不安等症状。

为什么中老年人居室室温不能过低

睡眠质量与居室的温度、湿度、明亮度等有着密切的关系，而且大部分医师都指出，如果改善中老年人睡眠环境，那么中老年人养生就有了最基本的保证，这也是保障中老年人睡眠质量的方法。

一般认为卧室温度保持在18℃～20℃为宜。夏季室温在25℃～28℃，冬季室温18℃～22℃，相对湿度60%左右。温度太高使人感到烦躁不安，温度太低对于中老年人来说更是危害健康的隐形杀手。主要体现在以下几个方面：

（1）人在睡眠时体温降低，肌肉松软，脏器功能活动降低，血流速度减慢。中医认为，寒则凝，如果睡眠时室内温度过低，必然会使肌肉收缩，局部血液供应不足，血流速度减慢或造成瘀阻。有心血管疾病的老年人，在温度过低的环境中，发病率大增，甚至会因为脑供血和心肌供血不足而在睡梦中死亡。

（2）在温度过低的居室内生活的中老年人，也会增加血栓、中风的发病率。

（3）中老年人的皮肤弹性降低，皮肤细胞营养不充足，温度过低的生活环境会使皮肤更加干燥，还会引起皮肤的瘙痒不适。

（4）中老年人的关节多有风湿或增生，过低的室温环境会使老年人的关节活动不利，加重风湿性关节炎的疼痛。

因此，中老年人的居室环境温度不宜过低，尽量以舒适为主。目前多数家庭都有空调，在秋冬季节尤其要保持居室温度的适宜，保证家庭老人的健康。

为什么中老年人的住处不宜太安静

人们都说，要有个安静的睡眠环境，安静的环境固然是睡眠的基本条件之一，噪声确实对睡眠质量的影响最大。当外界噪声超过40分贝时，睡眠就会受到影响，嘈杂的环境会使人心情无法宁静而难以入眠。但对于中老年人来说，太安静的环境并不一定有利于他们的睡眠和生活。

美国加利福尼亚州立大学有一间吸音的隔音室，一位记者特地去这个实验室"体验"了一下"绝对安静"的感受。他在那里待了一个下午，发现在那种环境里十分难受，一些细微的声音，比如他自己搔痒或者摸头皮的声音都使他受不了，最后他实在忍受不住就到了外面。外面虽然嘈杂，但是让他感觉很舒服，吵闹得可爱。

从心理学角度来说，人们心理的健康发展，需要有各种各样的刺激，包括声音刺激，所以对"环境安静"的要求，应该有正确的理解，不要苛求。

第四章 中老年人的睡眠健康：睡出身心的"年轻态"

生活中老年人主要表现为喜欢聊天、喜欢进行人际交往等。他们随着年龄的增长，没有工作的困扰，家庭子女如不在身旁，多会有种忧虑感，喜欢用一些看似外向的表现，来弥补内心的空虚。如果将老年人置于过于安静的环境中生活，会加重老年人的孤独感和不安感。所以建议中老年人生活在一个欢乐、卫生、不嘈杂，但也不太安静的环境中。

为什么中老年人不宜睡软床

大家是否计算过，我们这一生有多少时间是在床上度过的？答案是约1/3的人生。有这么两句话在中国百姓生活中经常听到："宁可居无竹，不可食无肉""宁可食无肉，不可穿无绸"。人们向来对吃和穿很讲究，却往往忽略了与自己长期亲密接触的床。

从科学理论来讲，床板太硬或太软，对身体都不好，因此一定要掌握尺度。床褥若是太硬，不适应人体曲线的需要，无法很好地承托腰椎，人躺在上面会使腰部悬空，必须靠腰背肌肉支撑脊柱，使脊柱处于紧张状态，非但达不到让脊柱休息及肌肉放松的目的，反而会对身体造成严重损伤。

床垫太柔软，人体受压部位容易变形，使脊椎弯曲或扭曲，从而改变人体正常的脊柱弧度，使相关肌肉、韧带绷紧，长时间得不到充分放松和休息，出现腰酸腿痛的感觉。长此以往，会加快肌肉劳损变性和脊柱骨骼的老化增生，甚至有造成脊柱畸形的可能。

弹簧床等软床对中老年人不合适，对于患有腰肌劳损、骨质增生的中老年人尤其不利，这常常会使他们的症状加剧。许多中老年人喜欢睡席梦思、钢丝床、棕绷床，认为这些床柔软舒适，可减少疲劳，其实不然。这些床透气性差，长期睡卧，还会使人脊柱呈弧形，劳损症状加重，腰部发生疼痛。为了预防和治疗腰部疼痛，中老年人，尤其是患有腰肌劳损、骨质增生的中老年人，最好选择木板床，床铺以硬床垫或硬床板加厚褥子为好。使用时，中老年人可在铺板上加一层厚一些的棉垫，使之松软，这样不仅可使中老年人躺得更加舒服，而且可使脊柱保持正直的状态。此外中老年人的床不宜过高，以免上下床不方便。

中老年人枕头高度的标准是多少

枕头是睡眠中不可缺少的寝具。科学地使用枕头，对睡眠及身体都十分有益。选择枕头的标准应从枕头高度、长度和枕芯内容物方面考虑。枕头的高低要适宜，以舒适为好。从生理角度来考虑，老年人枕头的高度应低些，以利于头部供血。

俗话说"高枕无忧"，虽然枕头高些能使人情绪安定，易于入睡，但长期使用过高的枕头，无论是仰卧还是侧卧，都会使颈椎的正常生理曲度改变，造成颈部肌肉劳损，还可能促使骨刺形成，或引起"落枕"。枕高枕头时，呼吸会不顺畅，容易出现口干、咽痛、打鼾等情况，醒来后会感到脖子酸痛、头痛、头晕、耳鸣。

枕头过低，同样对颈椎不利，脑部血液增多使头部血管充血，醒来后会出现头胀、烦躁、面部水肿的情况。

那么，枕头多高才合适中老年人呢？这也要因人而异，与每个人的胖瘦、疾患、肩的宽窄、脖子的长短、睡眠的姿势等都有关系。

（1）枕头的合适高度一般为10~15厘米，肩宽、体胖、脖子长的人的枕头应略高。

（2）习惯仰睡的人，其枕头高度应以压缩后与自己的拳头高度（握拳虎口向上的高度）相同为宜。

（3）习惯侧睡的人，其枕头高度则应以压缩后与自己一侧的肩宽一致为宜。

（4）有高血压、心脏病、哮喘的患者枕头要稍高一些。

（5）低血压、贫血的人最好用稍低的枕头。

中老年人常用的安眠保健药枕有哪些

古代著名医学家华佗、孙思邈早有"闻香祛病"的理论，以药枕治头、颈诸疾。很多历史人物还给予自己的枕头很多的美名，如神农氏的睡枕名曰"神农百草枕"，轩辕黄帝的睡枕名曰"乾坤枕"，周文王、周武王的睡枕名曰"本草避嶂枕"，汉武帝的睡枕名曰"本草如意枕"，老子的睡枕名曰"本草和谐枕"，孔子的睡枕名曰"本草明智枕"，杨贵妃的睡枕名曰"百花龙凤枕"，太平公主的睡枕名曰"百花玉肤枕"……无数帝王名相、公主皇后、圣人贤人、大儒名人、老寿星都与本草保健枕有着不解之缘。

生活中，枕头选择不对会引起颈椎不适、睡眠障碍等，很多中老年人难以入睡，容易惊醒，因此选择适合自己的枕头对身体健康十分重要。明代李时珍所著《本草纲目》中记载："绿豆甘寒无毒，作枕明目，治头风头痛。"因此动手制作一个属于自己的药枕，在睡眠中不仅可以改善自身的一些不良症状，还能够休养生息，无病防病，达到平和身心的养生目的。

1. 降压枕

枕芯：野菊花、淡竹叶、冬桑叶、生石膏、白芍、川芎、磁石、蔓荆子、青木香、晚蚕沙、薄荷。

功效：疏风清热，平肝潜阳，主治高血压病。每日使用不得少于6小时，

3个月为1个疗程。

2. 安眠枕

枕芯：菊花1000克，川芎400克，牡丹皮200克，白芷200克。

功效：疏风清热安眠。

3. 颈椎病枕

枕芯：当归、羌活、藁本、制川乌、黑附片、川芎、赤芍、红花、地龙、血竭、石菖蒲、灯心草、细辛、桂枝、紫丹参、防风、莱菔子、威灵仙各300克，乳香、没药各200克，冰片20克。上药除冰片外共研细末，和入冰片，装入枕芯，令患者枕垫于头颈下，每日使用6小时以上。

功效：活血散结，通经止痛。

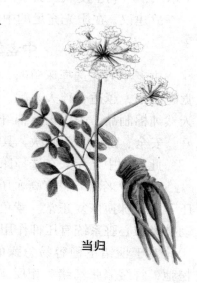

当归

4. 头痛枕

枕芯：菊花、薄荷叶、桑叶、绿豆任选一味，取适量装入枕内，睡时枕之，每日用枕时间不少于8小时。

功效：疏风清热，主治各种头痛。

此外，夏季在枕头内放些青蒿、藿香、薄荷等，能起到防暑生凉、提神醒脑、解热祛暑的作用。

在使用药枕时，还需注意以下几点：

（1）药枕疗法是为了调理人体各项机能的平衡，一般疗效比较缓慢，所以对于急性病、危重病症并不适宜，且药枕主要用于预防疾病，在治病方面，起到辅助治疗的作用，使身体趋于平和状态，防止疾病复发。

（2）使用时每隔15天翻晒一次，以使药枕保持干燥，防止药物发霉，放置阴凉干燥处，定期更换枕芯，2～3个月为宜。

（3）使用中如出现皮肤瘙痒、斑疹、发红等过敏现象，应立即停止使用，与医生及时沟通。

为什么要勤晒棉被

冬天，只要天气晴朗就有很多人将棉被拿到室外晒太阳，阳光中的紫外线可以除潮湿，又可杀菌消毒，而且，晒过的棉被都变得蓬松、柔软，盖起来格外舒适暖和。棉被的内层是棉花，长期盖在人的身上，人体所产生的水汽会使棉花潮湿。同时，棉花在受到挤压后，棉絮会一丝丝地扁缩起来，棉

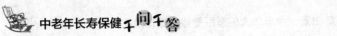

被就因此而变硬，盖起来也不暖和。但经阳光晒过以后，棉被中的水分蒸发，棉纤维松软，保暖作用就恢复了，棉被盖起来会更加松软、暖和。

中老年人由于关节活动不利，或因为疾病原因，身体会感觉沉重，怕冷、怕潮湿。棉被长时间不晾晒，不仅保暖性差，还会使棉被变得沉重，容易滋生螨虫，不利于皮肤及关节的健康。

故建议，在阳光充足的中午，多晾晒棉被，保证我们拥有更健康的睡眠。

中老年人应怎样选择床单

中老年人在选择床单时，要选择保暖性好的全棉床单，肤触感越好，感觉越柔细，越适合伴人入眠。床单是与身体直接接触的物品，所以最好选择天然纯棉制品，因为天然棉纤维具有与人体皮肤很好的亲和性，吸湿透气性好，安全、舒适、无刺激。其他材料如麻、毛料、蕾丝一般都是作为搭配。

此外，中老年人在选择床单时还应注意床单的颜色宜忌：

如果中老年人患有高血压或心脏病，最好选用淡蓝色的床单，以利于血压下降、脉搏恢复正常。紫色可维持体内钾的平衡，有安神作用，但其对运动神经和心脏系统有压抑作用，所以患有心脏病的中老年人要慎用紫色床单。

对于情绪不稳容易急躁的中老年人，宜选用嫩绿色床单，以便使精神松弛，舒缓紧张情绪。相反，金黄色易造成情绪不稳定，所以，患有抑郁症和狂躁症的中老年人不宜用金黄色。

对于术后伤口正在恢复的中老年人，可选用靛蓝色床单，因为靛蓝色可减轻身体对疼痛的敏感度。

如果中老年人患有失眠、神经衰弱、心血管病，则不宜选择红色床单，因为红色可以刺激神经系统，增加肾上腺素分泌，增强血液循环，让人产生焦虑情绪。

如何用照明来创造舒适的睡眠环境

在生活中，有些朋友们因为怕黑，平时就喜欢开着灯睡觉，这样会觉得更有安全感，若失去灯光后就会失眠，整夜难以入睡。对于这类情况我们如何用照明来创造舒适的睡眠环境呢？

首先我们要特别注意几点：

（1）灯光不能直射到睡床的床头，因为光线直射到人身上会令人烦躁难以入睡。

（2）不宜选择大幅度闪烁的霓虹灯做装饰，容易令人产生浮躁不安的心理，使睡眠质量下降。

（3）最好选择可调的小夜灯，建议选择较柔和的橘色光，放在床头柜上，这样可使卧室温馨、舒适，提升睡眠质量，也避免了光线直射头部的困扰。

但有研究表明，深夜黑暗中的灯光，虽然会给人们带来心理上的安全感，但是它也会给我们的健康带来各种各样的伤害。每个人的大脑内都存在着一个松果体。松果体的功能之一就是在夜间人体进入睡眠状态时，分泌大量的褪黑素。研究发现，褪黑素在晚上11点至次日凌晨时分泌最旺盛，天亮之后一旦出现光源，就会停止分泌。褪黑素的分泌不仅可抑制人体交感神经的兴奋性，使血压下降，心跳减慢，同时也能让心脏得到休息，进而增强机体的免疫力，消除疲劳。

各种复杂的光线会使人的自然生理节奏陷入混乱状态，同时还会抑制松果体在夜晚正常分泌褪黑素。所以晚上睡觉时应尽量让卧室保持黑暗，给大脑"该睡觉了"的信息。

为什么睡前要避免使用电脑和手机

现代人越来越离不开电脑、手机等电子产品，然而老年人若太过痴迷这类产品则会带来一系列潜在健康问题，从眼睛到手指、颈椎都有可能患病。

（1）对生物钟的影响：科学家们进行了一系列实验，发现电子产品正是抑制生成褪黑素的罪魁祸首，而褪黑素恰恰是控制生物钟的关键。

（2）对睡眠的影响：研究表明，在床上玩1个小时的手机、平板电脑或者其他一些会发出光线的电子产品都会减少人们生成褪黑素总量的22%。而一旦人们的褪黑素受到了这种程度的抑制，那么人的生理周期也将受到影响，直接影响便是让人始终处于浅睡眠，甚至减少人们的睡眠时间。也就是说，玩手机1个小时后，我们或许不得不再玩3个小时，因为我们已经睡不着了。

国外研究还发现，睡觉前使用手机，电磁波进入深睡眠阶段的作用会延长，让我们处于深睡眠的时间也随之减少，影响睡眠质量。

（3）对关节的影响：由于中老年人骨质的疏松，关节腔润滑液的减少，长时间地使用手机和电脑使脖子牵拉过度、身子不自然弯曲、颈部越来越前倾，这使得人体颈部胸锁乳突肌随之不断向前拉伸，长时间过后就会处于慢性充血状态，久而久之容易压迫椎动脉而诱发颈椎病，造成慢性劳损。

（4）对眼睛的影响：较长时间使用手机也会使眼内压增高，从而引发白内障。

所以建议睡前1小时内不要使用电脑和手机。

第三节
中老年人的睡眠问题

中老年人良好睡眠的标准是什么

中老年人良好睡眠的标准是：

（1）入睡快，上床后5～15分钟即进入睡眠状态。

（2）睡眠深，睡中呼吸匀长，无鼾声，不易惊醒。

（3）梦少，无梦中惊醒现象，很少起夜。

（4）起床快，早晨醒来身体轻盈，精神好。

（5）白天头脑清晰，工作效率高，不困倦。

睡眠时间因人而异，虽说中老年人平均每天睡眠时间为6～8个小时，但其实足够的睡眠不是从时间的多与少来区分的，而是视能否达到熟睡的状态而定。如果的确入睡快而睡眠深、一般无梦或少梦者，睡上6个小时可完全恢复精力，当然未有不可；而入睡慢而浅，睡眠多、常多梦者，即使睡上9个小时，精神仍难清爽，应通过各种治疗，以获得有效睡眠。单纯延长睡眠时间也对身体无益，如果您每天睡眠超过12小时的话，除非是病了，否则反而会产生"越睡越累"的情况。

老年人梦多好还是梦少好

很多老年人都有这样的体验：年轻的时候很少做梦，可是到了晚年却总爱做梦，并由此担心睡眠质量。其实睡眠过程中做梦是一种正常的生理现象，每个人都会做梦，而且就个体而言，梦的数量相当恒定，但对梦境的回忆能力却有很大的个体差异，有的人每晚都做能清晰回忆的梦，而有的人却称从不做梦，不知梦为何物，大多数人处于这两者之间。多数情况下，成人的正常睡眠中每 3～4 个晚上就会有 1 次可回忆的梦，这类梦多属于人的正常生理现象。正常的做梦不会影响人体的健康。

《素问·方盛衰论》中说："是以少气之厥，令人妄梦，其极至迷。"所谓少气，即气不足。气不足则阳不守阴，神失其守，故为多梦，此为多梦的原因之一。下面让我们多了解一下让我们困惑的梦：

（1）梦的多少与人的情绪状态有一定的关联。许多人对情绪障碍缺乏认识，不知道情绪障碍是一种疾病，往往忽略了情绪障碍本身，都过分注重情绪障碍伴发的失眠、多梦、疼痛等症状。

（2）有些人过于关注自己的健康，对自己晚上做的梦过分关注，导致梦感增强。梦感增强反过来又加重对健康的担心、对睡眠的恐惧，梦也增多，以致形成恶性循环。

（3）由于每个人的个体功能状态都不同，所以不同的个体梦感不同。即使同一个体在不同的时期，功能状态不同，梦感的程度也不尽相同。因此，有些人某段时间梦感强（梦多），而另一段时间梦感弱（梦少）。

对于中老年人，经常性的多梦则是一种常见的睡眠障碍，属于人在睡眠中出现的一种病理现象。多梦的人往往睡眠质量不好，次日往往精神萎靡不振。

因此，梦多好还是梦少好，评判的唯一标准就是是否让您醒后感觉疲乏、头晕、情绪低落，如果没有类似症状，那么梦多或梦少也许只是暂时的，建议不要过于关注这个问题。

什么是睡眠呼吸暂停综合征

睡眠呼吸暂停综合征，又称睡眠呼吸暂停低通气综合征，是指每晚 7 小时睡眠过程中呼吸暂停反复发作 30 次以上。呼吸暂停是指睡眠过程中口鼻呼吸气流完全停止 10 秒以上。

它的危害主要是由于影响肺部气体交换，造成大脑、血液严重缺氧，形成低氧血症，而诱发高血压、脑心病、心律失常、心肌梗死、心绞痛。据医学资料记载，人在睡梦中死亡的发生率高与上述病症有直接关系。

怎样发现和处理睡眠呼吸暂停综合征呢？有下列情况打鼾的人容易发生睡眠呼吸暂停综合征，对这类睡眠打鼾的人要给予关注：

（1）肥胖的人：由于肥胖或体重超重，会使全身脂肪沉积，咽部脂肪沉积造成咽部狭窄，腹部脂肪沉积影响了呼吸的反射作用，容易导致睡眠呼吸暂停综合征。临床上也发现，睡眠呼吸暂停综合征的病人有一半以上是体重超重者。

（2）中老年人：由于本症以50～70岁多发，中老年人由于肌肉、韧带的老化和松弛，使咽部肌肉的支撑力减低，咽部在睡眠时更加松弛，使上呼吸道出现塌陷、堵塞现象，容易导致睡眠呼吸暂停综合征。

（3）男性病人：本症男性发病率高于女性，男性发病率是女性的3倍。

睡眠呼吸暂停综合征会造成记忆力减退吗

睡眠呼吸暂停综合征属于中医"鼾眠"范畴，其发病原因与先天禀赋和后天失养有关，后天因素包括饮食不节、劳逸过度、吸烟嗜酒等。病位主要在肺、脾，涉及心、肾，同时与鼻窍、喉部的病变也密切相关。病性多属本虚标实。主要病理因素为痰湿、痰热、血瘀、气滞。主要病机为痰湿内阻或痰热内壅，气滞血瘀，肺脾肾虚，心阳不足等，尤以脾失健运、肺气不利为关键。肺脾肾俱虚，痰瘀互结和心肾两虚，阳气不足都会引起中老年人记忆力的减退。

睡眠呼吸暂停综合征对中老年人的最大危害是降低大脑和脏器的血、氧供应，加重脏器的功能减退和加速脏器的衰老速度，尤其会引起大脑的萎缩，从而使老年人的记忆力减退，研究发现：

（1）中老年人血液黏稠度增高，血流缓慢，血流量减少，致使正常机能活动所需的能量减少。

（2）中老年人动脉血含量降低，使脑细胞陷于相对缺氧，可引起脑细胞合成各种酶和神经传导递质的量减少，形成脑萎缩。

代谢综合征与失眠有关系吗

代谢综合征是指一人同时患有肥胖、2型糖尿病、糖耐量异常、高血压、高甘油三酯血症等临床疾病。其多发于现代文明社会，诊断为此综合征的中老年患者占中老年人口的20%～40%。我国北方居民的患病率为23.3%，南方居民的患病率为11.5%，城市居民患病率为23.5%，农村居民患病率为14.7%。随着年龄的增长，代谢综合征的患病率逐渐增加。

而人的长期失眠会导致脂肪和糖代谢紊乱、大脑皮质功能紊乱及自主神经功能失调，可能引发静息状态下动脉收缩压或舒张压增高，进而导致高血压。在失眠作用下，血压持续升高，最容易损害的器官便是心脏和脑，故失眠是代谢紊乱最容易被忽视却是最重要的原因。

根据一项前瞻性研究结果显示，鼾声响亮，入睡困难，以及睡眠后感觉不清醒（睡不饱）可分别预测代谢综合征的发生，有上述症状人群可确定为代谢综合征高危人群。

第四章 中老年人的睡眠健康：睡出身心的"年轻态"

帕金森病常会有睡眠障碍吗

帕金森病又称震颤麻痹、帕金森综合征，多在60岁以后发病，主要表现为患者动作缓慢，手脚或身体其他部位震颤，身体失去柔软性，变得僵硬。帕金森病是中老年人中第四位常见的神经变性疾病，在≥65岁人群中，1%患有此病，在>40岁人群中则为0.4%。

帕金森病的症状分两类：运动症状（如静止性震颤）和非运动症状。作为非运动症状的表现之一，睡眠障碍相当普遍，据了解，大多数帕金森病人有睡眠问题。主要表现为以下几点：

1. 经常夜间失眠

情绪困扰、夜尿多、翻身困难、下肢痉挛、梦魇等，是引起夜间失眠的重要原因。另外，有些治疗药物也会引起夜间失眠。如果病人原本就存在失眠，那么，患上帕金森病之后，失眠可能会因各种原因进一步加重。

2. 白天过度困倦和睡眠发作

研究表明，44.4%的帕金森病患者会出现白天过度困倦的现象，尤其是会在午后出现瞌睡"高峰"。如果夜间失眠问题较为严重，白天的困倦程度会随之明显加重。不过，这种过度困倦与睡眠发作是有区别的。睡眠发作指的是突然发生的不可抗拒的睡眠现象，持续时间为几秒到几十秒。有调查显示，约30.5%的帕金森病患者存在睡眠发作。

3. 出现异态睡眠

异态睡眠在帕金森病患者中也很常见，包括快速眼动睡眠行为障碍、不宁腿综合征、周期性腿动、夜间肌阵挛和人们熟悉的梦魇、睡惊症等。其中，快速眼动睡眠行为障碍是指患者在快速眼动睡眠期，肌肉弛缓，并自发出现与梦境内容有关的运动行为障碍，可出现伤害行为，包括自伤或对伴侣的伤害。通俗点儿说，就是患者会把梦境"付诸现实"。患者如果梦见与人争吵或是打架，就会真的大喊大叫、手脚乱动甚至拳打脚踢等。

因此，出现上述睡眠障碍症状的帕金森病患者要注意调整自己的心态，最好是通过自己和家人的努力，在短时间内调整好，如果有效果就可以继续自我调整。否则，要向专科医生求助。

呼吸肌肉麻痹病人为什么会发生睡眠障碍

呼吸肌肉麻痹是多种疾病使呼吸肌或支配呼吸肌的脊髓、周围神经、神经肌肉接头处受累，引起呼吸肌肌力减退或丧失，导致通气功能障碍，造成机体缺氧与二氧化碳潴留，甚至呼吸衰竭的临床综合征，是神经科常见的危急重症之一。以下是其发病表现：

（1）突出表现为呼吸困难，患者感到呼吸费力、胸闷。呼吸肌不全麻痹时呼吸节律正常，但频率加快、幅度变小，为呼吸中枢驱动增加所致。

（2）呼气肌受累可见咳嗽无力、咳痰困难。肋间肌不全麻痹时，胸廓动度减弱。

（3）膈肌不全麻痹时，腹式呼吸减弱。单侧膈肌麻痹时触诊可发现腹部的动度较健侧小，双侧膈肌麻痹时因缺乏两侧比较体检较难发现，患者常呈端坐呼吸，具有特征性的是患者吸气时与正常胸、腹部同步向外不同，表现为胸部向外、腹部向内的矛盾运动。若肋间肌、膈肌均受累时，辅助呼吸肌活动增强，出现抬头、伸颈、提肩等费力的呼吸动作。

（4）缺氧及二氧化碳潴留程度不同其表现也有较大差异，可见口唇紫绀、大汗、烦躁或面色紫里透红、球结膜充血、心率增快；血压早期升高、晚期可见降低，心律不齐，甚至出现心力或周围循环衰竭；也可见晨起头痛加重、日间思睡、夜间易醒、幻觉及行为异常等神经精神症状，出现缺血缺氧性脑病或二氧化碳麻醉的表现。

综上所述，呼吸肌肉无力时，睡眠障碍非常普遍，患者由于怕在睡眠时呼吸停止而不敢入睡，时间久了即变成失眠。如果重症肌无力时，喉部肌肉腔隙变小，导致睡眠呼吸暂停综合征。因入睡后打鼾，又因憋气而醒转，影响睡眠质量。

此外，呼吸肌肉麻痹的病人只能仰卧，时间久了全身肌肉感觉疲劳也会影响睡眠质量。

如何防止睡眠中癫痫发作

癫痫是发作性的疾病，俗称羊角风、羊痫风，早在2200年前的《黄帝内经》中就有所记载。相信人们对这种疾病并不会很陌生，它常常被人们通俗地称为"抽风"。本病主要是因为脑内的神经元群过度异常放电，造成阵发性脑功能障碍。这种脑功能障碍在临床上可以表现为很多形式，最常见的就是大家看到的抽筋的现象。

那么在睡眠中是否会发生癫痫呢？睡眠是癫痫临床发作和异常放电的重要激活因素。癫痫专家表示临床上任何癫痫发作均可发生于睡眠中。研究表明，有25%～30%的癫痫发作主要出现于睡眠期，这类癫痫被普遍称为睡眠癫痫。睡眠癫痫一般症状表现为发作性，伴有精神不振或行为异常等。常见的睡眠癫痫症状包括睡眠中突然睁眼、唤醒或有惊恐表现，多伴有肌张力不全或其他运动障碍，少数病例还会出现睡眠相关性攻击性行为。

对于癫痫病的睡眠，特别要注意以下几点：

（1）保证充足的睡眠时间，晚上不要熬夜，养成每日按时睡眠的良好习惯，因为睡眠不足是一个常见的诱发癫痫发作的因素。如果有条件，癫痫病人中午最好能午睡。

（2）注意睡眠姿势，保持仰卧或侧卧的睡姿，尽量避免俯卧睡姿，特别是夜间发作频繁的人更应避免。

（3）癫痫患者存在睡眠障碍时，由于睡眠障碍能够降低癫痫发作阈值，可能引起癫痫发作的次数增加，因此对于睡眠障碍应当进行必要的药物治疗。镇静催眠药物既可治疗某些类型的睡眠障碍，又可以协同治疗癫痫患者的睡眠障碍。

精神分裂症和失眠有没有关系

精神分裂症是一种以情感障碍为主要特征的精神病，病人多表现为抑郁或兴奋状态。疾病反复发作是本病的另一个特点。据世界卫生组织估计，全球精神分裂症的终身患病率为3.8‰～8.4‰，根据美国的研究显示其终身患病率高达13‰。

精神分裂患者的睡眠特点如下：

（1）Ⅰ期睡眠醒觉次数增多。

（2）睡眠效率，睡眠维持率，Ⅲ期、Ⅳ期深睡眠及快速动眼期周期数减少。

（3）快速动眼时期睡眠缩短，潜伏期延长。

综上所述，精神分裂症患者存在着睡眠学的异常变化。

如果询问精神分裂症患者的睡眠情况，反映有失眠现象是非常普遍的。患者往往入睡困难，脑海中浮现出不少古怪的想法，以致难以入眠，但在精神分裂症状好转后，失眠也会随之改善。

反应性精神病会失眠吗

反应性精神病是一种因精神创伤所引起的高级神经活动功能性障碍，它的发生直接和精神创伤的各种沉重体验，如悲痛、焦虑、恐惧、懊恼和受委屈等有关。如亲人突然死亡、巨大的灾难、配偶不告而别、子女被绑架等，是感情上非常难以接受的意外，精神症状和这些生活事件密切相关，容易被别人理解。本病经过适当的治疗，效果良好。

急性反应性精神病在临床上较常见，由来势迅猛的精神创伤所致，症状可以在数分钟到数小时之内出现，持续时间不长，几天到1周内可恢复正常，病人表现的形式不一，有的以意识错乱为主，答非所问，行为异常，醒后有些遗忘，记不清自己所说的话与所做的事。有的病人则表现为动作多、话多、到处乱跑，嘴里说的和精神创伤有关。有的病人则表现为呆愕，两目直视，呆若木鸡，问话不答，连针刺也缺乏反应。但不论病人表现如何，失眠是一定存在的症状。病人可以连续几夜不眠，瞪目直视，白天照样出现症状，或稍稍打盹儿一会又说话或不说，一般会持续 2~3 夜，才逐渐睡眠，其他还有延迟性反应性精神病和持久性反应性精神病等。

由此可知，失眠也是反应性精神病的常见症状之一。

引起中老年人睡眠障碍的疾病有哪些

失眠与很多疾病有关，若疾病治好了，失眠一般也会自然恢复。了解能引起失眠的疾病，对更好地改善睡眠是有所裨益的。与失眠有关的疾病如下：

（1）呼吸系统疾病，如慢性支气管炎、慢性阻塞性肺气肿、肺部慢性感染性病灶等。正常呼吸受阻，会对睡眠造成明显障碍。

（2）循环系统疾病，特别是心衰、心绞痛、高血压、动静脉炎等都可以引起失眠。

（3）泌尿系统疾病，慢性肾衰竭时的睡眠常常是短而破碎，只有肾透析或肾移植才能有效地解决。尿毒症还可以因毒物在体内蓄积，而损伤中枢神经细胞及使机体代谢紊乱。糖尿病、尿崩症、泌尿系统感染引起的尿频，可干扰正常睡眠周期。

（4）消化系统疾病，如溃疡病、肠炎、痢疾等造成腹痛、烧心、恶心、呕吐、腹泻及发热等症状，会明显干扰正常睡眠。

（5）中枢神经系统疾病，如脑外伤、肿瘤、松果体瘤、脑血管疾病（脑出血、脑梗死）、帕金森、阿尔茨海默病、癫痫、偏头痛等，都会对脑神经产生影响，从而造成呼吸系统的紊乱，使睡眠障碍。

（6）过敏性疾病也常常干扰睡眠，如皮肤瘙痒、鼻阻塞，使睡眠无法进行。

（7）运动系统疾病，骨骼、肌肉、关节的炎症和疼痛是临床上常见的病症，也不同程度地引起睡眠障碍。

另外，牙痛、经前期紧张综合征、更年期综合征等也可引起失眠。

第四节
中老年人失眠的自然疗法

大步行走能带来好睡眠吗

许多城市都在大力推广3千米步行、5千米骑车、10千米乘公交的活动，有氧运动大步走既简单又能健身。

研究发现，当脚高于心脏时，脚和腿部的血液便会回流到肺部、心脏，心脏又可将新鲜血液输送到腿脚部，促进末梢血管中的血流充盈。血回流的压力增强，血运行的速度加快，减轻心脏输出的压力，利于大脑供氧。中老年人每日坚持做跷高腿的动作或是抬腿大步行走，不但可以减轻心脏负担，还可以使小腿和大腿放松，充分休息，从而能够改善晚上睡眠质量，让人睡觉更香甜。

但健康大步走并不适合所有人，尤其是中老年人。学过物理的人都知道，从支点到力的作用线的距离叫力臂，力臂越长，产生的力越大。具体到步行上，力臂就是腿部倾斜时，膝盖到大腿根部与地面垂直线的距离，大步走的时候，力臂比正常步幅要长得多，也就意味着膝盖、软骨、韧带、肌肉等承受的压力和磨损也大得多，这势必加重腿部和关节的负担。

大步走的确有着很好的锻炼作用，身体好的年轻人可以选择此种锻炼方法，但是，中老年人还要因人而异。

温热手脚也可帮助入睡吗

中医认为四肢不温属于寒证，由于阳气衰微，阴寒内盛，或因热邪郁遏，阳气不能通达四肢引起。无论何种原因，四肢不温是身体的末梢血液循环差的一种表现，虽不至于导致失眠，但还是会影响睡眠的质量。

我们都知道用热水泡脚可以改善睡眠，是因为这种方法可以加速脚部血液循环，使更多的血液流向下肢的末梢血管，并使大脑血流量相对减少，使人产生困倦感。同时由于脚掌上无数神经末梢与大脑紧密相连，热水泡脚时对脚部末梢神经的温热刺激作用，可对大脑皮质产生抑制作用，使人感到脑部舒适轻松，从而加快入眠，使睡眠加深。

同理，手部温热也可以改善末梢血液循环，而且中医学中的心经、心包经都循行于手上，手部温热也能够达到疏通经脉、改善睡眠的作用。

为什么热毛巾敷眼助入眠

热疗能够促进人体血液循环，加速新陈代谢，促进炎症吸收，还有止痛等功效。在日常生活中我们用热毛巾也可以进行身体局部的热敷，比如热敷眼睛，可以促进睡眠。

中老年人随着年龄的增加，晶状体渐渐硬化，丧失了柔软度及弹性，就会有"雾里看花"的感觉，老视眼也就成为中老年人的代名词。每天晚上临睡前，用40℃~50℃的温热水洗脸，洗脸时先将毛巾浸泡在热水中，取出来不要拧得太干，立即趁热敷在额头和双眼部位，头向上仰，两眼暂时轻闭，热敷1~2分钟，待温度降低后再用水洗脸。这样每天1次，坚持半年，就能在一定程度上缓解老视眼的症状。同时，眼睛周围有丰富的血管及神经，所以在缓解眼部疲劳、降低眼内压的同时，还能够促进血液聚集到眼部而使大脑处于相对缺氧状态，会昏昏欲睡，促进睡眠。

中老年人泡温水澡可以助眠吗

在人的睡眠过程中，会有让身体进行休息的"浅睡眠"和让大脑休息的"深睡眠"两种睡眠状态，一般情况下，这两种睡眠状态会以90分钟为1个周期反复进行。

睡前1个小时泡个温水澡是个比较简单易行的有效助睡眠的方法。由于温热效应和水的刺激作用，通过经络、穴位的相互传播使全身乃至内脏器官的毛细血管扩张，周围血管扩张供血增多，大脑处于相对贫血状态而昏昏欲睡，同时还可松弛全身肌肉，放松心情，从而促进自然入眠。具体实行时，水温以37℃~40℃为宜，最好能泡30分钟左右，如果时间不允许，浸泡10~15分钟也有效。泡澡有助于人体进入良好的深度睡眠状态，在此过程中深睡眠和浅睡眠交替进行，睡眠质量相当好。

哪些音乐对中老年人有催眠作用

音乐不仅可以陶冶人的情操，还能放飞人的想象，如今，音乐已经成为人们生活中必不可少的一部分。从心理学上来说，音乐还是一种治疗失眠的好方法。《史记》中说："音乐者，所以动荡血脉，流通精神，内和正心也。"指出音乐可以促进体内气血流通，改变精神状态。

目前认为，音乐是通过声波有规律的频率变化，作用于大脑皮层，并对丘脑下部、边缘系统产生效应，以调节激素分泌，促进血液循环，调整胃肠蠕动，促进新陈代谢，从而改变人的情绪体验和身体功能状态。舒缓的音乐能使人的心理获得突然面对平原和高空、蓝天与大海那样的豁然开朗，神清气畅与舒适平和，暖流全身的感觉，因此可使人在心情舒畅中轻松入睡。

那么中老年人如何选用音乐呢？

（1）精神过于紧张的患者，可以听一些镇定安神的乐曲，如《春江花月夜》《平沙落雁》《苏武牧羊》《小桃红》，以及贝多芬的奏鸣曲、肖邦和施特劳斯的圆舞曲等。

（2）对于那些很难入睡的患者，可以多听一些能够催眠的乐曲，如《春思》《宝贝》《军港之夜》《平湖秋月》《大海一样的深情》《银河会》《二泉映月》《烛影摇红》，以及莫扎特的《催眠曲》、门德尔松的《仲夏夜之梦》、海顿的《G大调托利奥》、德彪西的钢琴协奏曲《梦》等。

（3）一些患者是因为过度的忧郁而引起的失眠，可欣赏《光明行》《喜洋洋》《雨打芭蕉》《春天来了》《啊，莫愁》《步步高》《采花灯》《喜相逢》，以及莫扎特的《g小调第40号交响曲》、李斯特的《匈牙利狂想曲》、门德尔松的《第3交响曲》等。

（4）如果患者的失眠是因为过度焦虑引起的，可欣赏乐曲《仙女牧羊》《塞上曲》及韩德尔的组曲《焰火音乐》、圣桑的交响诗《死亡舞蹈》等。

（5）还有一些人是因为过度疲劳而引起的失眠，可欣赏《假日的海滩》《矫健的步伐》《锦上添花》等。

总之，音乐疗法只有运用正确，才能发挥好的效果。采用音乐疗法治疗失眠，最好选择晚上入睡前2～3小时进行，也可以每天2～3次，每次治疗时间为30～60分钟，不宜过长，不宜只用一曲，以免生厌，而且音量不要大，以舒适为度。

怎样用瑜伽呼吸法改善失眠

对于失眠的老人，可以用瑜伽的呼吸法、冥想法等方式来排除紧张、杂念，让心灵安定、肌肉放松、头脑放空，对于治疗不易入睡、失眠，有非常理想的效果。具体做法如下：

动作 1：平躺在垫子上，腿伸直并重叠，脚尖轻轻点地，双手环抱膝盖，将额头轻轻放在膝盖上，保持均匀的呼吸，保持姿势 15~20 秒钟。

动作 2：仰卧在垫子上，双腿弯曲，双手抱住膝盖，将膝盖尽量贴近胸部。吸气时抬起头部，呼气时将额头贴近膝盖，保持自然呼吸，保持姿势 6~10 秒钟。

动作 3：呼气，放松身体。俯卧在垫子上，下巴微微收起，身体放松下沉，右手掌心向上伸展，手臂放松，左腿弯曲并贴近额头，右腿保持放松状态。保持姿势 15~20 秒钟。

动作 4：美人鱼放松式，左手向上伸直，左小腿沿地面向上伸展，双手相合于脚面上。额头尽量贴近小腿肚子处，保持姿势 10~15 秒钟。

动作 5：吸气，抬起头部，呼气时将头向后转，同时右小腿收回，左手伸直去触摸左脚尖，保持自然呼吸，保持姿势 6~10 秒钟。

中老年人在做动作时不要强迫自己达到某个标准动作，要循序渐进，避免肌肉或筋腱的拉伤。

怎样用反射疗法改善失眠

反射疗法，也称"足部反射区健康法""反射带疗法"，来源于中国的足疗，是通过按摩人体足部反射区治疗疾病的一种方法。足部存在着与人体相对应反射区。这里所说的反射区不像穴道只有一点，而是在一个范围内。反射区分布在整个足部，甚至延伸到小腿。

人足底的穴位映射人体大脑部位，也就是说失眠可以通过按压相应的穴位来治疗和改善失眠的状况。

第一失眠点：如果把人脚跟看成圆，这个圆最靠近前面 5 个脚趾的那一点就是失眠点。睡觉前洗完脚，用手指用力按压这个部位 1 分钟左右。

第二失眠点：整个大脚趾的足底部分，用手指按压 1 分钟即可。

第三失眠点：人在站立情况下，5 个脚趾的最前端。用手指依次从大脚趾的相应部位按压到小脚趾，再从小脚趾按压回来，这样反复做 10 次。

足底按摩的时间无具体限制，老年人在家看电视或聊天时即可用砭石锥或牛角锥按压刺激足底穴位，随着按摩时间的延长，睡眠也会改善。

为什么勤练"甩手功"能助眠

"甩手功"是由古代"达摩易筋经"演变而来，而"易筋"之意，就是使柔弱之筋变为强劲的筋，微病之筋变为强壮之筋，使有病者能慢慢痊愈，无病者能更健康。甩手运动的方法及注意事项如下：

（1）甩手运动以空腹最好，次数多少无一定标准，视个人体力而定，每天有空就甩手，如能一次持续 30 分钟，效果更好，贵在坚持。

（2）甩手时，要站直，两脚分开，与肩同宽，两腿伸直，两脚脚趾稳固于地面，使下半身固定不动，两手的手指同时活动。

（3）两臂向相同方向前后摇甩，向后甩时要用点儿力气，以三分力量向前，以七分力量向后，保持轻松动作，速度适中，不要太快，否则会产生厌倦感。

甩手功能积极活动肩肘关节，促使手臂振动，活动筋骨，有助于人体经络气血的循环与通畅，对增进心肺功能十分有益，还对增强记忆力、消除精神压力有较好的效果。根据实验证实，甩手运动能增强人脑部内啡肽的产生，从而达到镇静、安神、稳定情绪的功效，同时也能提高睡眠质量。

怎样做安心宁神操助眠

为了帮助中老年人解决失眠问题，有医学专家总结出了一套简便易学、易操作的安心宁神保健操，它具有缓解紧张情绪、放松身心、改善睡眠等作用，深受中老年人喜爱。

这套安心宁神操的具体做法如下：

（1）揉太阳穴：用食指、中指指腹揉太阳穴，先顺时针揉，从"1"默念到"8"后逆时针揉，这样做几个八拍。

（2）搓印堂穴：用大拇指指侧腹（即将拇指横放，拇指的食指侧）从鼻根部向上搓，至额前头发生长处，这样反复做几个八拍。

（3）揉风池穴：用食指、中指、无名指三指指腹揉，先顺时针，做1个八拍之后，再逆时针揉，这样反复做几个八拍。

（4）揉劳宫穴：用拇指指腹揉，先顺时针揉1个八拍之后，再逆时针揉1个八拍，这样反复做几个八拍。

（5）按内关穴：用拇指指腹用力按一下，松一下，反复做几个八拍。

（6）按外关穴：用拇指指腹用力按一下，松一下，反复做几个八拍。

（7）按神门穴：用拇指指腹用力按一下，松一下，反复做几个八拍。

（8）搓耳朵：用拇指和食指夹住耳郭，从上往下、由里向外搓，反复做几个八拍。

为何勤练"45度倒立"可摆脱失眠

人到中年后，应适当做头低位运动，对延年益寿、减少心脑血管疾病非常有帮助。其中45度倒立健身法能有效改善中老年人脑部供血不足、失眠、记忆力减退、排痰困难等症状。

因地球引力会使人体骨骼、内脏和血液循环系统的负担加重，导致骨关节病变、脑供血不足等。而变换体位，头向下脚向上，呈45度角倒立时，

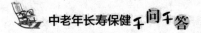

人体关节、脏器所承受的压力减小，肌肉和骨骼得到放松，就能缓解腰背酸痛和关节疾病。同时，这种姿势增加了大脑血液供应，能有效改善中老年人脑部供血不足、失眠、记忆力减退、排痰困难等问题。

"45度倒立"的具体方法如下：

（1）仰卧，头部、双肩及上臂着地，双手支撑起臀部和躯干，伸展双腿，使躯干和双腿在一条线上，和地面成45度角。

（2）还有一种简便方法，现在小区都设有健身器材，其中有种专门用于仰卧起坐的器材，可以头向下躺在上面。

此外，"45度倒立"要因人而异，以从少到多、感觉舒适为原则。以每天倒立2次，每次不超过半分钟为基础，如果第二天没有不适，可适当延长时间，也不必拘泥于角度，45度、60度、70度都可以。

梳头也能治疗失眠吗

梳头疗法是用木梳或手指梳头来防治疾病的一种方法。梳头早已成为人们的一种生活习惯。它不仅能使头发通过梳理保持整齐的仪表，而且也有防病保健的作用，操作方法如下：

（1）梳子梳头：选用黄杨木梳、骨梳（如牛角）或胶木做的梳子，不宜用金属或塑料制品。一般在每天清晨起床后、午休后和晚上临睡前梳头。分别在头部正中、两旁、颞侧由前向后平稳地梳，速度为每分钟25～35次，用力要均匀、适当，不要刮破头皮，以局部略有酸胀感为度。

（2）手指梳头：两手成爪状，以指尖轻轻抓揉头皮，如洗头状。分别从正中、两旁、颞侧由前往后进行，在有关穴位上要加重指力，每日2～3次，每次3～5分钟，继而用拇指在印堂及两侧风池穴上各按揉50次。

本疗法的治疗机制与按摩疗法相同。头部有丰富的血管、神经和穴位，梳头可刺激头皮的神经末梢和经穴，通过经络和神经的传导，作用于大脑皮层，调节神经系统和经络系统的功能，松弛头部神经的紧张状态，促进局部血液循环，从而达到防病治病的目的。梳头通过头部上星、神庭、百会等穴位的反复梳理，可使烦躁、抑郁情绪逐渐消退，起到一定的催眠作用，若睡前反复梳理，睡意就会增加，帮您安然进入梦乡。

第五章
中老年人的健康预警：
疾病信号早知道

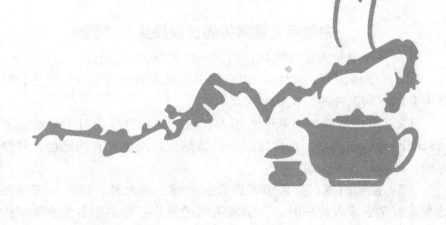

在如今这个快节奏时代，许多人每天都在不停地忙碌，情绪紧张压抑，使得身体超负荷运转，常常罹患大病而浑然不知，直到疾病恶化后才略有所感，急忙求医问诊，后悔莫及。尤其是对身体快速衰退的中老年人来说，很多时候不起眼的病变可能预示大问题。因此，中老年人需随时关注自己的身体变化，一旦发现身体出现异常，应及时去医院检查，以免错过最佳的治疗时机。

第一节
中老年人的头面异常

中老年人经常头痛仅仅是头的问题吗

头痛是中老年人常见症状,引起头痛的原因主要有:

(1)遗传因素:40%~50%的偏头痛患者可有头痛家族史,特别是家族中有癫痫病患者的,发病率更高。

(2)精神因素:如果中老年人长时间的精神压力过大,情绪不佳,或是长时间的休息不好,过量饮酒,经常熬夜,或是患有抑郁症、神经官能症等病,都容易引发头痛。

(3)疾病因素:如果患者患有脑肿瘤、脑水肿、脑积水等导致头颅内的血管被牵引或者位移时,会引发头痛的发作;如果患者发生了颅内感染、脑外伤、癫痫、高血压、一氧化碳中毒等,会引发头颅内外的动脉血管扩张,引发头痛;如果患者的脑膜受到严重的刺激,如患有脑膜炎、蛛网膜下腔出血等刺激脑膜,也会导致头痛的发生。此外,眼睛、耳朵、鼻子、牙齿、颈部等部位的疾病,也可能会扩散或反射到头部,引发牵涉性头痛。

由此可见,头痛并不仅仅是头的问题,尤其是中老年人经常头痛时,多是身体出现疾病的警报。因为经常性的头痛往往与慢性疲劳、失眠、神经衰弱、颈椎病、脂肪肝、胃肠疾病等相伴而生。如果经常头痛不及时加以调适,可能反过来引起其他身心疾病和生活方式疾病,如心脑血管疾病、原发性高血压、糖尿病等,甚至癌症。

经常头痛的中老年人要注意保持良好的心态,缓解精神压力,要注意规律作息,保证充足的睡眠,饮食要均衡,保证营养的均衡摄取,不要偏食挑食,要注意劳逸结合，适当的运动，避免久坐不动，要保证室内空气清新，经常在阳光明媚的日子里到室外活动等，这些都有助于缓解头痛的症状。

偏头痛是怎么一回事

偏头痛是一种常见的病症，是血管性头痛的一种。据调查，偏头痛的发病率为 3.7% ~ 13.5%，占头痛患者的 1/4 以上。有调查统计，65 岁以上的老年人偏头痛的发病率，男性为 7%，女性为 12%。

偏头痛的发作是一个令人痛苦的过程，目前已被证实，紧张，焦虑，月经期，口服避孕药，耀眼的光线，衰弱，饥饿，睡眠少，进食含有酪胺、亚硝酸盐、谷氨酸盐等成分的食物，气候和气温的变化等均是诱发偏头痛的常见因素。过量服用维生素 A、硝酸甘油、利血平、组织胺、雌激素、停用可的松、某些刺激性气味、香料等物质，也可能引发偏头痛。食用巧克力、酒精饮料、生乳制品、柠檬汁等富含酚类的食物也容易诱发偏头痛。

与男性相比，女性更易患上偏头痛，概率是男性的 3 倍以上，且这种顽固的疼痛更容易发生在那些工作压力大的职业女性身上。

偏头痛患者要注意少吃或者不吃巧克力，不饮用咖啡、浓茶、啤酒、白酒，不要吸烟；避免睡眠过多、睡眠姿势怪异或趴着睡（腹朝下）；在医师指导下做深呼吸、冷敷与热敷、脸部美容操、扎头带等，都有利于减轻偏头痛。

持续性头痛需要警惕脑肿瘤吗

持续性头痛可以由各种原因引起，但如果中老年人出现持续性头痛，需要警惕脑肿瘤。脑肿瘤有良性和恶性之分，良性肿瘤包括脑内的囊肿、结核瘤等，恶性肿瘤则是脑内原发或从其他部位转移的癌细胞。无论良性还是恶性，都将压迫脑细胞，表现出不同症状，但最为明显的症状就是持续性的头痛。

（1）进行性加重的头痛。早期的头痛为间歇性发作，多发生于夜间或清晨。当肿瘤增大时，疼痛加剧，并逐渐转为持续性，咳嗽、打喷嚏、呕吐、用力排便等都会使头痛加重。改变体位也会影响到头痛的程度，如站立时，脑压相对降低，疼痛减轻；卧位时，脑压相对增加，疼痛加剧。

（2）头痛剧烈时伴有恶心、呕吐，但吐后短期内头痛症状减轻。

（3）非眼科疾患的视力下降、复视、斜视或单侧眼球突出。当脑肿瘤直接压迫视神经，不仅视力突然下降，还可能导致失明。

（4）身体其他部位已发现恶性肿瘤，随后出现头痛、呕吐等，很可能是癌细胞转移至脑所致，常见的这类癌症有肺癌、绒毛膜上皮癌等。

此外，脑肿瘤患者还可出现精神异常，由于位于大脑前部额叶的脑瘤可破坏额叶的精神活动，引起兴奋、躁动、忧郁、压抑、遗忘、虚幻等精神异常表现。有的脑肿瘤患者还可出现幻嗅、耳鸣、耳聋。耳鸣、耳聋这些现象多在打电话时发觉，即一耳能听到，另一耳听不到，该表现多是听神经瘤的先兆。有的患者可出现跟跄步态或偏瘫。

当中老年人经常出现上述症状，需到医院进行脑血管或脑室造影，以及CT扫描等检查，一旦确诊，要尽早手术切除，或是采用减压、姑息手术，或者放疗及免疫治疗。

后枕部头痛是颈椎病引起的吗

许多中老年人后枕部经常出现疼痛，而且随着年龄的增大，疼痛越来越频繁，经过医生检查之后，大多数没有发现头的后枕部有问题，而是被诊断为颈椎病。医学专家普遍认为，颈椎病之所以能引起头痛主要有以下原因：

（1）颈椎病累及颈部肌肉，引起颈部肌肉持续痉挛性收缩，导致颈部肌肉的血液循环障碍而引起后枕部经常出现疼痛。

（2）颈椎病直接刺激、压迫或牵拉头的枕部头痛敏感组织而引起后枕部经常出现疼痛。

（3）颈椎病变刺激、压迫或损伤第一、二、三对颈神经而引起头痛，尤以枕部为重，也可通过神经的反射作用，使疼痛放射至头部。

（4）病变可刺激或压迫椎动脉周围的交感神经丛或颈部其他交感神经，使椎基底动脉系统或颅内外动脉舒缩障碍而产生头痛。

（5）椎动脉型颈椎病患者，因病变直接累及椎动脉，使椎基底动脉系统供血不足而产生头痛。

如果中老年人后枕部头痛确诊是由颈椎病引起，那么就要避免长时间低头伏案工作或仰头看电视。应在伏案工作或仰头看电视1～2小时向远方眺望半个小时，并让头颈部向左右转动数次，转动时应轻柔、缓慢，以达到该方向的最大运动范围为准。这样既可消除疲劳感，又有利于颈椎的保健。

高血压患者的头部常有哪些症状

高血压是中老年人的常见病，主要危害在于对心、脑、肾等器官的损害，可明显地降低患者的生活质量，严重地危害人们的生命。目前，我国高血压患者数量以每年350万人的速度增加。

中老年人患了高血压后，头部容易出现以下症状：

（1）头晕：突然下蹲或起立时出现短暂性头晕，或出现持续性头晕严重妨碍思考、影响工作，对周围事物失去兴趣，当出现高血压危象或椎基底动脉供血不足时，可出现与内耳眩晕症相类似症状。

（2）头痛：额部两旁的太阳穴和后脑勺出现持续性钝痛或搏动性胀痛，

甚至有炸裂样剧痛，常在早晨睡醒时发生，起床活动及饭后逐渐减轻。

（3）出血：高血压可致脑动脉硬化，使血管弹性减弱，脆性增加，故容易破裂出血。其中以鼻出血多见，其次是结膜出血、眼底出血、脑出血等。据统计，在大量鼻出血的病人中，大约80%患高血压。

中老年人久蹲站起头晕是什么原因

许多中老年人都有过这样的体验：久蹲后起立时总是感觉头晕目眩，有时候还会感觉眼前一片漆黑，稍不注意就会摔倒，这多是罹患直立性低血压的征兆。

直立性低血压是中老年人的常见病。据统计，65岁以上老年人患直立性低血压者约占15%，其中75岁以上的老年人高达30%～50%。中老年人由于心脑血管逐渐硬化，大血管弹性纤维也会减少，交感神经增强，可使中老年人收缩期血压升高。长期偏高的血压，不仅损害压力感受器（位于颈动脉处）的敏感度，还会影响血管和心室的顺应性。当体位突然发生变化或服降压药以后，在血压突然下降的同时，缺血的危险性也大大增加。此外，中老年人耐受血容量不足的能力较差，可能与其心室舒张期充盈障碍有关。因此，任何急性病导致的失水过多，或口服液体不足，或服用降压药及利尿药以后，以及平时活动少和长期卧床的中老年人，站立后都容易引起直立性低血压。

一般来说，中老年人发生直立性低血压时，应立刻将病人抬放在空气流通处，或将头放低，松解衣领，适当保温，病人很快会苏醒。

为预防直立性低血压，中老年人除了饮食要合理外，还要坚持适当的体育锻炼，增强体质，保证充分的睡眠时间，避免劳累和长时间站立，尤其要注意做好体位转换的过渡动作。

中老年人哈欠不断为什么要首先排查脑卒中

每个人都有过打哈欠的经历，这多是大脑缺氧、疲劳的象征，通过打哈欠可使胸腔内压力下降，上下腔静脉回流心脏的血量增多，心脏的输出血量增多，脑细胞的供血能力得到改善，有效改善大脑缺氧状态。中老年人尤其爱打哈欠，这是因为中老年人的脑血管发生硬化，管壁弹性降低，管腔变得狭窄，大脑血流量也随之减少，致使脑组织呈缺血、缺氧状态。

但如果中老年人，尤其是高血压、脑动脉硬化者，频频打哈欠，则可能是缺血性脑卒中的先兆，应提高警惕。有研究发现，70%～80%的缺血性脑卒中患者在发病前1周左右，会因大脑缺血、缺氧而频繁出现打哈欠的现象。因此，中老年人，尤其是有心脑血管疾病者，若出现无诱因的频繁哈欠，

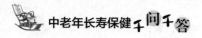

切不可掉以轻心，应及时去医院检查。

中老年人头发早白要预防什么病

医学研究发现，白发与冠心病有着相当密切的关系。有医学专家对一组心肌梗死病的患者进行跟踪调查，发现其中24%的人在30岁以前就出现了白发。

有资料表明，体内如缺乏微量元素铜和锌，即铜与锌的比例下降后，毛发就会出现黑色素生成障碍。专家们通过对头发的微量元素测定发现，头发中铜元素的含量与头发颜色的深浅有很大关系。黑发所含的铜元素含量高于黄发，黄发中的铜元素含量又高于白发。缺锌还易引起体内胆固醇代谢紊乱，血中胆固醇增高，加重动脉粥样硬化而致冠心病。

因此，中老年人在平时要注意吃一些含铜食物，如坚果类（核桃、腰果）、豆类（蚕豆、豌豆）、谷类（小麦、黑麦）、蔬菜、动物肝脏、肉类及鱼类。注意不要进食过量糖果、饼干、甜食等高糖食物，以防止因人体缺铜而诱发冠心病、心脏病等心血管疾病，还起到预防头发早白的作用。

中老年人还要注意吃一些含锌食物，如肉类、猪肝、家禽、牡蛎、海蟹、田螺、黄鳝等，以维持人体内有充足的锌，保持正常血清胆固醇在动脉壁的浸润沉着，还能破坏钙盐在血管中的沉积，防止动脉硬化病变的形成，有利于防治冠心病，还有利于预防头发早白。

中老年人白发突然转黑是好事吗

中医认为，发为血之余，肾之华在发，即头发是由多余的血液生成，肾脏的光彩表现在头发上。故血气充盈头发就茂盛，肾气虚弱头发就没有光泽甚至变白。

随着年龄的增长，中老年人身体机能进一步衰退，体内气血不足，毛发就会逐渐变白。然而，如果中老年人的白发突然出现大部分或全部转黑，尤其是伴有皮肤变嫩、性功能亢进等现象，这往往不是"返老还童"的吉兆，而可能是脑垂体肿瘤、肾上腺肿瘤、脑瘤等严重疾病的早期信号，应及时到医院找医师诊查，以辨明是否患了某种疾病。

为什么有的中老年人会出现"鬼剃头"

随着年龄的增长，身体机能会逐渐下降，代谢也逐渐减缓，从而导致头发营养的供给不足，头皮的毛囊数目也逐渐减少，逐渐脱发。然而，如果在一夜之间出现局部性脱发，就是斑秃，俗称"鬼剃头"，这是一种骤然发生的局限性斑片状的脱发性毛发病。若所有头发脱落，称为全秃，全身毛发尽落则称普秃。

现代医学认为,斑秃的原因主要是神经性过敏、细菌性感染、内分泌失调、免疫系统失调等。中医则认为斑秃是肝肾亏虚所致。发为血之余,头发能反映肾的状态,而肾藏精生髓(髓有造血功能),因此若肾气亏虚,血气不畅,头发便会干枯脱落。根据临床经验,有"鬼剃头"的患者,体质大都是肝肾亏虚,而在病发前曾长期睡眠不足、工作过劳,或精神紧张,以致消耗过度,肾气严重亏损,从而导致部分头发脱落。

对于斑秃,中医的治疗方法是养血养阴、壮肾及行气活血,借以改善体质,提高造血功能,令头发再度生长。患者无须惊惶不安,过度担忧反而会造成内分泌失调,减慢复原速度。如果中医治疗会让病情有所改善,在吃药之余,还应有适当休息,同时要注意饮食营养。

为什么老年人要注意面部出现老年斑

随着年龄的增长,人体皮肤新陈代谢变缓,老年人的皮肤也就容易出现问题,尤其容易出现老年斑。老年斑,全称为"老年性色素斑",又称为脂溢性角化,也叫寿斑,是指在老年人皮肤上出现的一种脂褐质色素斑块,属于一种良性表皮增生性肿瘤,多出现在面部、额头、背部、颈部、胸前等,有时候也可能出现在上肢等部位。

现代医学研究表明,老年斑并非长寿的标志,而是人体内脏衰老的象征,表示细胞进入了衰老阶段。这种色素不全聚集在体表的细胞上,也侵犯体内各脏器,在人们看不到的脏器上留下痕迹并造成危害。比如,它出现在脑细胞上便会引起智力和记忆力减退;聚集在血管壁上,会发生血管纤维性病变,引起高血压、动脉硬化、心脏病。因为这种脂褐质色素是细胞氧化后的产物,一旦聚集过多便影响脏器功能,使人渐渐衰老。

如果老年人突然在短期内长出大量的寿斑,提示体内可能隐藏着恶性肿瘤,应立即到医院进一步检查,明确诊断,及早治疗。

老年人应积极采取措施,以控制和延缓寿斑的出现和发展,具体如下:

(1)调整饮食结构,常吃有补脑作用的食品,如核桃、黑芝麻、桂圆、花生、蜂蜜、蜂王浆、鱼和豆制品等;多吃新鲜蔬菜和水果,如苹果、柑橘、桃子、黄瓜、丝瓜、西红柿等。

(2)在医师的指导下服用维生素 E 和维生素 C 药剂,可使老年斑缩小,颜色变淡,逐渐消失,还能使皮肤变得白皙、滋润,皱纹逐渐减少。

(3)在医师的指导下使用有益气养血活血、补益肝肾功效的中药,如人参、黄芪、当归、丹参、枸杞子等及以上述中药为主要成分的制剂,可有效防治老年斑。

（4）坚持适度劳动与锻炼，勤用脑，常思考，保持乐观的情绪，对防治老年斑大有帮助。

为什么有的中老年人脸上突然长出小胎毛

研究显示，如果成年人尤其是中老年人突然开始大量长出类似"胎毛"的毛发，应该提高警惕，因为这可能是癌症的征兆。

这种可能是癌症征兆的毛发通常很纤细，颜色不同于皮肤本色，并且长度超过普通汗毛，类似于婴儿出生时遍身的细软的胎毛，医学上称毳毛。这些毛发通常出现在脸部，尤其是眉毛、前额、耳朵和鼻子上，有时也会出现在身体上。

成年人如果突然长出很多胎毛，表明毛囊回转到胚胎阶段，可能是内脏恶性肿瘤分泌了一种激素，由激素刺激毛囊引起的。临床上发现，这种胎毛增多者以肺癌患者和结肠癌患者为多见，且胎毛增多常出现在恶性肿瘤的初期，有时出现在恶性肿瘤其他典型症状出现前几个月，甚至更长时间。这是内脏恶性肿瘤的皮肤标志，但不是恶性肿瘤转移到皮肤。这种胎毛增多一般先从面部的颊、颌、额和耳部开始，逐渐扩展到颈、肩、躯体等处。因此，成人出现胎毛增多，需要提高警惕。

据统计，对女性来说，最可能导致长"胎毛"的是大肠癌，其次是肺癌和乳腺癌；而对男性来说，最可能的是肺癌，其次是大肠癌。

因此，中老年人一旦出现异常的"胎毛"生长，应该早做检查，及时治疗。

第二节
中老年人的耳鼻异常

耳朵色泽如何反映全身疾病

现代医学认为,耳朵好比一个微型人体,人体的每一个组织器官均可在耳朵上找到相应的穴位,当这些组织器官发生病变时,这些穴位也必然产生相应的改变。可见,中老年人通过观察自己的耳朵,就能了解自己的身体状况。

一般来说,耳朵的正常颜色微黄而红润,与面部肤色大体一致,若其颜色发生异常,则可能是由某种疾病所致:

(1)耳郭淡白无血色,多见于感受风寒,或寒邪内伤脏腑,或气血亏虚,或肾气虚衰,多见于贫血、失血症及慢性消耗性疾病。

(2)耳朵局部见到点状或片状白色隆起,光泽发亮,或边缘红晕,多为慢性疾病在耳穴上的反映。比如,胃区呈不规则的白色隆起,可能有慢性浅表性胃炎;肺区色白疑为肺气肿;支气管区色白,可能为慢性支气管炎;心区水肿色白,伴有心区生理凹陷度消失,多为冠心病、风湿性心脏病;胆区片状色白,可能为慢性胆囊炎、胆石症;肝区呈白色片状隆起,可能为慢性肝炎、肝大等。

(3)耳郭颜色加深,呈鲜红或暗红色,为热证,如各种急性热病。如果伴有红肿疼痛,则为肝胆热盛,或火毒上攻,可见于耳郭炎症、疖肿、湿疹或中耳炎等。

(4)耳朵局部区域呈点状、片状或不规则红润,如果颜色鲜红,多见于急性病症、痛症疾病;如果颜色暗红或淡红,则多见于疾病的恢复期或病史较长的疾病。比如,胃区呈现点状或片状红润,界限不清,多为急性胃炎,如果界限清楚，则多见于胃溃疡活动期；大肠区呈片状充血，可能为肺结核活动期；心区大片不规则、凹凸不平、颜色暗红，可见于风湿性心脏病等。

（5）耳垂经常潮红为多血质体质者，由于受寒，耳垂变为紫红色，就会肿胀发展为溃疡，还容易生痂皮，这是体内糖过剩的表现，易患糖尿病。

（6）耳垂青色为房事过多的表现。

（7）耳背上见到红色脉络，并伴耳根发凉，多为麻疹先兆。

（8）耳轮焦黑、干枯为肾精亏极的征象。

中老年人为什么会出现耳鸣

耳鸣是一种常见的临床症状，中医认为，引起耳鸣的主要原因在于脾胃，正如《黄帝内经》所说："五脏皆禀气于脾胃，以达于九窍；烦劳伤中，冲和之气不能上升，故目昏耳聋。"现代医学研究也证实，脾胃内伤，累及耳神经，是导致耳鸣耳聋久治不愈的根本原因。随着年龄的增长，脾胃功能逐渐衰退，人体内清阳之气不升，浊阴之气上扰头面，耳神经细胞也会受到损害，耳鸣现象便会产生。

耳鸣还常常是耳部或全身某些疾病的早期信号，因此应引起人们的注意。那么耳鸣与哪些疾病有关呢？

（1）全身性疾病：当肾病、肝胆疾病、糖尿病、结核病、慢性支气管炎等疾病导致全身功能紊乱时，常会出现耳鸣症状，其特点与药物中毒引起的耳鸣一样，都是高音调、双侧性。这种耳鸣一般会随上述疾病的康复而消失。

（2）心脏疾病：有资料表明，耳鸣可能是冠心病的先兆，因为耳蜗对缺血缺氧比较敏感。耳鸣可作为早期心脏病的重要标志。因此，一个原来没有耳鸣症状的中老年人，在近期内突发耳鸣，应及时检查血脂、血压及心电图，以明确是否患有隐性心脏病。有些人长期耳鸣，但如果近期耳鸣加重，也应该检查心脏。

（3）身体虚弱：这种耳鸣多没有器质性病变，常由于血管张力不足、局部供血差引起。中医认为，它是肾虚的表现。

（4）神经衰弱：这种耳鸣音调高低不定，多为双侧性，常伴有头痛、头昏、失眠、多梦等症状。这种耳鸣还与忧郁有关，调节情绪可使之好转。

为什么有的中老年人耳垂出现皱褶

有的人年老后，在两侧耳垂会出现深而斜行向下连贯的皱褶，该皱褶大多起于耳屏切迹，斜向后至耳垂外下缘，多呈线形、弧形（较短或不连贯者不在内）。可别小看这小小的褶皱，实际上这意味着动脉硬化、心脏缺血。

科学研究人员做了大量的统计表明：耳垂处小小的皱褶同动脉异常是有

关联的。近年来国内外学者发现,罹患冠心病的人,耳垂上几乎都有一条皱褶。因为冠状动脉病变会累及全身小动脉,引起微循环障碍,耳垂作为末端部位,是一种既无软骨又无韧带的纤维蜂窝状组织,易受缺血缺氧的影响,产生局部收缩,导致皱褶出现。因此,当中老年人的耳垂上出现了皱褶,应及时检查心脏。但要注意,耳垂皱褶仅仅是作为冠心病的参考,并不是有耳垂皱褶的人一定是冠心病患者。

为什么中老年人要注意耳痛

中老年人出现了耳痛,除了是耳本身疾病的症状之外,也可能是邻近器官的疾病发生的反射性耳痛。耳痛最主要的原因是发炎,包括外耳道炎(即耳疖肿)和急性化脓性中耳炎。两种疾病耳痛都较剧烈,重者可以影响睡眠,但是疼痛的性质又有所不同。

耳疖发展的不同时期可分别表现为持续性痛和跳痛。当用手触压耳道周围、张口和咀嚼运动时,疼痛加重。疖肿化脓破溃后,耳痛迅即消退。急性化脓性中耳炎的耳痛,疼痛部位在耳道深部,触压和咀嚼运动对它无明显影响,而在吞咽、打哈欠或擤鼻涕时耳痛加重。

急性化脓性中耳炎多因上呼吸道感染、急性鼻炎或鼻窦炎时,炎症经咽鼓管进入中耳引起。当患鼻炎期间鼻分泌物增加影响鼻呼吸时,或在游泳期间鼻腔进水时,为了擤出分泌物或水而用手捏住双侧鼻孔用力向外擤,这样最容易把分泌物挤压到中耳里去。

耳周神经痛也是耳痛的原因之一。神经痛表现为阵发性的如针刺样的剧痛,触压疼痛不加重,耳检查外观无任何异常。对于持续性耳痛、顽固性耳痛应提高警惕,这可能是恶性肿瘤的一个表现。

还有一种反射性耳痛,多见于咽部疾病,例如扁桃体周围炎、咽部溃疡、咽部肿瘤、智齿周围炎等。

中老年人耳中分泌物过多是什么原因

出于杀菌、抑制细菌生长、保护外耳道皮肤、抵抗潮湿、粘住灰尘及小虫的需要,人的耳朵分泌一种黄色黏稠液体,在医学上叫耵聍,俗称耳屎。正常情况下,耳屎在外耳道皮肤表面呈一薄层状态。由于它暴露在空气中,干燥后形成薄片,随人的头位改变及下颌关节的活动而自行脱落,可见,耳屎一般是不会积存的,也不用人工清理。

但有时,由于人体健康出现异常,会导致耳屎分泌过多,且又与尘埃、脱落的上皮细胞集结成较大的棕色团块,滞留在外耳道,就会形成耵聍栓塞。如栓塞的耵聍遇水膨胀,则形成耳堵塞,从而引起耳闷胀,听力减退、耳鸣、耳痛，严重时还会引起外耳道炎症。

一般来说，发生耳堵塞后，应用挖耳勺轻轻取出过多的耳屎。耳屎太硬，不易取出时可用3%的苏打水或甘油、橄榄油等软化。实在取不出时，应去医院请医生取出，切忌硬行挖取，否则会损坏外耳道皮肤和鼓膜而引起感染。

当然，更重要的是，中老年人要及时找出引起耳屎过多的原因，并进行针对性的治疗：

（1）急性化脓性中耳炎：初期出现咽鼓管充血肿胀、发热、全身不适、烦躁不安等症状，渐渐发展至内耳剧烈疼痛，耳朵流脓，听力下降。出现这种症状应及时去医院就诊，并要注意防止感染扩散进而形成脑内脓肿，还要防止转变为慢性中耳炎。

（2）慢性化脓性中耳炎：俗称"耳朵底子"，多因急性化脓性中耳炎未能及时治疗而转化，表现为听力减退，耳内间歇性流脓或持续性流脓。应及时清除脓液，并使用抗生素治疗。

（3）外耳道发炎：掏耳朵、游泳、洗澡时耳道进水，导致严重的耳朵疼痛，且咀嚼、张口或打哈欠时疼痛加重，甚至耳朵流液，这多是外耳道发炎的表现。这时应对外耳道进行消毒处理，可用8%的醋酸铝敷患处，也可用2%~5%的硝酸银涂抹，或使用抗生素治疗。

（4）鼓膜破裂：感到耳鸣、耳痛，外耳流出少量血液，听力下降，多为鼓膜破裂，应注意保持鼻腔的畅通，用抗生素防止感染，必要时要进行手术修复。

（5）外耳恶性肿瘤：肿瘤可能发生于耳外，也可能发生在耳道内。早期没有任何症状，当耳道流出血性分泌物时已到晚期，多采取手术治疗，配合化学药物治疗或放射治疗。

为什么鼻子能反映五脏六腑的疾病

中医里有"上诊于鼻，下验于腹"的说法，可见在中医面诊中，鼻子具有很大的价值，有"面王"之称。鼻子位于面部正中，根部主心肺，周围候六腑，下部应生殖，所以，鼻子及其四周的皮肤色泽最能反映五脏六腑的疾病。

鼻子在预报脾胃疾病方面尤其准确。病人出现恶心、呕吐或者腹泻之前，鼻子上会冒汗或者鼻尖颜色有所改变。一些容易晕车的人感觉会比较明显。

（1）如果鼻梁高处外侧长有痣或者瘩子的话，说明胆先天不足。这是因为鼻梁是胆的反射区，如果此处出现了红血丝，或者年轻人长了青春痘，再加上早上起来嘴里发苦，多半就是胆囊有轻微的炎症了。

（2）如果鼻子的色泽十分鲜明，说明脾胃阳虚、失于运化、津液凝滞。就是说，患者的脾胃消化功能不好，水汽滞留在胸膈，会出现关节疼痛的症状。

（3）如果鼻头发青，而且经常伴有腹痛，这是因为肝属木，脾属土，肝气疏泄太过，横逆冲犯脾胃，影响了脾胃的消化功能，应服用一些泻肝胆和补脾胃的药。

（4）如果鼻尖微微发黑，说明身体里有水汽，是"肾水反侮脾土"的表现。本来应该是土克水，结果（肾）水反过来压制了（脾）土，水汽肆虐，以致肾的脏色出现在脸上。

（5）如果鼻子发黄，说明胸内有寒气，脾的脏色出现在脸上。人体中阳不足，脾胃失于运化，吃下去的冷食或者凉性食物积聚在脾胃，这些寒气上升又影响到了胸阳，所以寒气就滞留在脏腑中。如果鼻子发黄，但光泽明润，那就不用担心了，这是即将康复的兆头。

鼻子呼出臭气是疾病信号吗

鼻子是人体呼吸的重要通道，如果呼出的气体带有臭味，往往是身体健康出现问题的征兆。一般来说，鼻子呼出臭气预示着以下几种疾病：

（1）萎缩性鼻炎：由于鼻腔变宽，通气量增大，鼻腔里干燥结痂，易流鼻血，痂下分泌物因细菌作用分解，产生恶臭味，但患者因嗅觉减退，不知其臭。此外，患者还会有头晕、头痛等症状。轻者可用薄荷、樟脑、液状石蜡合剂治疗，使鼻腔湿润除臭，重者可施行手术。

（2）干酪性鼻炎：表现为单侧鼻腔和鼻窦内充满黄白色带有臭味的干酪样物质，与鼻息肉或鼻内异物阻塞引流有关，治疗上应清除鼻腔内肉芽及干酪样物，若侵及上颌窦，可施行手术除去病灶。

（3）鼻腔异物：不慎将豆类、小珠、纸团等塞入鼻腔，致使某侧鼻腔阻塞，并充满大量黏稠混有血液的鼻涕。医师确诊后，将异物取出，其症状将自行消失。

（4）鼻腔癌：表现为一侧渐进性鼻塞，鼻涕带血，并伴有特殊臭味。鼻窦癌在晚期可造成鼻塞，亦可经常流血性鼻涕，还会出现眶、额、鼻、面颊、牙齿部位的压迫性疼痛。

（5）恶性肉芽肿：又称坏死性肉芽肿，多发生在面部中线器官，尤其是鼻部，表现为不断发展的肉芽增殖性溃疡，可分为三个时期：早期鼻塞、流水样鼻涕或鼻涕中带血，有日益加重的鼻臭；活动期面部溃疡扩展，鼻中隔破坏，鼻涕呈脓血状，臭味全室可闻；晚期出现内脏、皮肤、淋巴结转移。

因此，中老年人如果发现自己出现了以上症状，一定要及早去医院检查，早发现早治疗。

鼻子发红可能与毛囊虫有关吗

一些中老年人发现自己鼻子总是红红的,而且还总是很干燥,有时起一些略透明的小包,这多是感染了毛囊虫。

毛囊虫是人体皮肤感染的一种最常见的寄生虫,医学上称为蠕形螨。毛囊虫寄生在皮肤的毛囊和皮脂腺内,用其针状的口器刺入人体组织细胞内吸取营养,并不断地排泄其代谢产物。毛囊虫主要是接触传染的。15岁以上人群感染率可达95%,但大多数为健康带虫,皮肤无损害,也无任何感觉。一旦发病,主要表现为皮肤潮红、粗糙,出现红斑丘疹或脓丘疱疹等,大多数发生在面部皮脂腺丰富的部位,如鼻尖、鼻唇沟、额部及颈部。由于鼻部皮脂腺特别丰富,故容易形成红鼻子(俗称酒渣鼻),也可发生在口周围,称口周围炎,发生在眼睑部即是眼睑炎,有时可累及两颊,甚至整个面部的皮肤,因此不可忽视。

治疗毛囊虫感染最好的办法是涂抹肤螨灵(又名肤螨杀定),具体用法是:在晚间睡觉前先用热水香皂洗去面部油垢,擦干后用手指蘸少许药膏涂于患处,轻轻搓擦,每晚1次,第二天早上洗去药膏。

中老年人鼻痒提示哪些疾病

中老年人经常鼻痒要注意以下疾病:

(1)花粉症:又称季节性变态反应性鼻炎,是因对花粉和霉菌过敏所致。鼻痒为阵发性,持续时间不定,轻重不一。患者的重要信号之一是鼻痒,并伴有鼻溢液、鼻塞、流泪、打喷嚏等。根据发病的征象和花粉敏感试验可做出正确诊断。

(2)急性鼻炎:初期具有鼻腔、鼻部痒感及频发喷嚏,这是由于鼻黏膜受病毒和细菌感染后,血管收缩,局部缺血,分泌物减少而刺激黏膜表层感觉引起的。病程进入中期后痒感减轻或消失,分泌物增多并有全身症状出现。

(3)常年性变态反应性鼻炎:鼻痒是该病的重要症状之一,并伴有鼻塞、鼻溢液、打喷嚏等。其鼻痒较花粉症状要轻。

(4)鼻湿疹、鼻前庭炎:也会出现鼻痒,并伴有皮肤病变。

注意,有鼻痒症状时,忌经常用手抠,应及时进行相应检查及治疗。

中老年人流鼻血不止需防血压增高,对吗

一些中老年人出现流鼻血不止的情况,往往以为是上火的原因,因此常常吃一些清火的药,却不见效果。这时,去医院检查,才知道是高血压所致。

为什么高血压会引起鼻出血呢?这是由于鼻腔黏膜薄,毛细血管丰富、

表浅，当血管壁压力增大时可引起毛细血管破裂而出血，又由于中老年人血管弹性差，血管收缩、舒张功能障碍，一旦出血，还不容易止住。而且长期高血压容易形成脑部小动脉的微动脉瘤，如果血压骤然升高，可引起血管破裂而致脑出血，在眼部可引起视网膜出血和渗出，甚至危及生命。

因此，患有高血压的中老年人必须要掌握一些鼻出血的自我止血常识：鼻出血后，要保持精神镇静，采取半卧位，不要弯腰或蹲下，否则会使头部血压增高，不利于止血；然后用冷毛巾做额部及鼻部冷敷，促进鼻黏膜血管收缩而止血；同时用手指捏紧鼻翼5分钟左右，对鼻腔前部出血者可起到压迫止血的作用，也可用清洁纱布条或棉花球堵塞出血的鼻孔，但注意不要蘸上麻黄碱或肾上腺素药物，因为这些药物虽可局部止血，但具有升高血压的作用，反而会加重高血压的病情。高血压患者要想更快地止住鼻出血，还要尽快降低血压，可在平时服用降压药物的基础上加服1~2次，具体用药量应视病情酌量，或遵医嘱。此外，高血压患者平时要少做吹气、鼓腮等屏气性动作，有利于预防鼻出血。

怎样从人中的颜色来查病

人中呈黑色，或有黑斑、黑块者，往往预兆肾阳虚，提示肾上腺皮质功能减退或脑垂体功能不足所引起的艾迪生病、西蒙氏病、席汉氏病等肾虚疾患。人中色灰暗，常伴有畏寒、肢冷、溺清，提示女子宫寒不孕、子宫颈炎、附件炎、卵巢囊肿、子宫肌瘤等，男子阳痿、性欲减退、前列腺炎、睾丸炎等。人中微赤者，为发痈之病。人中呈紫色或稍带黑色，为伤食的表现。人中微青为寒病。人中赤黑相间伴有脐下忽胀大疼痛者，为胞中出血之候。人中见有赤颗小粟疮或常见黑斑，如烟煤晦暗者，为胃或前阴（生殖器）湿热糜烂、瘀血凝集作痛之象。人中暗绿者，为胆囊炎、胆绞痛的表现。人中白者，为不治之危候。

第三节
中老年人的手足异常

指甲形状是健康的晴雨表

指甲形状多为先天性，与遗传因素有关，所以指甲形状经常能反映身体的体质差异。

（1）百合形：指甲比较长，中间明显突起，四周内曲，形状犹如百合片，多见于女性。拥有此甲的人从小就比较多病，尤其容易出现消化系统方面的问题。

（2）扇形：指甲下窄上宽，指端呈弧形。拥有扇形指甲的人，多半为天生的强体质型，从小身体素质就很好，耐受能力很强，但是他们很容易忽视自己的健康。

（3）圆形：指甲呈圆形的人大多体格健壮，很少得病，但他们对疾病的反应不灵敏，很难自觉出身体的异常情况，常常错过最佳治疗时期。

手指甲的纹理与健康有什么关系

健康的指甲比较平滑，没有凸起或凹陷条纹。因此，中老年人需要注意自己手指甲的纹理变化：

（1）竖纹：指甲表面出现一条条的直纹，多在操劳过度、用脑过度后，或睡眠不足时出现。如果竖纹一直存在，则可能是体内器官的慢性病变。

（2）横纹：指甲表面出现一条条的横纹，多是体内出现病变的征兆。横纹开始时只在指甲的最下端，随着指甲的生长，逐渐向上移动，也就预示着离发病时间越来越近了。

（3）凹沟形：指甲上有较深的凹沟，表示体内寄生虫数量多，或有肠道麻痹。大拇指甲有凹沟，常有精神不振；食指甲有凹沟，皮肤易发疹；中指甲有凹沟，表示患有肌无力症；无名指甲有凹沟，易患目疾；小指甲有凹沟，易患肝胆系疾病及咽喉炎、神经痛等。

为什么手指甲月牙儿是健康的晴雨表

每个人的手指甲（小指不一定有月牙儿）根部都有个半月形的"小月亮"，叫半月痕，俗称健康圈。专家普遍认为，看一看手指甲，数一数上面的月牙儿，大致就能知道身体哪里出了问题。因为当身体有病或是气血衰退、血液循环不好、长期处于疲劳状态的时候，月牙儿就会发生变化甚至消失，通过调理，身体恢复健康后，月牙儿又会重新长出来。而且，精力越充沛半月痕越白，面积也越大，因此指甲月牙儿有人体精力是否充沛的刻度表之称。

1. 月牙儿大小

一般年轻人大拇指月牙儿大小是指甲的1/5，边缘清晰。通常男性指甲月牙儿宽约3毫米，女性略小，食指、中指、无名指宽窄依次递减，小指多无。老年人手指甲月牙儿较窄，营养不良者常消失。

凡月牙儿越少越寒，无月牙儿为寒型（体内阳气虚弱而阴寒较旺盛），此类中老年人大多脏腑功能低下，气血运行慢，容易疲劳乏力，精神不振，吸收功能差，面色苍白，手脚怕冷，心惊，嗜睡，容易感冒、反复感冒，慢慢就精力衰退、体质下降，甚至痰湿停滞、气滞血瘀、痰湿结节，易生肿瘤。

如果月牙儿都大于指甲的1/5，尤其是小指也有月牙儿，多是热证，大多体内阳气较旺盛，脏腑功能亢进，可见面红、上火、烦躁、便秘、易怒、口干、食量大、不怕冷、好动，甚至血压高、血糖高、易中风。

如果月牙儿的边界模糊不清、颜色逐渐接近甲体颜色、半月痕逐渐减少并消失，多是体内寒热交错或阴阳失调的原因，往往会患有消耗性的疾病、肿瘤、出血等。

发现月牙儿减少，中老年人不必惊慌，可以先调整自己的生活规律，多吃富含优质蛋白质的饮食，如奶类、蛋类、豆类、鱼类等以及黑米、黑木耳等黑色食品，同时多摄取维生素以及锌、铁、钙等微量元素，以保持体力旺盛，月牙儿往往会重新长出来。

注意，没有月牙儿的人，虽然不一定就表示有病，但这提示身体处于亚健康状态了。

2. 月牙儿颜色

指甲月牙儿以奶白色为好，越白越好，表示精力越壮。

指甲月牙儿呈粉红，与甲体颜色分不清，表示脏腑功能下降，体力消耗

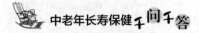

过大，容易患糖尿病、甲状腺功能亢进等病症。

指甲月牙儿呈灰色，表示精弱，影响脾胃消化吸收功能的运行，容易引起贫血、疲倦乏力。

指甲月牙儿呈紫色，多见于心脑血管血液循环不良，供血、供氧不足，易头晕、头痛、脑动脉硬化。

指甲月牙儿呈黑色，多见于严重的心脏病、肿瘤或长期服药引起药物和重金属中毒。

中老年人指甲颜色变化预示着哪些疾病

中医认为，观察人的手指甲颜色可了解人体气血状况，因为当人的某一脏腑、器官发生病变时，血气会相应地反映在指甲上，病变的程度也会以不同的色泽表现出来。健康的指甲颜色均匀，一般比皮肤略红，呈现出轻度红润。

指甲颜色异常主要有以下几种：

1. 甲色偏白

指甲颜色苍白，缺乏血色，多见于营养不良、贫血患者。如果指甲突然变白，则常见于失血、休克等急症，或者是钩虫病、消化道出血等慢性疾病。如果指甲白得像毛玻璃一样，多是肝硬化的征兆。

2. 甲色偏灰

多是由于缺氧造成，一般吸烟者中比较常见；而对于不吸烟的人，指甲突然变成灰色，最大的可能便是患上了甲癣，初期指甲边缘会发痒，继而指甲还会变形，失去光泽变成灰白色，如灰指甲等。

3. 甲色偏黄

多是体内湿热熏蒸所致，常见于甲状腺功能减退、肾病综合征、维生素缺乏症等。

4. 甲色偏蓝

多是心脏不好，并可能患有支气管疾病，饮食上可多食用一些具有活血化瘀和宽胸理气的药食两用中药，如山楂、玫瑰花、藏红花、月季花等。

怎样从指甲的厚薄变化了解健康状态

指甲的厚薄可反映人的精神状态：

（1）指甲厚：性情豁达，意志坚强，但感觉较为迟钝。

（2）指甲薄：感觉力较为敏锐，容易想入非非。

（3）指甲两端深入指肉中：具有激烈、极端的性格，情绪容易兴奋，难以稳定，也可能患有歇斯底里症或失眠症。

（4）指甲薄而脆：可能患有贫血、内分泌功能失调、慢性消耗性疾病、体弱等。

（5）指甲薄，生长也缓慢，萎缩，甚至指甲板从指甲根部逐渐出现纵沟或纵纹：多是长期情志不畅，肝气郁结，易出现急躁易怒、气急心烦、胸胁胀满、口苦头眩等症状。

为什么中老年人指甲上翘易裂需防贫血

有的中老年人的指甲朝上长，略长便会刮着什么东西，裂开，其主要原因就是缺铁性贫血，缺铁性贫血常是偏食或肠胃疾病导致的铁吸收障碍。

中老年人的牙齿咀嚼功能衰退得厉害，因此许多中老年人喜欢喝牛奶，主食和蔬菜的摄入量大大减少，牛奶中铁元素含量很少，长期以牛奶为主食，就容易导致缺铁，严重时即形成缺铁性贫血。

中老年人肠胃功能大大衰退，一旦饮食不当，就可能引发腹泻、慢性肠炎、痔疮、十二指肠溃疡、食管裂孔疝、消化道息肉、胃肠道肿瘤、寄生虫感染等肠胃疾病，最终导致铁吸收障碍，严重时可造成缺铁性贫血。尤其是中老年人胃大部切除术后，胃酸分泌不足且食物快速进入空肠，绕过铁的主要吸收部位（十二指肠），铁的吸收就会减少。

因此，中老年人一旦发现自己的指甲长期上翘，且脸色和嘴唇颜色不好，应及时去医院检查，看是否是缺铁性贫血。

鼓槌指可发现哪些早期疾病

一些中老年人发现自己的手指或脚趾末节变得粗大钝圆，就像是敲鼓用的"鼓槌"一样，但往往不影响日常生活，因此没有在意，常常为自己带来严重后果。

这种鼓槌状手指在医学上被称为"杵状指"，俗称鼓槌指，表现为手指或足趾末端增生、肥厚，呈杵状膨大，多是肺癌、支气管扩张、肺脓肿、先天性心脏病、慢性肾盂肾炎、血管痉挛、肝硬化及胃肠疾病等的征兆。临床上常将鼓槌指作为肺癌的早期表现，且鼓槌指在肺癌的其他症状出现前数月就出现，所以如果发现了鼓槌指，应及时到医院进一步检查。

中老年人识别鼓槌指的方法很简单，就是测量指（趾）端背面皮肤与指（趾）甲盖所造成的角度，倘若此角大于160度，即认为有鼓槌指的存在。角度越大，鼓槌指越严重。鼓槌指的发生一般都是左右手（脚）对称的。

中老年人手掌掌纹能反映哪些疾病

中医认为，人体五脏六腑的健康状况会投射在手掌上，因此通过掌纹的变化，就能知道人体有哪些疾病。

目前能从掌纹上分析出来的疾病近300种。这近300种疾病中，常见病有100多种，呼吸系统疾病如肺结核、肺炎，准确率可以达到80%，甚至90%以上，消化系统疾病如胃肠道疾病、肝炎、消化道肿瘤，准确率也都在85%以上。

下面，我们就来介绍人手掌纹中三条主线可能反映的疾病：

1. 生命线

生命线是手掌断病的重要纹线，标准走向是起点于拇指根线与食指根线的中点，终点以不达到手腕线。生命线长、粗、深、纹路不乱的人，身体健康状态较好，精力较充沛；生命线纤细、短、浅、纹路散乱的人，体质比较柔弱，缺少活力。

（1）出现链锁状：整条生命线均呈链锁状，提示体弱多病；生命线上端出现链锁状，指青少年时期身体状况不佳；生命线下端出现链锁状，提示中老年时期健康状况不佳。

（2）行走中中断：双手生命线在同一地方中断，提示体内患有严重病变；中断处出现星纹，将突发重病。

（3）尾端出支线并呈三角形：晚年易患心血管疾病。

（4）出现岛纹：单个岛纹，易发生出血性疾病、外伤或将动外科手术；上、中部出现连续岛纹，提示患有胃或十二指肠溃疡；起点出现淡褐色岛纹，提示呼吸系统出了毛病；下端出现岛纹，患有前列腺病或子宫病；线尾出现岛纹，晚年疾病缠身。

（5）下端出现箭尾样羽毛状线：七情郁滞，体能衰弱，妇女易患不孕症。

（6）下端出现单边毛状线：身体虚弱，容易劳累。

（7）出斑点和杂色：红色小斑点，患有热性病；绿色小斑点，患有肺炎；黑色小斑点，消化道疾病；呈青色或白色，体力较差，有贫血或瘀血现象；紫色，病毒已侵入血液，或感染梅毒疾患；过分艳丽的绛赤色，肝火旺盛，机能亢进。

2. 智慧线

智慧线与大脑和神经系统密切相关，提示的疾病偏重于神经、精神、五官、智能等方面。正常的智慧线起于食指根线与拇指根线中点（多与生命线源于一点），斜向下呈抛物状行走，终于小鱼际边缘。正常智慧线线纹粗、深，线条清晰，无毛边，走向呈弧度。

（1）出现岛纹：在中指下端出现岛纹，会引起神经衰弱，心力交瘁；在无名指下端出现岛纹，会出现视神经衰弱，易患白内障、青光眼等病；终止在无名指下方，并在终止处出现一个大岛纹，大脑神经有病变，如果兼有健康线接触生命线的纹象，是脑血管病变的预兆；尾部出现浅而大的岛，常杞人忧天，对小事耿耿于怀，易脱发。

（2）断裂或断断续续：在路途断裂，脑、神经系统失常，比如因发高烧使脑机能受损、患有严重的神经衰弱的人。

（3）过长过短均不佳：标准长短应是从起点走行到无名指下中心点，仅从起点走行至中指下方即突然消失，提示脑部出现疾病，如脑出血、脑瘤等；长度仅延伸到中指和无名指结合部，可能患五官疾病，如结膜炎、假性近视、色盲、中耳炎、鼻炎等；超过无名指下中心点，精神不好，常常会做出超越常规的事。

（4）颜色异变：赤红色，易患高血压，有脑出血倾向；青白色，气血不足，易患脑贫血；苍白色且有黑点，易患脑血管病变。

（5）行走异变：呈波浪状，已患神经系统疾病，思想混乱，精力不集中；呈大弧度下甩，末端与生命线相交，性情怯懦，常常陷于困惑忧郁状态中无法自拔，易患忧郁症；抛物线细小，并下垂到月丘下端，且末端呈一岛纹时，有精神病素质。

（6）出现异常乱纹：明显的十字纹，心理不稳定，正气不足，胆气怯弱，易出现恐惧不安症状；羽毛状纹线，体能较差，韧性不足，容易疲劳；纹线非常复杂、出现多处横跨的障碍线，多神经质；一连串链锁状纹，大脑神经不健全。

3. 感情线

感情线又称心脏线，它与心脏关系最为密切，能清楚地反映出以心脏为主的循环系统运行状况。正常感情线起于小指下面掌纹，逐渐向掌心延伸，在食指与中指下部消失，以纹路清晰深刻、头尾连带无间断为佳，感情线的长度要合适。

（1）断裂：在中指或无名指下方断裂，且断裂口较大，易患循环系统或呼吸系统疾病；在小指的下方断裂，且断裂口距离稍远，易患肝脏方面疾病；在运行中多处寸断，心脑血管均有病变。

（2）被立线切过：在无名指下方位置被两条短直而粗重的立线切过，患有高血压病、右心室肥大；在运行中被多条短立线一一切过，身体状况较差，要警惕心脏和肝脏方面的疾病。

（3）岛纹：在中指根下出现岛纹，患有心脏病，可能出现心肌梗死；在无名指下方出现岛纹，要患眼疾；在其他部位出现岛纹，已有视觉神经病变，在血管系统要警惕静脉瘤。

（4）出现杂乱纹线：下端出现许多羽毛状虚线，心脏血管已有病变；呈链锁状或波浪状，易患心脑血管病，应提早进行防治。

（5）颜色变异：黑点，心脑衰弱、心律失常；赤红色，手掌皮肤较干燥，易患高血压、脑血管病变；灰色而干枯，肝脏已发生病变。

中老年人腿痛有可能是冠心病吗

一些中老年人常常会感到下肢发凉怕冷，有时发麻、酸痛、无力，时而发生小腿疼痛抽筋，常以为缺钙所致，在补钙无效后，去医院检查，往往会发现冠心病迹象。

腿痛抽筋与冠心病发病原因和症状差异很大，但它们也有共同之处——发病都与动脉硬化有关：冠状动脉硬化是引起冠心病的主要原因，下肢动脉硬化可引起小腿疼痛抽筋。动脉硬化是一种全身性疾病，表现的症状常因病变部位不同而异。动脉硬化所致的小腿疼痛抽筋多发生在一些中老年人身上，有时在走路时发生，休息一会儿就好了；有时在休息时发作，活动一下又好了。而且，有医学研究证实，一些冠心病患者在心绞痛发作时表现出的却是下肢的放射性疼痛，这一点常被人忽视，还容易把人们的注意力引向腿部疾病，从而造成误诊，延误治疗。医学专家们通过仪器检查，证实在腿部发生疼痛时确实存在心脏的缺血性病变。

因此，当中老年人发现自己腿痛抽筋时，如果排除了缺钙、脉管炎、静脉炎、神经痛等疾病时，应考虑是否是冠心病信号，并及时去医院检查治疗。

第五章 中老年人的健康预警：疾病信号早知道

第四节
中老年人的十大高发病信号

中老年人患冠心病的信号是什么

　　冠心病是中老年人的常见病和多发病，它是由于供应心肌血流的冠状动脉发生硬化，使冠状动脉内腔变窄，从而导致供血不足，出现胸闷、心前区疼痛等症状的疾病。一般来说，中老年人需要密切注意冠心病发出的信号，及时防治。

　　冠心病发出的信号主要有以下几种：

　　（1）劳累或精神紧张时出现胸骨后、心前区或胸前区闷痛或紧缩感，并向左肩、左上臂放射，持续3～5分钟，休息后自行缓解。

　　（2）体力活动时出现胸闷痛、心悸、气短或气喘，休息后自行缓解，或是在运动后出现头痛、牙痛、咽喉部或颈部紧缩感。

　　（3）反复出现心律不齐，不明原因心动过速或过缓。

　　（4）一过性舌麻、吞咽发紧（因"舌为心之苗"）。

　　（5）于熟睡或梦中突然惊醒、憋气，并很快消失。

　　（6）夜晚睡眠枕头低时，感到胸闷憋气，需要高枕卧位方感舒适；熟睡或白天平卧时突感胸痛、心悸、呼吸困难，需立即坐起或站立方能缓解。

　　（7）饱餐、寒冷、情绪激动或听到噪声时出现胸痛、心悸。

　　（8）性生活或用力排便时出现心慌、胸闷、气急或胸痛不适。

中老年人患心绞痛的信号是什么

　　心绞痛是指由于冠状动脉粥样硬化狭窄导致冠状动脉供血不足，心肌暂时缺血与缺氧所引起的以心前区疼痛为主要临床表现的一组综合征，是中老年人，尤其是老年男性和不爱运动的中老年人的常见病。劳累、情绪激动、气候寒冷、饱食等常为心绞痛的诱发因素，而心绞痛频繁发作往往是心肌梗死的信号。

一般来说，心绞痛都会发出如下信号，中老年人需警惕：

（1）心前区疼痛：主要表现为胸骨后疼痛、胸部缩窄感、胸闷、气短、心悸等，疼痛一般在15分钟内可以自行缓解。

（2）头痛：头部一侧或双侧跳痛，且伴有头晕感，往往在劳动时发生，休息3～5分钟则缓解。

（3）面颊痛：少数患者可表现为面颊部疼痛，且有心前区不适。

（4）耳痛：少数患者表现为单侧耳痛，多伴有胸闷、心悸、血压增高。

（5）牙痛：牙床的一侧或两侧疼痛，以左侧为多，但查不出具体的病牙，且与酸、冷刺激无关，用止痛药亦无效。

（6）咽喉痛：表现为咽喉部疼痛，可沿食管、气管向下放射，伴有窒息感，且咽喉无红肿，上消化道钡餐检查无异常。

（7）颈痛：颈部一侧或双侧出现跳痛或窜痛，多伴有精神紧张、心情烦躁。

（8）肩痛：可表现为左肩及左上臂内侧阵发性酸痛。

（9）上腹部疼痛：可出现上腹部或剑突下及右上腹疼痛。

（10）腿痛：放射痛只到腿的前部，有时达到内侧的四个足趾，但不放射到腿的后部。

中老年人患心肌梗死的信号是什么

心肌梗死是冠心病中最常见、最严重的临床表现。一般而言，有家族遗传史、吸烟史、高血压、糖尿病、高血脂、工作压力大等因素的中老年人易患心肌梗死。40～60岁的男性是心肌梗死猝死的高发人群，男性发病的年龄一般比女性小。女性在50岁绝经期后，才容易患此病，原因是绝经期前，女性体内的雌激素对心脏有保护作用。

中老年人需要时刻警惕心肌梗死发出的信号，以免错过最佳的治疗时机，导致生命危险。

一般来说，心肌梗死会发出如下信号：

（1）原来体力尚可，突然出现劳动耐受力低下，稍累即感心慌、气短、出汗。

（2）面色变得苍白或发黄（心主血脉，其华在面）。

（3）一过性胸闷、憋气、胸痛，胸部如有重石沉压感。

（4）变得易出冷汗，尤其是胸前、后背大片出汗（为心汗）。

（5）恶心、呕吐、后背及颈部感觉不舒服，也是心肌梗死的早期症状。

（6）以前没有任何症状或没有冠心病病史，突然出现胸闷、胸部剧烈疼痛持续超过30分钟。

（7）原有心绞痛突然程度加重，发作频繁，休息或含硝酸甘油不能缓解，疼痛加剧，时间延长。

中老年人患高血压的早期信号是什么

高血压是一种以动脉压升高为特征，可伴有心脏、血管、脑和肾脏等器官功能性或器质性改变的全身性疾病，多发生于中老年人群。早期高血压患者的症状并不是很明显，但是在无形之中也会危害到患者的身体健康。因此，中老年人需要格外注意高血压的早期信号。

（1）眩晕：中午或傍晚出现短暂、轻微的头晕目眩，或是在突然蹲下或起立时感到眩晕，多见于中老年女性。

（2）耳鸣：双耳耳鸣，持续时间较长。

（3）头痛：若高血压患者经常感到头痛，疼痛部位多在后脑，而且很剧烈，同时又恶心作呕，就可能是向恶性高血压转化的信号。

（4）心悸气短：高血压会导致心肌肥厚、心脏扩大、心肌梗死、心功能不全，这些都会导致心悸气短。

（5）失眠：多为入睡困难、早醒、睡不踏实、易做噩梦、易惊醒，这与大脑皮质功能紊乱及自主神经功能失调有关。

（6）肢体麻木：常见手指、脚趾麻木或皮肤蚁行感，手指不灵活，身体其他部位也可能出现麻木，还可能感觉异常，甚至半身不遂。

（7）清晨后脑（枕部）发呆、发板、头颈发胀、颈部短暂发硬，多是发生高血压的征兆。

（8）鼾症：是患高血压的重要信号。

中老年人患中风的信号是什么

中风，是中医学对急性脑血管疾病的统称，也称脑卒中，是以猝然昏倒，不省人事，伴发口角㖞斜、语言不利、半身不遂为主要症状的一种疾病。中风是当前对中老年人危害最大、发病率高、后遗症不良、死亡率较高的疾病，因此需格外注意中风发出的信号：

（1）中风早期信号：也称中风远期先兆，可在中风发作前数月至数年出现。其主要表现为：①记忆障碍，以健忘、记忆力减退、注意力不集中为远期先兆特征，并以近期遗忘，尤其以人的姓名遗忘为甚，但理解力及远记忆良好；②感觉异常，以肢麻（尤其指麻）为最常见，有的表现为头皮麻木；③异常动作，以头摇、肌肉瞤动、口角撮动、下眼皮跳为常见。

（2）中风的近期信号：可在中风前数日至数月出现。其主要表现为：①眩晕、头晕，这是中风常见先兆之一；②一过性失语、失明、神志丧失。

（3）中风前夕的信号：可在中风前数小时至数日出现。其主要表现为：①精神萎靡、昏昏欲睡，这是中风的较近先兆，多出现于缺血性脑出血前夕；②头痛、恶心、眩晕，头痛由不定时变为持续性，部位亦由不定变为固定，有时头痛较剧烈，甚至出现恶心、眩晕；③频发肢麻、行走跌绊。

中老年人患糖尿病的信号是什么

糖尿病是中老年人多发病，且随着人民生活水平的提高，其发病率也逐渐升高。糖尿病是由遗传因素、免疫功能紊乱、微生物感染及其毒素、自由基毒素、精神因素等各种致病因子作用于机体导致胰岛功能减退、胰岛素抵抗等而引发的糖、蛋白质、脂肪、水和电解质等一系列代谢紊乱综合征，一旦控制不好会引发并发症，导致肾、眼、足等部位的衰竭或病变，且无法治愈。因此，中老年人一定要时刻警惕糖尿病发出的信号，预防糖尿病及其并发症带来的严重危害。

一般来说，糖尿病会发出以下信号：

（1）眼部病变：由于血糖长期控制不好，会对血管和视神经造成损害，如双眼同时患上白内障，视力迅速下降；瞳孔变小，且在眼底检查时用扩瞳剂效果不佳，放大瞳孔的能力也较正常人差；反复眼睑疖肿、眼睑炎、睑缘炎；眼外肌麻痹，突然上睑下垂、视物模糊、复视、头痛、头晕等。

（2）耳垢增多：耳痒、耳垢异常增多，而且常常是糖尿病越重耳垢越多。

（3）口腔病变：糖尿病患者血管病变和神经病变使牙周组织局部微循环损害，修复能力差，感觉迟钝，易受损伤，免疫力低下易感染，导致口腔烧灼感，口腔黏膜干燥，牙龈红肿，牙痛，牙周组织水肿，牙周袋形成，牙齿叩痛、松动、脱落等。

（4）皮肤病变：皮肤瘙痒症，反复出现毛囊炎、疖肿、痈及皮肤溃疡、红斑和皮肤破损等疾病，严重者甚至出现局部组织坏死或坏疽，常见于肥胖和血糖过高的患者，也可见真菌感染，如股癣、手足癣和念珠菌感染导致的甲沟炎，真菌感染容易发生在身体温暖和潮湿的部位（外阴部、乳房下、脚趾间等）。

（5）夜尿多：指夜间尿量或排尿次数的异常增多。一般来说健康人每24小时排尿约1.6升，正常人排尿次数昼夜比约为：中老年人1∶1，70岁以上的中老年人1∶3。如果夜尿量大于一天总尿量的1/2或昼夜排尿次数比值减少都为夜尿多。

（6）消瘦：体重减轻、形体变瘦，以致疲乏无力，精神不振。病情越重，消瘦越明显。

（7）女性上半身肥胖：腰围/臀围大于0.7的女性不论体重如何，糖耐量试验异常者要占60%以上。当腰围/臀围大于0.85时，必须做糖耐量试验检查，因为这种情况极有可能患上了糖尿病。

（8）性功能异常：性欲亢进，为下消（肾消）的最早信号，且常出现"强中症"（阳强不倒），到糖尿病典型症状出现时则反而易发展为阳痿，而且是十分顽固的阳痿。

（9）四肢感觉异常：感觉异常多是从足趾开始，经数月或数年逐渐向上发展。症状从很轻的不适感、表浅的"皮痛"到难以忍受的痛或深部的"骨痛"。典型的疼痛可为针刺、火烧、压榨或撕裂样疼痛，还会有麻木、发冷感。糖尿病患者常有蚁行感或麻木感，由于温度感丧失、痛觉迟钝而易发生下肢各种创伤和感染。

（10）多汗：糖尿病初期患者一般属中医实证，常在饭后、运动后出汗，为实汗。实汗又有热汗、黏汗之分，身热汗出伴有口渴、大便秘结、小便色黄为热汗，为实热熏蒸而汗出；汗出色黄而黏，舌苔黄腻者为湿热熏蒸所致。患糖尿病时间较长后人体正气亏虚，以手足多汗常见，称为虚汗，虚汗有冷汗、自汗之分。汗出而皮肤凉，平时也常感手脚发凉或夜尿多者为冷汗；因为阳气不足，皮肤不凉而汗出不断者为自汗，此类患者小鱼际（手掌小指侧）及手腕部皮肤常潮湿，易感冒，乃因气虚所致，手腕部皮肤出汗常常是糖尿病进入中期的标志。

中老年人患病毒性心肌炎的信号是什么

病毒性心肌炎是感染性心肌疾病，是指由柯萨奇病毒、埃可（ECHO）、脊髓灰质炎、腺病毒、流感病毒感染引起的心肌局限性或弥漫性的急性或慢性炎症病变。病毒性心肌炎初期症状颇似流感，因而常常被人们忽视，留下了对健康危害极大的心肌炎后遗症。因此，中老年人一定要注意其发出的早期信号：

（1）类上呼吸道感染症状：有发热、头痛、咽痛、身困乏力等类似感冒的症状，却常无眼鼻的异常症状，如流清涕、打喷嚏等。

（2）类胃肠道感染症状：由胃肠病毒所致，出现腹痛、腹泻等胃肠道异常症状，并伴有时隐时现的心悸、乏力等心肌炎信号。

（3）心率改变：如出现上呼吸道感染的同时或数天后出现心率增速与体温升高不相称（一般而言，体温升高1℃，心率应增加10次/分钟），或心率减慢，那就应警惕有心肌炎的可能，此时做心电图检查可出现心肌受损改变。

（4）胸闷、心前区隐痛：常为心肌炎的征兆，是心肌已受损害的信号。

（5）类感冒症状：类似感冒症状，却高热不退，虚软乏力，也应警惕心肌炎的可能。虚软、飘浮感可能和缺钾有一定关系。

（6）言语努挣：即说话费劲，为病毒性心肌炎的重要信号，许多心肌炎患者在复发前有言语努挣先兆。

（7）惊悸、怔忡：待出现惊悸、怔忡时，提示心肌及传导系统已有较重损害。

（8）发热、乏力：如不明原因发热数天后，渐现足软、全身明显的软弱乏力、心悸、气短，就应高度警惕隐匿性病毒性心肌炎的可能。

中老年人患病毒性肝炎的信号是什么

病毒性肝炎是由几种不同的嗜肝病毒（肝炎病毒）引起的以肝脏炎症和坏死病变为主的一组感染性疾病，对人体健康危害极大。因此，中老年人一定要警惕病毒性肝炎发出的信号，做好早期防治工作。

一般来说，病毒性肝炎早期会发出如下信号：

（1）发热：多为低热，下午比上午明显，还可能伴有怕冷怕热、头晕头痛等感觉。

（2）疲乏无力：两腿有沉重感，总想睡觉，稍微活动就感到疲劳，身体日渐消瘦。

（3）食欲减退：勉强进食后，腹部饱胀感明显，还会恶心、呕吐（肝功能异常、消化系统紊乱）。

（4）上腹部疼痛：以夜间为主的上腹部疼痛明显，个别患者脾大，并伴有脾区疼痛。

（5）黄疸：最先发生于虹膜，继而周身皮肤发黄，尿液呈深黄色，外观如浓茶，大便色浅，如白陶土状。

（6）蜘蛛痣：形状如蜘蛛的蜘蛛痣，分布于面部、颈部、手背、前胸等处。用铅笔按压其中心，可发现其消失。

（7）肝掌：手掌上出现红色斑点、斑块，特别是手掌两侧及手指根部更为明显，用手按压，红色即消失。

（8）肝臭：肝臭味是带有鱼腥味并有苹果芳香味的混合臭气，患者自己往往不能察觉，但与其接触者可以嗅到。

（9）出血倾向：常为皮下出血、牙龈出血和鼻衄，严重者还会咯血或便血。

（10）性激素紊乱：男患者趋于女性化，女患者表现为月经不调、闭经、子宫功能性出血等。

中老年人患一般性抑郁症的信号是什么

抑郁症是中老年人常见的一种心境障碍，可由各种原因引起，以显著而持久的心境低落为主要临床特征，且心境低落与其处境不相称，严重者可出现自杀念头和行为。因此，及早发现抑郁症发出的早期信号，及时治疗，才能避免对身心造成更大伤害。

美国精神病研究协会列出了8种判断抑郁症的信号，任何人只要具备其中的4种症状，且症状在连续2周之内每天有发作，那就强烈地提示他患有抑郁症，应该马上去医院诊断治疗。这8种信号分别是：

（1）食欲差或体重明显下降，也可能食欲变得特别好以及体重明显增加。

（2）失眠，即难以入睡或比平常醒来的时间提早2小时以上。

（3）神经过敏、烦躁焦虑、嗜睡。

（4）对平常的任何活动都失去兴趣，性欲明显下降。

（5）浑身疲乏，感到缺乏体能。

（6）有自责、自卑感，甚至感到自己一文不值。

（7）思维和注意力均难以集中。

（8）反复想到死，有自杀企图。

患更年期综合征的信号是什么

当女性进入中老年时期，由于卵巢功能减退，垂体功能亢进，分泌过多的促性腺激素，引起自主神经功能紊乱，从而出现一系列程度不同的症状，医学上称为更年期综合征。一般来说，如果中老年女性在自己身上发现了以下症状，多是更年期综合征发出的信号。

（1）月经改变：通常在绝经前月经周期开始紊乱，出现经期延长、经血量增多甚至血崩，有些女性可能有周期缩短、经血量逐渐减少，直至月经停止。

（2）阵发性潮红及潮热：突然感到胸、颈部及面部发热，出汗，畏寒，有时还伴有心悸、胸闷、气短等症状，这类症状一般是因血管舒缩功能失调所致。

（3）情绪变化：情绪波动、烦躁不安、消沉抑郁、焦虑、恐惧、失眠、多疑、记忆力减退、注意力不集中、思维和语言分离，甚至轻生。

（4）心脑血管系统和消化系统异常：受情绪变化影响，会出现一些心脑血管系统和消化系统的症状，如潮热出汗、心慌气短、胸闷不适、头晕、耳鸣、眼花、恶心、咽部异物感、嗳气、胃胀不适、腹胀、腹泻、便秘等。

（5）泌尿道感染：出现尿频、尿急、尿痛等泌尿道感染的症状，或者阴道炎反复发作。

（6）皮肤变化：皮肤干燥或瘙痒。激素变化会导致皮肤干燥及皮肤过于敏感或刺痛。激素变化会导致皮肤松弛、弹性减弱、皮肤变薄，眼周、脸颊和唇周最容易出现皱纹。

（7）毛发问题：一方面，随着女性雌激素水平下降，脱发或头发变稀接踵而至；另一方面，雌性激素水平下降，会导致雄性激素增加，身体会出现多毛现象，如上唇、胸部和腹部茸毛增多增黑。

第五章 中老年人的健康预警：疾病信号早知道

第五节
中老年人的九大高发癌信号

中老年人患胃癌的信号是什么

胃癌是中老年人常见的恶性肿瘤之一，在我国其发病率居各类肿瘤的首位。胃癌早期多无症状或仅有轻微症状，当临床症状明显时，病变已属晚期。因此，要警惕胃癌的早期症状，以免延误诊治。

一般来说，胃癌有以下几种预警信号：

（1）上腹部疼痛：开始为间歇性的隐隐作痛，常常诊断为胃炎或溃疡病等，这是胃癌最常见的症状。

（2）上腹部不适：多为饱胀感或烧灼感，可以暂时缓解，但常反复出现。

（3）食欲减退、嗳气等消化不良症状：表现为食后饱胀感并主动限制饮食，常常伴有反复嗳气。

（4）黑便或大便潜血阳性：如果在没有进食血豆腐、吃铋剂等药物的情况下出现了大便发黑，就应尽早去医院检查。

（5）乏力、消瘦及贫血：这是另一组常见而又不特异的胃癌症状。病人常常因食欲减退、消化道失血而出现疲乏无力等表现。

（6）出现固定的包块：一部分胃溃疡病人在其心窝部可摸到包块，质硬，表面不光滑，而且包块迅速增大，按压疼痛。随包块的增大，呕吐也加重，此种情况大都是发生了恶变。

总之，当中老年人出现胃痛、胃区不适或消化道不适症状时，应及时去医院消化科做胃镜或实验室检查，查明病因，早期治疗。

中老年人患肺癌的信号是什么

肺癌是最常见的肺原发性恶性肿瘤，绝大多数肺癌起源于支气管黏膜上皮，故亦称支气管肺癌，是一种中老年人常见恶性疾病。一般来说，肺癌会发出以下信号：

（1）咳嗽：咳嗽是肺癌患者最早和最常见的症状。凡以往无慢性呼吸道疾患的人，尤其是40岁以上者，经过积极治疗，咳嗽持续3周以上不止，应警惕肺癌可能，须做进一步检查。肺癌患者由于癌组织对支气管黏膜的刺激，咳嗽常为刺激性呛咳和剧咳，痰少。

（2）呛咳：40岁以上的人如果出现无原因的顽固性的刺激性呛咳，常为肺癌的早期先兆，应及时去医院检查。

（3）咯血：为中央型肺癌的较早信号，咯血量一般很少，常为血丝痰，可持续数周、数月或呈间歇性发作。事实上，中年以上出现血痰者，约有1/4为肺癌所致。周围型肺癌因离气管较远，咯血出现一般较晚。

（4）胸痛：胸痛者约占肺癌病人的半数以上，特别是周围型肺癌，胸痛可为首发症状。凡不明原因而出现固定部位的胸痛，应早做相应检查。

（5）低热：出现不明原因的低热，尤其是间歇热，并兼以上症状者，应引起重视。

（6）如肿瘤较大可出现压迫症状：气促（侵犯胸膜），头面水肿、静脉怒张（压迫血管）。

中老年人患肝癌的信号是什么

肝脏是人体最重要的解毒器官，一旦肝脏不能正常工作时，其浊毒便成为致癌的因素。近年来，我国肝癌发病率呈上升趋势，每年因肝癌死亡人数达20万，占世界肝癌死亡人数的45%。肝癌是我国死亡率排名第二位的癌症，是最凶恶的癌之一，号称"癌王"。男性发病率高于女性，比例为3：1，患者以中老年人居多，但近年来患者有日渐年轻化的趋势。

一般来说，肝癌会发出以下几种信号：

（1）肝郁症：口干，烦躁，失眠，牙龈及鼻腔出血，以及无原因的精神不畅、胁肋不舒、时觉隐痛等症状，常为肝癌最早的先兆。

（2）厌食、腹胀、乏力：是肝癌的次发症状。如患有慢性肝炎、肝硬化，年龄在40岁以上，突然出现上述先兆症时，应立即进一步检查。

（3）曾有肝炎和肝硬化病史，病情稳定多年，没有发冷发热，而突发肝区及胆区闷痛或剧痛。

（4）中老年人右上腹及上腹部可扪及包块，质地硬，表面不平，且连续观察增大趋势明显，而病人却没有明显不适者。

（5）全身关节酸痛，尤以腰背部最为明显，伴有厌食、烦躁、肝区不适，以抗风湿治疗效果不佳者。

（6）反复腹泻伴有消化不良和腹胀，按胃肠炎治疗效果不明显或不能根治，并有肝区闷痛，逐渐消瘦者。

中老年人患乳腺癌的信号是什么

乳腺癌是女性发病率排名第一的恶性肿瘤，且发病率呈逐年上升趋势。乳腺癌的发生机制与激素水平失调，尤其是卵巢雌激素水平过高有关，因此，其超早期信息常从激素水平的异常变化中获得，老年女性要想防治乳腺癌，一定要注意乳腺癌早期发出的信号：

（1）乳房肿块：乳腺的外上象限是乳腺癌的好发部位，多不伴任何症状，常为单个、不规则、活动度差的硬性肿块，洗澡时或自我检查时是可以发现的。男性乳腺癌以乳晕下（中央区）或乳晕旁（近中央区）无痛性肿块最多见，由于男性乳腺较薄，故肿块较易发现，但由于肿块多长在乳头周围，故较早转移至胸壁，应予注意。

（2）乳头溢液：非哺乳期乳头溢出乳白色、淡黄色、棕色或血色、水样、脓性的液体，特别是血性溢液有可能是乳腺肿瘤炎症、出血、坏死等造成的。有的年轻女性乳头溢出乳汁样分泌物，有可能是内分泌异常所导致的。脓性溢液也可能是乳房炎症导致的，不一定都是乳腺癌。据统计，单侧乳头溢液中，12%~25%是乳腺癌的表现。

（3）乳头改变：这是乳腺癌三大早期信号（乳房肿块、乳头溢液、乳头改变）之一。由于肿瘤侵犯乳头或乳晕下区时，导致乳头偏歪、回缩、凹陷等。

（4）局部皮肤改变：乳房皮肤出现橘皮样改变，即皮肤水肿且有毛孔处明显凹陷的改变，或出现乳房皮肤"酒窝"样凹陷，或有多个皮下小结节，这是乳腺癌的主要表现。有一种乳腺癌叫炎性乳癌，早期即表现为乳腺皮肤湿疹样变化。

（5）淋巴结肿大：少数病人首先出现的症状为腋窝淋巴结肿大。

（6）两侧乳房不对称：由于肿瘤的存在或与胸壁粘连，该侧乳房可出现体积或形态的变化。

（7）乳房疼痛：少数乳腺癌病人有乳房隐痛、刺痛、胀痛或钝痛。

可见，中老年女性需要经常自查乳房健康，即经常检查乳房（尤其是外上象限）及腋下有无肿块、观察乳房皮肤变化及乳头溢液，以便及早发现乳腺癌，及早治疗。

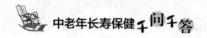

中老年人患食管癌的信号是什么

食管癌,中医称为"噎嗝症",是常见的恶性肿瘤之一,仅次于肺癌、肝癌和胃癌。发病人群一般以40岁以上的人居多,男性居多,我国北方比南方居多。一般来说,食管癌早期会发出以下几种信号:

(1)吞咽干燥感:吞咽干燥感或吞咽时有刺激性咳嗽,常是高位食管癌的信号(多出现于食管上段),吞咽干燥食品时尤其明显,少数可有吞咽紧缩感。

(2)胸骨后隐痛感:吞咽食物时,偶感胸骨后不适,包括刺痛、烧灼感或隐痛,尤以吞咽刺激性食物为明显,此为中位食管癌的信号(食管中段),一半以上的食管癌发于食管中段。

(3)吞咽滞留感:吞咽食物有滞留感,近似气阻现象,常为低位性食管癌的首发症状(食管下端)。吞咽粗硬食物时尤为明显,即存在第一口哽噎感。

(4)食管异物感:总觉得食管内有未咽尽的食物碎片,黏附在食管上或嵌入食管。

上述感觉皆为时轻时重,时隐时现,最初可为偶发。

注意,进食滞留感及食管异物感,常为食管癌的首发信号,因为食管扩张度差,即使很小的癌肿,也会影响食管的蠕动。

中老年人患大肠癌的信号是什么

大肠癌为结肠癌和直肠癌的总称,是指大肠黏膜上皮在环境或遗传等多种致癌因素作用下发生的恶性病变,预后不良,死亡率较高。而且,由于大肠的弹性及扩张性极好,因此症状出现较晚,一旦出现临床症状即宣告已进入晚期,故而捕捉大肠癌先兆就愈发显得重要。

一般来说,早期大肠癌会发出以下几种信号:

(1)腹胀、腹痛:为升结肠、横结肠(右侧结肠癌)的信号。因为这些部位离肛门较远,对肛门的刺激不大,主要为腹胀和时感隐痛,如疼痛明显并已发现肿块,则已非早期。

(2)大便习惯改变:不明原因的大便习惯改变,主要为大便次数增加,极少数为便秘。

(3)大便性质改变:大便由稀变至带少量黏液带血或隐血,是结肠癌由早期发展到晚期的征兆;大便时有少量条状黏液粘附,尤为直肠癌的信号。

中老年人患宫颈癌的信号是什么

宫颈癌是妇女发病率仅次于乳腺癌和大肠癌的恶性肿瘤,40岁以上女性发病率较高，与早婚、多产有很大关系。一般来说，宫颈癌早期会发出以下信号：

（1）白带增多：临床上75%～85%宫颈癌患者有不同程度的阴道分泌物增多。大多表现为白带增多，后来多伴有气味和颜色变化。白带增多是由于癌瘤刺激，起初正常色味，后来由于癌肿组织坏死，伴感染，则会从阴道流出带恶臭味的脓性、米汤样或血性白带。

（2）阴道接触性出血：这是宫颈癌最突出的症状，70%～80%的宫颈癌患者有阴道出血现象，多为性交后出血，特点为少量、点状出血，或大便后有少许血带，或剧烈活动之后及检查刺激后出血，绝经后妇女"见红"更为重要信号。

（3）阴道不规则出血：老年妇女已绝经多年，突然无任何原因又"来潮了"，出血量常不多，而且不伴有腹痛、腰痛等症状，极易被忽视。其实，这种阴道不规则出血常是宫颈癌的早期征兆，许多老年患者就是因此症状而来就诊，得到早期诊断，及时治疗。

（4）不适感：主要为房事后不适，因局部受到刺激的缘故，如出现隐痛则已非早期，多提示盆腔等邻近组织已有转移侵蚀。

中老年人患膀胱癌的信号是什么

膀胱、尿道为人体的排泄管道，最常受到浊毒的污染而致癌，因此膀胱癌是泌尿系统中发病率最高的肿瘤。膀胱癌的好发年龄在50～60岁，男性发病率一般为女性的3～4倍，这与男性的尿道长、控尿时间长、前列腺疾病高发、嗜烟等因素密切相关。膀胱癌早期无明显症状，但会发出以下信号，中老年人需格外注意。

（1）血尿：无痛性、间歇性血尿是膀胱癌的最早期信号，占75%，有时血尿可不治而愈，以后再间歇出现，如是更容易被忽略。因此，即使只出现了一次血尿，患者也应及时就医，判断血尿出现的原因。

（2）尿频尿急：如癌瘤长在膀胱三角区，则膀胱刺激征可以稍早出现，如出现尿痛则已非早期。早期无特殊症状，一次肉眼可见的血尿可能是患膀胱癌的信号。

（3）排尿困难：排尿困难，少数病人因肿瘤较大，或肿瘤发生在膀胱颈部，或血块形成，可造成尿流阻塞、排尿困难甚或出现尿潴留。

（4）腰酸、腰痛、发热：癌肿浸润输尿管口时，引起肾盂及输尿管扩张积水，甚至感染，引起不同程度的腰酸、腰痛、发热等症状。如双侧输尿管口受侵，可发生急性肾衰竭症状。

中老年人患前列腺癌的信号是什么

前列腺癌是老年男性最常见的恶性肿瘤，且发病率也在逐年上升。有研究资料显示，我国前列腺潜伏癌的发生率，在70岁以上人群中高达25%。

前列腺癌还是一种进展比较迅速的恶性肿瘤，如果得不到早期诊治，从发现症状开始，平均存活期只有3～5年。更可怕的是前列腺癌出现症状时多半已不属于早期，而且因癌肿长大阻塞膀胱出口和压扁尿道，会出现尿频、夜尿增长、排尿困难以及血尿等症状，与前列腺增生的临床表现相似，容易误诊为前列腺增生症。另外，前列腺癌很早就可发生转移，出现的转移症状有时竟会比局部症状更明显，甚至还可能早于局部症状。比如，有些患者在癌细胞转移时会出现腰骶部、髋部疼痛，坐骨神经痛，锁骨上或皮肤肿块，咳嗽，咯血，胸痛等症状，至晚期还会出现食欲不振、消瘦和贫血，这使得前列腺癌的早期诊断相当困难。

因此，在还未出现前列腺癌明显症状时，如果出现以下症状，一定要及时去医院检查，排查前列腺癌：

（1）不明原因的乏力、消瘦。
（2）难以解释的发热。
（3）性欲旺盛。
（4）肛管及直肠内酸胀不适或隐痛。
（5）尿频、夜尿增长或排尿踌躇，有尿不尽感。
（6）大便后尿道有少许黏液流出，或轻度排尿不适。

第六章
老年常见疾病防治：
做好自己的健康顾问

　　进入老年，人体各器官功能逐渐下降，免疫力也大大降低，因此很容易罹患多种疾病，尤其是高血压、糖尿病、阿尔茨海默病等老年病纷至沓来，给中老年人带来了许多的痛苦和烦恼。如果中老年人做好自己的健康顾问，对一些常见老年病的病因、预防、治疗和调护都有一些基本常识，就能在未病时知道如何防护，在有病时知道如何治疗护理，在恢复阶段知道如何调养身心，就能不生病或少生病，即使生了病也能较快康复。

第一节
老年常见脑疾病

老年人如何预防脑卒中的发生

脑卒中是指大脑动脉血管阻塞或破裂造成血液循环障碍，从而导致脑组织缺血缺氧而突然坏死。它是一种致残率高、死亡率高的脑血管急症，在老年人当中发病率较高。老年人若患有动脉硬化、高血压、高脂血症、心脏病、糖尿病等疾病，则容易发生脑卒中。脑卒中的发生具有突发性，但发作之前也并非完全没有先兆，当老年人出现以下症状时，则很可能会发生脑卒中，应及早前往医院进行检查治疗。

1. 短暂的失明或者视力下降

眼睛，尤其是单眼突然、短暂的失明或看不清东西，这是老年人脑卒中最为常见的先兆症状。这种症状往往只维持几秒或者几十秒就会恢复，而且是脑卒中的各种先兆症状中最早出现的，往往容易被忽视。短暂的失明意味着视网膜缺血，而视网膜的供血是由大脑动脉负责，因此短暂的失明很有可能是由于脑动脉栓塞，如果继续发展则将导致脑卒中。

2. 短暂的吐字不清或口角㖞斜

大脑供血不足会影响人的神经功能，可能表现为短暂、突然出现语言障碍，说话时吐字不清，或者无原因地出现嘴角㖞斜、流口水、喝水困难等情况，也是脑卒中发作前的典型症状。

3. 短暂的强烈头晕

若老年人反复出现只维持几秒钟的头晕头痛，而且头晕比较强烈，或伴有恶心呕吐，这也是大脑短暂性供血不足的表现。

4. 肢体麻木无力、突然跌倒

若老年人出现口舌、面部或肢体麻木，尤其是单侧麻木无力，或突然失去重心而跌倒，之后很快自然缓解，缓解之后又再次发作，这也预示着即将发生脑卒中。

5. 精神状态明显变化

若老年人不是因为疲倦或睡眠不足而反常地出现明显困倦，或者突然变得异常沉默或异常爱说话，这都很可能是因为大脑缺血，有可能发生缺血性脑卒中。

当老年人出现上述症状时，已经存在极大的发生脑卒中的可能性。为了避免或延迟脑卒中的发生，老年人应在日常生活中养成健康的生活习惯：饮食方面应多吃蔬菜水果、低盐低脂的食品，少吃过咸过辣、高油脂高热量的食物；尽量不要抽烟喝酒，多休息，适当地坚持体育锻炼，保持乐观平和的心态。若有高血压、高脂血症、糖尿病或心脏病等疾病，则应坚持服用相应的药品进行治疗。

老年人患过脑卒中还会复发吗

脑卒中患者经过治疗痊愈之后，还有复发的可能。研究统计表明，约有30%的脑卒中患者在治愈之后的5年内再次发生脑卒中，其中约有74%的患者复发了1次，约有21%的患者复发2次。不仅如此，脑卒中每复发1次，复发的可能性就会提高许多，病情会比上一次更为严重，治疗也更加困难。研究表明：约30%的脑卒中患者在接受治疗之后虽能够在日常生活中自理，但并未达到完全恢复；约20%的患者在治疗之后还存在一些后遗症，如语言障碍，在进行某些活动时需要他人帮助；大多数患者在治疗后有比较严重的后遗症，需要在家人或医疗机构的帮助下进行长期调理。可见，脑卒中的治愈非常困难，对脑卒中复发的预防也就显得尤为重要。

脑卒中为何如此难以根治呢？因为引发脑卒中的往往是一些难以彻底治愈的慢性疾病，如高血压、高脂血症、糖尿病、心脏病等，即使控制住脑卒中的病情，如果这些原发疾病的病情加重，则很可能导致脑卒中再次发作。所以，患有脑卒中的老年人如果也存在上述疾病，在脑卒中病情得到控制的恢复期中，应同时注意原发疾病的治疗，这样才能真正有效地预防脑卒中的复发。

老年人得了脑卒中会遗传给子女吗

脑卒中本身是不会遗传给下一代的，但引发脑卒中的各种因素则有可能会遗传，比如高血压、高脂血症、糖尿病等疾病就具有遗传倾向，如果脑卒中是因这些疾病而引起的，从间接意义上讲就具有一定的遗传性。有研究资料表明，脑卒中患者的子女患脑卒中的概率比一般人高4倍，其原因就是在这些患者的家族中，引发脑卒中的因素遗传给了患者的后代。

脑卒中分为缺血性和出血性两种，一般脑卒中患者以前者居多。专家通过对缺血性脑卒中患者的家族调查发现，此类家族成员普遍具有自主神经调节功能不强，血管张力不稳定，脂肪、蛋白质代谢和凝血机制存在障碍等特点，这就比一般人更容易患高胆固醇血症和动脉硬化症，从而导致缺血性脑卒中。当然，除了这些具有遗传性的因素之外，生活方式、饮食习惯等后天因素也对引发脑卒中起到重要作用，可以说，脑卒中其实是先天因素和后天因素共同作用的结果。家族中有祖辈、父辈患有脑卒中的人，的确会比其他人有更高的患脑卒中可能性，但只要坚持良好的生活方式和饮食习惯，也可有效地预防脑卒中。

老年人脑卒中康复治疗包括哪些内容

脑卒中康复治疗的大量工作是在基层医疗机构或家庭中进行的。实践证明，许多脑卒中患者通过康复训练可以生活自理，甚至恢复工作能力。脑卒中患者康复内容有以下几种：

（1）各种理疗，包括电疗、光疗、水疗、蜡疗以及中西医结合的电针疗法、超声疗法、穴位磁疗、中西药直流电导入疗法等。

（2）作业疗法，包括衣、食、住、行的日常生活基础动作、职业劳动动作及工艺劳动动作训练等。目的是让患者逐渐适应个人生活、家庭生活、社会生活的各种需要。

（3）医疗体育是康复医疗的主要方法之一，常用的有现代医疗体操及中医传统体疗，如气功、按摩等。

（4）语言训练。对失语症患者施行语言训练，可在一定程度上恢复其说话能力。

（5）心理康复。研究患者的心理状态及智力状况，运用心理疗法促使患者的心理康复。

（6）娱乐康复工程。脑卒中患者必然产生孤独寂寞感，娱乐不但有助于身体功能的改善，还可振奋患者的精神和情绪，方式有听音乐、练习乐器、缝纫、绘画等。

老年脑卒中患者应怎样进行自我用脑训练

脑卒中患者在感觉、知觉、记忆、逻辑、思维等方面均会存在不同程度的障碍，从而影响着患者的正常生活和工作。脑卒中患者记忆由于长期得不到恢复，极易造成脑卒中性痴呆。

　　脑卒中患者在进行自我用脑训练时，首先要改变思维方法和方式。由于人的脑神经细胞功能迥异，有的管理身体运动，有的控制语言，有的直接感觉刺激，不同的活动要由相应的脑细胞去调节。研究证明，脑卒中患者每天都有比较丰富的工作和学习内容，可不断刺激脑细胞，促进脑功能的恢复。因此，脑卒中患者在做完功能训练后，可适当地学习、阅读，不断更换学习内容和方法，使大脑各种神经细胞都得到兴奋和抑制，不仅可以锻炼脑力，还可以提高训练恢复效果。

　　调查显示，脑卒中患者都有不同程度的记忆障碍，通过培养患者的注意力可以增强患者的记忆能力。要给患者一个明确的学习任务，鼓励患者勇于克服各种学习困难，使患者把注意力集中在某一件事或某一个学习内容上，经常刺激管理"注意力"的神经细胞，刺激其不断兴奋，以增强和提高患者的记忆功能。

老年人脑卒中痊愈后没有后遗症还需要吃药吗

　　脑卒中，尤其是因高血压、高脂血症、心脏病、糖尿病、动脉硬化症等慢性疾病引发的缺血性脑卒中，具有较高的复发可能性。所以，即使通过治疗控制了脑卒中的病情，使临床症状得以消除，在原发疾病尚未治愈的情况下，病人也不应中断服药。有研究表明，曾患有缺血性脑卒中的人在接受治疗且无后遗症的前提下，若中断使用阿司匹林，在1个月内脑卒中复发的可能性将至少提高3倍。可见，彻底治愈脑卒中需要一个漫长的过程，期间不应停止吃药。

中老年人如何预防脑出血

　　脑出血，是一种常见的脑血管疾病，患者多为40～70岁的人，其中50岁以上的人群发病率约占发病人群的93.6%。约有3/4的脑出血患者发病原因为高血压病及脑动脉硬化等。脑出血的发病机制主要是由于情绪激动、精神紧张、激烈运动、用力排便、过度体力劳动等促使血压突然升高，使血管破裂所致。

　　在冬春等寒冷季节，脑出血的发病率最高，其次是夏季。脑出血的发作往往十分突然，一般都没有明显征兆。发病时，患者突然出现头痛、头晕、呕吐，随后便跌倒、昏迷不醒、呼吸深沉、有鼾声，有时伴有抽搐、小便失禁等症状，严重时可能留下后遗症，甚至导致死亡。脑出血是危害中老年人生命健康的常见病，因此40岁以上的中老年人，尤其是患有高血压或其他心脑血管疾

病者,应在平时注意做好脑出血的预防工作。脑出血的预防具体可归纳为以下7个方面:

(1)应积极控制脑出血的原发病。因为高血压是引发脑出血的主要诱因,老年人应定期检查血压,根据病情及时服药,降低或稳定血压,防止血压突然增高。另外,若老年人发现患有动脉硬化,应早期治疗,降低血脂及胆固醇,以保持血管的弹性。

(2)应保持乐观、稳定的情绪。精神紧张、情绪不稳定或激动会导致人的血压突然升高,从而诱发脑出血。因此,老年人在生活中要避免焦虑、烦躁、忧虑、悲伤或过度兴奋等情绪波动,始终保持乐观、平和的心态,避免精神紧张和疲劳,防止动脉硬化和血压上升。

(3)应养成良好的生活习惯,保持清淡的饮食,保持低动物脂肪、低胆固醇饮食,糖也不宜多吃,可多食豆类、水果、蔬菜和鱼类等,另外,必须忌烟酒。烟能促使血管收缩,使血压升高,甚至能引起血管痉挛。长期大量饮酒也会促使动脉硬化,甚至促使血管破裂。

(4)应适当地坚持体育锻炼,或进行力所能及的工作,但必须避免激烈运动或过度劳累,同时注意劳逸结合,合理安排工作与休息的时间,保证睡眠充足。

(5)应注意季节变化对病情的影响,夏季注意避暑,冬季注意防寒。虽然脑出血主要发生在寒冷季节,但也不可忽视高温对人体的影响,避免因血管舒缩功能发生障碍、血压波动幅度加剧而发生意外。

(6)应保持大便畅通,避免因过度用力排便导致血压突然增高,平时可以多吃蔬菜、水果,多饮水,以软化粪便。

(7)改变体位时,动作应缓慢,尤其是在蹲下、弯腰及卧床起身时。在做这些动作时,可用眼睛向下看,或让头部处于较低的位置,切勿突然改变体位,以防头部一时供血不足而发生意外。

为什么低血压的老人要防脑血栓

很多老年人都知道,血压过高易致血管破裂、出血,导致脑卒中,所以有些低血压的老年人可能会认为自己血压低是一件好事,不容易出现脑血栓而导致脑卒中。其实,低血压和高血压一样是一种疾病,血压偏低也可诱发脑血栓形成,也能导致脑卒中。这是因为在血压较低时,脑血流速度缓慢,甚至可能暂时停顿,使本身黏稠度偏高的血液易在已发生硬化的血管壁上形成血栓。这就像是河水,流速越慢,沉积越多。事实上,老年人安静睡眠时非常容易形成脑血栓,正是因为此时老年人心跳慢、血流慢、血压低。

据统计,有10%的老年人患有慢性低血压,但是因为低血压对健康的危害不像高血压那么明显，所以往往不被人们所重视。事实上，低血压和高血压一样可诱发多种心血管疾病（如脑梗死、心肌缺血等），而这些病症对于低血压患者来说，往往要比高血压患者更难以被觉察，也就很难得到及时的治疗和控制，因此危害也更大。

专家指出，60 岁以上的老年人中有 15%~20% 患有直立性低血压，这是一种由体位突然转变（如从久卧、久蹲突然站立或是长时间站立）引起的病症。病情严重时，患者可能因变换体位而导致血压急剧下降，继而发生晕厥。所以，处于低血压状态的老年人在日常生活中也不可大意，如出现头晕、站立不稳，甚至晕厥时，不要轻易认为是贫血，而应及时测量血压，找出病因。患有动脉硬化的老年人在治疗动脉硬化、降低血液黏稠度的同时，还应防止低血压，预防脑血栓形成。

低血压的老年人在平时生活中应注意以下 3 点：

（1）积极治疗老年性低血压：老年人若平时常发生头昏、黑蒙、昏厥症状，很可能是患有老年性低血压，应该引起足够的重视，并积极去医院检查，及时接受治疗。

（2）戒酒：患有低血压的老年人若突然大量饮酒，便会使原本已处于较低状态的血压骤然下降，容易引发意外。所以，低血压的老年人应尽量少饮酒或不饮酒。

（3）慎用安眠药：很多老年人因失眠而长期服用安眠药，但是安眠类的药物不仅会抑制大脑皮层，还会促使血压下降。因此，低血压老年人一定要在医生的指导下合理使用安眠药，不可随意使用或增加药物剂量。

帕金森病和帕金森综合征是同一种病吗

如果老年人经常出现手指不自主地微微颤抖，应当引起足够的重视，及时去医院检查是否患有帕金森病。这种抖动在医学上被称为静止性震颤，其特点是单侧上肢远端（即手指）的节律性颤动，仿佛在数钞票，静止时开始，紧张时抖动明显，运动时减轻或停止。尽管静止性震颤不一定都是帕金森病，然而大部分帕金森病患者最初的表现就是静止性震颤。

帕金森病是一种常见的慢性神经变性疾病，以"静止性震颤、肌肉强直、运动迟缓、姿势异常"为其主要临床表现。除静止性震颤之外，其他特征具体表现如下：

（1）肌肉强直：患者感到某单侧肢体僵硬，运动不灵活，活动关节时好像是在转动两个咬合的齿轮。

（2）运动迟缓：由于胳膊和手指肌肉的强直，患者往往难以用手做出系鞋带、扣扣子等精细的动作；有的患者在写字时，笔迹扭曲，而且字越写越小，医学上称之为"小写症"；患者因面部肌肉运动减少，常常面无表情，医学上称之为"面具脸"。

（3）姿势异常：患者全身肌肉张力不均衡，静止时屈肌张力比伸肌时高，导致患者出现异常的姿势，如头部前倾，躯干、肘部、膝盖弯曲，指掌关节弯曲而手指伸直，拇指与手掌相对。走路时，患者腿部肌肉强直导致行走时起步困难，一旦开始又重心不稳，难以抬腿，以小碎步姿势前冲，很难转弯或停步，医学上称之为"慌张步态"。

帕金森病患者多为老年人，当老年人出现上述症状时，应及时去医院检查，早发现早治疗。若在初期及时接受治疗，老年人有望恢复生活自理能力，一旦延误至晚期，则病情难以控制，很可能留下残障。

老年人除上述症状之外还有头痛、癫痫、言语不清、直立性低血压等症状，则可能是帕金森综合征。帕金森综合征与帕金森病的不同之处在于它是一种继发性的疾病，往往由脑血管病、脑外伤、颅内炎症、脑肿瘤等神经系统疾病引起，某些药物或有毒物质也可能引发此症。虽然帕金森综合征与帕金森病在临床表现上很大程度上是一致的，但因发病原因不同，其治疗方法也不同。治疗帕金森病，一般采用左旋多巴替代疗法会有较好的疗效，但对于帕金森综合征治疗效果却往往不理想。因此，正确地区分二者，采用正确的治疗方法，才能获得良好的疗效。

第二节
老年常见心血管疾病

老年高血压患者应如何检测血压

老年高血压患者日常监测血压，可以给医生提供可靠的一手材料，能更好地控制病情。初诊的高血压或者血压没有很好地控制在 140/90 毫米汞柱以下，或者波动比较大，如今天是 150 毫米汞柱，明天是 120 毫米汞柱就建议老年高血压患者日常检测血压。患者定期定时监测血压是医生制订治疗方案和正确评价用药降压效果的重要依据。如这 6 天平均血压是 120/80 毫米汞柱，这个人可能需要减药；如这 6 天平均血压在 150/90 毫米汞柱以上，这个病人可能需要增加降压药的剂量，或应用两种以上降压药治疗。检测血压应注意以下两点：

（1）血压计有水银柱血压计和全自动电子血压计两种。老年人如用电子血压计测量，要严格按照操作规程，尤其是袖带上有标志地方的压力传感器，要放在上臂内侧的动脉上；如果用水银柱血压计测量，要将听诊器头放在缘肘窝的肱动脉处，不要压在袖带下。

（2）每天早上 6～9 点和晚上 6～9 点测量最佳，测前应休息 5～10 分钟，避免情绪激动、劳累、吸烟、憋尿。每次测量 2～3 遍，取平均值。最好连续测量 7 天，把第一天血压值去掉后，计算一下其余 6 天的血压平均值，作为这一段时间血压的平均值。

老年人防治高血压的第一步就是要主动积极地检测血压，家人要积极帮助患有高血压病的老人测量血压，或者教给老人测压方法。

没有症状的高血压需要服药吗

有很多老年人虽然用血压计检测血压很高,但是他们本身并没有头痛、眩晕、耳鸣、心悸等不适症状,那么没有症状的老年高血压患者需要服药吗?答案是需要。没有症状的高血压老人也需要服药,原因有以下几方面:

(1)高血压的危害性并不仅仅在于它的不适症状,更严重的危害在于它常常会引起各种心脑血管疾病。控制血压的目的是降低与高血压密切相关的心脑血管病危险,不仅仅是减轻不适症状。根据资料显示,我国每年每10万人中就有80~120人死于脑卒中。近10年来脑卒中的死亡率以每年5%的速度上升,致残率更是高得惊人,究其原因就是血压长期升高,没有服药把血压降下来。

(2)有些高血压的症状与血压升高情况并不完全一致,有些老年患者虽然血压很高,但没有任何不适症状。这种没有症状的高血压又被称为适应性高血压,患者血压呈阶梯状缓慢上升,从轻度到重度逐渐升高,过程很长,患者能逐步适应,即使血压很高也没有任何不适的症状。

(3)无症状高血压的老年患者发生中风和冠心病的风险并不比有症状的老年患者低,很大原因就是老年患者即使血压很高了也认为自己没病,不愿意服用降压药,身体就像埋有一颗定时炸弹,随时都有突发脑出血、急性心力衰竭、急性心肌梗死等可猝死疾病的可能。

所以高血压老人即使暂时没有症状,也需要服药控制血压,降低发生心脑血管疾病的风险。

老年人降压是降得越低越好吗

老年高血压患者在血压降低后,心脑血管病的发病率和死亡率都明显降低,那么,老年人降压是降得越低越好吗?当然不是。原因有以下几点:

(1)老年人的高血压往往是单纯的收缩压较高,舒张压常常不高,甚至偏低,降压的同时一定要注意舒张压不要太低,在一定收缩压下,舒张压越低,心脑血管病危险越大。例如收缩压都是180毫米汞柱的两个老年人,舒张压60毫米汞柱的老人比90毫米汞柱的老人发生心脑血管并发症特别是冠心病的风险就会高许多。老年人舒张压不宜低于70毫米汞柱。

(2)老年人的心脑血管都有不同程度的硬化,血管腔也相应变细,血流减少,所以要选用小剂量、较缓和的降压药,并在服药后观察血压变化,最终选择一个最佳的维持量。有的老年患者误以为血压降得越低越好,随意加大降压药的用量,结果产生许多不良反应,甚至在夜间睡眠中就发生了缺血性脑卒中。

（3）老年人的高血压常常伴有许多并发症，不同的个体问题对血压有不同的承受力。一般人平时控制血压的上限是 140/90 毫米汞柱。65 岁及以上老年人的收缩压应控制在不高于 150 毫米汞柱，脑卒中后的高血压患者一般血压目标为 140/90 毫米汞柱以下；伴有糖尿病、肾病蛋白尿、冠心病等的高血压患者应将血压降至 130/80 毫米汞柱以下。

（4）当血压处在生理变化过程中的最低点时，药物的过度降压，非常危险。所以脑梗死急性期的患者，就诊时血压即使高达 200/110 毫米汞柱，医生也不会急于把血压降至正常范围，因为血压下降得过快，会影响心脑肾等重要脏器的供血而引起更严重的并发症。

降压要在老年患者能承受的情况下，逐步降低以至达标，千万不能急于求成。老年人的高血压控制也不是越低越好，要在医生的指导下安全用药。

老年高血压患者能不能拔牙

常常有老年高血压患者去医院拔牙，遭到医生的拒绝，那么，老年高血压患者不能拔牙了吗？虽然高血压老人拔牙是有一定危险的，但也不能一概而论，要根据病人的具体情况而定。

如果老年高血压患者出现四肢麻木、头晕呕吐、头痛或心力衰竭症状，如端坐呼吸、发绀、颈静脉怒张、下肢水肿等异常时不能拔牙。但在拔牙前已经做好充分的准备，血压长期稳定的老年患者是可以拔牙的，拔牙时要注意以下几点：

（1）高血压患者在拔牙时医生要慎选麻醉方法，拔牙时，为了增强麻醉药的麻醉效果，需要加入一定量的肾上腺素，而肾上腺素会收缩血管、加快心跳，如果不加肾上腺素，又会使拔牙伤口镇痛不全、出血多，病人血压升高。

（2）高血压患者，特别是心脏不好的老人，医生要做好心电、血压监护，血压控制在 180/100 毫米汞柱下，才能进行拔牙。

（3）长期服用阿司匹林等抗凝血药物的老年患者，应在拔牙前停用药物 2 周，拔牙当天最好做血常规及凝血试验检查。

（4）老年高血压患者拔牙时不要过于紧张，要充分信任医生，积极配合，过度心理紧张可能造成老年高血压患者出现心律失常和脑出血。

（5）有些老人容易情绪激动，建议医生在拔牙前，令其服用适量镇静药。

老年高血压患者能否拔牙更重要的依据是有无自觉症状，血压是否稳定，精神是否紧张，而不仅仅取决于血压值的高低。

老年人在服用降压药时应注意避免哪些问题

老年高血压患者在服用降压药时应采取慎重的态度，需要注意避免以下几个问题：

（1）老年高血压患者服用降压药要在医生的指导下进行，千万不能擅自胡乱用药。有些高血压老人看邻居用的某种降压药效果好，也买来服用，这是很危险的。不同降压药的作用原理和适应人群都不相同，自行服药，可能造成不良后果。

（2）老年高血压患者一定不要在睡前服用降压药，因为人体血压晚上会比白天下降20%，如果睡前服用，容易导致夜晚血压大幅度下降，使得心、脑、肾等器官供血不足，甚至诱发脑血栓或心肌梗死。

（3）老年高血压患者对药物作用比较敏感，身体代谢缓慢，所以老年人用药剂量要小，循序渐进，不可操之过急。短期内降压幅度最好不要超过原血压水平的20%，血压降得太快或过低都会发生头晕、乏力，严重还可导致严重的心脑血管不良事件。

（4）老年高血压患者一定不能间断或停止服用降压药，有的老年人血压高了就吃几次，血压一降，就停止用药，这种做法不仅不能使血压稳定还可能导致高血压并发症的发生。另外确诊为高血压即使没有不适感觉的老年人也要坚持服用降压药。

高血脂是指哪些血脂指标异常

可以从以下几种症状判断老年人血脂指标是否正常：

（1）当老年人出现头昏脑涨、头晕、头痛、胸闷、疲乏、四肢麻痹、行动迟缓、失眠健忘、耳鸣等症状时，可能是高血脂所致。

（2）当老年女性眼睑上出现淡黄色的小皮疹多是血脂增高的信号。当老年人面部、手上出现比老年斑略大、更深的黑斑时也多是高血脂所致。

（3）当老年人小腿经常抽筋，并有刺痛感，也要考虑血脂指标是否正常。

但更多的高血脂老人本身并没有不适症状，所以要准确判断老年人血脂指标是否正常，还是要依靠血液化验。血脂是指血清中的胆固醇和甘油三酯。血脂指标包括血清总胆固醇（TC）含量、甘油三酯（TG）含量、低密度脂蛋白胆固醇（LDL-C）含量和高密度脂蛋白胆固醇（HDL-C）含量。只有四项血脂指标都符合下列要求才是正常，任何一项超过或低于以下标准，血脂指标都不正常：

（1）甘油三酯含量小于 1.7 mmol/L。

（2）血清总胆固醇含量低于 5.2 mmol/L。

（3）高密度脂蛋白胆固醇大于 1.04 mmol/L。

（4）低密度脂蛋白胆固醇小于 3.12 mmol/L。

老年人检测血脂前应注意什么

通过血脂检测，可以了解老年人的身体状况，确定血脂是否正常。但是血脂检查很容易受各种因素的影响，为了避免不良干扰甚至误诊，老年人在进行血脂检查前要注意以下几点：

（1）老年人在检测血脂前 12 小时内不能进食，8 小时内不能饮水。如果老年人早上 8 点抽血，那么前一晚 8 点以后就不能再吃任何东西。因为老年人代谢速度较慢，一些脂肪和蛋白质在 72 小时后还没有代谢完，为了保证检查结果的准确性，老年人在检测血脂 3 天内不能饮酒，不能吃高糖、高脂肪、高胆固醇的食物。

（2）老年人在检测血脂前生理和病理情况要比较稳定，4 周内无急性病发作，3 天不能服用氯贝丁酯（冠心平）、维生素 A、维生素 D、硝酸甘油、甘露醇等药物。氯贝丁酯会使胆固醇和甘油三酯降低，维生素 A、维生素 D 会使胆固醇升高，硝酸甘油、甘露醇会使甘油三酯升高。

（3）老年人在检测血脂前要在椅子上坐 5~10 分钟，然后坐着抽血。因为老年人血清总胆固醇在躺卧 5 分钟后就开始下降，20 分钟约下降 10%。老年人从站姿到坐姿 20 分钟后，胆固醇约降低 6%。

（4）老年人在检测血脂前止血带结扎时间不要超过 1 分钟。如果结扎超过了 2 分钟，胆固醇就会升高 2%~5%，如果结扎超过了 5 分钟，胆固醇就会升高 5%~15%。

由于影响老年人血脂化验结果的因素较多，标准的血脂浓度应该取老年人两次血脂浓度的平均值，其间间隔 1 周。

血脂异常有哪些危害

据统计我国成人血脂异常的患病率约为 19%，患病人数在 1.5 亿以上，严重威胁着人们的生命和生活质量。那么血脂异常有哪些危害呢？

（1）血脂异常最突出的危害是引起老年人动脉粥样硬化，大量脂蛋白在血浆中沉积移动，降低血液流速，氧化作用后沉积在动脉血管内皮上，造成相应器官或组织供血不足，导致冠心病、心绞痛、心肌梗死等高致残致死心脑血管疾病的发生。据世界卫生组织 2001 年的统计资料显示，全世界每年有 1700 余万人死于心血管疾病。

（2）血脂异常会导致老年人肝功能损伤，长期高血脂会导致脂肪肝，而肝动脉粥样硬化损害肝小叶后，肝小叶结构发生变化，而后导致肝硬化。

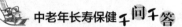

（3）血脂异常与糖尿病相互促进。据统计大约40%的糖尿病病人都有脂代谢紊乱，甘油三酯增高，高密度脂蛋白降低，人们甚至把高脂血症和糖尿病称为"姐妹病"。糖尿病人胰岛素不足，体内酶活性减低，容易导致血脂增高。肥胖伴高血脂病人，由于胰岛素相对减少，产生胰岛素抵抗，也容易诱发糖尿病。

（4）血脂异常会导致老年人高血压。血脂会在血管内膜下慢慢沉积成黄色粥样斑块，久之管腔变窄，血流阻力增加，血压升高；当血脂增高时，血黏稠度也增高，血流阻力增加，血压升高；血脂在动脉内膜沉积会造成血管硬化，血管弹性减弱，血压升高，同时高血脂还会降低抗高血压药的敏感性，增加降低血压的难度。

老年人甘油三酯升高该如何控制

甘油三酯是长链脂肪酸和甘油形成的脂肪分子，是血脂中的一个主要成分，它不溶于水，与蛋白质结合成脂蛋白，在血液中循环运转。成年男性甘油三酯正常值在 0.45～1.81 mmol/L 之间，成年女性甘油三酯正常值在 0.40～1.53 mmol/L 的范围内。那么，老年人甘油三酯偏高该怎么办呢？

老年人如果是轻度甘油三酯增高只要做到以下几点，就能达到很好的效果：

（1）主食中搭配部分纤维丰富的粗粮，如燕麦、荞麦、玉米等。副食品以鱼类、瘦肉、豆制品、新鲜蔬菜水果为主。

（2）常吃海带、紫菜、木耳、金针菇、香菇、洋葱等能降低血脂、防治动脉硬化的食物。

（3）尽量少吃甜食，蛋类每日不超过1个，少吃油煎食物，少吃花生等含油高的食物。

（4）戒烟。

（5）保持心情舒畅平和，适度做一些散步、慢跑、骑自行车、做操、跳舞、打太极拳等有氧运动。

老年人如果是重度甘油三酯升高，就很可能是糖尿病、肝病、慢性肾炎等疾病的并发症。除了做到以上5点外，还需要药物治疗。目前降低甘油三酯为主的药物主要有两类：一是促进甘油三酯水解的药物，如贝特类；二是阻止其他脂质在体内合成的药物，如烟酸类。另外，他汀类药物如洛伐他汀、辛伐他汀、普伐他汀、阿托伐他汀等均为降低胆固醇及升高高密度脂蛋白胆固醇为主的药物，同时也有降低甘油三酯的作用。

血脂异常控制到什么程度才算达标

调查显示，我国血脂异常人数高达1.6亿，控制达标率仅为26.5%，那么人们不禁会问血脂控制到什么程度才叫达标呢？

首先要明确低密度脂蛋白胆固醇是胆固醇中导致动脉粥样硬化的主要成分，与冠心病、心肌梗死等疾病的发生有较密切的关系，常被称为坏胆固醇。控制老年人血脂异常的主要目标就是降低低密度脂蛋白胆固醇的含量。

但是高血脂有年龄（男性45岁以上，女性55岁以上）、低高密度脂蛋白胆固醇、吸烟、肥胖（体重指数大于每平方米28千克）和早发缺血性心血管病家族史5项危险因素，所以不同的老人有不同的身体状况和不同的临床并发症，血脂的控制目标也不尽相同：

（1）如果老年人没有任何并发症和任何一个危险因素，低密度脂蛋白胆固醇应降到4.1 mmol/L以下。

（2）如果老年人有高血压和任何一个危险因素，低密度脂蛋白胆固醇应降到3.4 mmol/L以下。

（3）如果老年人有糖尿病、脑血栓、高血压加三个危险因素，就属于高危患者，每6~7人中就有1人在未来10年发生心肌梗死，低密度脂蛋白胆固醇应降到2.6 mmol/L以下。

（4）如果老年人同时有急性心肌梗死、不稳定心绞痛、冠心病或脑血栓加糖尿病中任意一种并发症的，都属于极高危患者，每2~3人中有1人将在未来10年发生心肌梗死，低密度脂蛋白胆固醇应降到2.1 mmol/L以下。

引发老年冠心病的原因有哪些

冠心病是老年人中常见的心血管疾病，有着很高的致残致死率，严重威胁着老年人的身体健康，那么引发老年冠心病的原因有哪些呢？

（1）如果老人的父兄55岁以前，母亲姐妹65岁以前死于冠心病，那么受基因遗传影响，老人患冠心病的可能也非常高。

（2）据临床研究统计，人在40岁以后，每增加10岁，患冠心病的概率就增加1倍，高龄本身就是导致冠心病的危险因素。

（3）高脂血症是老年人冠心病的重要危险因素之一，血脂中的低密度脂蛋白胆固醇是构成冠状动脉粥样斑块的主要成分，胆固醇的升高会使老年人患冠心病的概率增加3%。

（4）高血压是导致老年人冠心病长期存在又反复发作的主要原因之一。高血压可以损伤动脉内皮引起动脉粥样硬化，并加速动脉粥样硬化进程。老年人血压越高，动脉硬化程度越重，死于冠心病的危险性也就越高。

（5）糖尿病是一种全身性代谢紊乱性疾病，胰岛素分泌不足，葡萄糖大量流失，反射性的分解脂肪供给能量，大量甘油三酯、胆固醇和游离脂肪酸进入血液。同时，脂肪合成能力减弱，低密度脂蛋白水平增高，脂肪分解产物滞留在血液中，导致动脉粥样硬化，从而很容易引起冠心病。糖尿病患者患冠心病的可能性是没有患糖尿病人的2倍。

（6）不健康的生活习惯，如吸烟，暴饮暴食，饮食过咸、过腻，剧烈运动，久坐，精神抑郁等，都会增加老年人患冠心病的概率。

如果一个老年人同时有以上几种危险因素，那么发生冠心病的风险更会成倍增加，所以要注意发现这些危险因素，并及早就诊处理，防患于未然。

第六章　老年常见疾病防治：做好自己的健康顾问

第三节
老年常见肺脏疾病

为什么老年人容易发生呼吸道感染

呼吸道感染是指病原体从人体的鼻腔、咽喉、气管和支气管等呼吸道感染侵入而引起的有传染性的疾病。呼吸道感染又分为上呼吸道感染和下呼吸道感染。慢性支气管炎是老年人特别是吸烟的老年人最为常见的呼吸系统疾病，其病程长且反复发作。除此之外，老年人也常发生上呼吸道感染、肺炎及肺结核等疾病。上呼吸道感染是鼻腔或咽喉部急性炎症的总称，表现为鼻咽部干痒灼热、鼻塞、流涕、喷嚏、头痛等症状。老年人由于年龄增长，器官功能退化，鼻黏膜萎缩，鼻毛减少，组织细胞免疫力差，所以容易诱发上呼吸道感染。

下呼吸道感染包括急性气管炎、慢性支气管炎、肺炎、支气管扩张等，多由病毒、细菌、支原体、衣原体等微生物感染引起。老年人气管 – 支气管分泌物增多而黏稠，有利于炎症产物的积聚与细菌繁殖，胸廓的硬度逐渐增加，呼吸肌力量逐渐减弱，咳嗽排痰效果变差，所以容易诱发下呼吸道感染。

呼吸道感染主要通过病人或隐性感染者的飞沫传播，也可通过直接亲密或间接接触传播。老年人为预防呼吸道感染一定要保持室内通风，空气新鲜，不随地吐痰，勤洗手，多喝水，及时增减衣服，避免着凉感冒，经常锻炼身体，提高自身抵抗力，少去公共场合。已经感染呼吸道疾病的老年人应及时就医，早期应用有效抗生素，争取尽早控制感染，阻止病情的发展。

老年人肺炎有什么特点

据统计，美国 1921—1930 年发生 44684 例肺炎，其中 80 岁以上的老年人的发病率约为年轻人的 5 倍，死亡率更是高达 100 倍。高发病率、高死亡率，已经使肺炎成为老年人的一大杀手，那么老年人肺炎有什么特点呢？

（1）老年人肺炎的症状多不典型。肺炎本身应该发热、胸痛、咳嗽、咳痰，但是老年肺炎患者多不发热，体温甚至还会低于正常时候，胸痛咳嗽等都不明显。

（2）老年肺炎患者肺实变体征少见。据报道，老年肺炎患者中，只有 25% 在相应区域闻得湿啰音，49% 在肺的任何部位都闻不到湿啰音，16% 在相应部位可听到干鸣音、喘鸣音或呼吸音减低，25% 听诊没有任何异常。

（3）老年肺炎患者胸部 X 线检查阳性率低，老年人肺炎 X 线诊断的阳性率仅为 58%。

（4）很多老年肺炎患者会表现出意识障碍、乏力、嗜睡、食欲不振、恶心、呕吐、心动过速，甚至大小便失禁等症状，但这都不是呼吸道感染的典型症状，所以很多老年肺炎患者容易被误诊。

（5）并发症多、治疗效果差也是老年人肺炎的一大特点。老年肺炎患者常见的并发症有休克、严重败血症、脓毒血症、心律失常、心力衰竭等疾病。老年人全身器官功能减退，呼吸道局部的防御和免疫功能降低，各重要脏器功能储备减弱，又罹患多种慢性严重疾病，使老年人抗病力低下，对治疗不敏感，容易多病合并。反复使用抗生素，又很容易致使耐药菌株不断产生。

为什么老年肺部疾病患者要慎用镇咳药

老年人是咳嗽咳痰的高发人群。很多老人常常不加选择地服用镇咳药，希望减轻其咳嗽症状，结果却适得其反，常常是不但没减轻和消除这些症状，反而加重了病情，有的甚至会因此出现生命危险，专家呼吁老年肺部疾病患者要慎用镇咳药，这是为什么呢？

老年人咳嗽要对因治疗，才能收到好的效果。引起老年人咳嗽的疾病有很多种，如上呼吸道感染、支气管炎、肺炎、急性喉炎等都可能导致老年人咳嗽、咳痰。镇咳药大体分两种：一种是直接抑制延髓咳嗽中枢，使其对外周传来的刺激不敏感的中枢性镇咳药，如可卡因、喷托维林（咳必清）、咳美芬、咳平；另一种是抑制咳嗽反射弧中除咳嗽中枢以外的环节的药物，如地布酸钠（咳宁）、甘草片。不同的药物适应不同的疾病人群，中枢性镇咳药主要用于癌症、急性脑梗死、左心衰竭引起的咳嗽，末梢性镇咳药则对干咳镇咳效果较好。

咳嗽是一种本能保护性的反射动作，以强力地呼气来清除呼吸道中的异物及分泌液，目的是保护呼吸道的通畅和清洁。如果滥用镇咳药很可能会令痰液难以咳出，大量蓄积在气管和支气管内，从而造成气管堵塞。如对于老年慢性支气管炎患者来讲，咳嗽、咳痰常相伴随，且痰多呈泡沫状或黏液状，容易阻塞气管。痰中常有大量细菌，可造成呼吸道反复感染。尤其要引起注意的是，滥服镇咳药，痰液潴留于气道内，可使呼吸阻力增加，患者呼吸更加费力，最终窒息而死亡。据统计，老年人咳嗽严重并发症中80%是由于药物使用不当造成的。

为什么慢性阻塞性肺疾病患者吸氧浓度不宜过高

慢性阻塞性肺疾病是一种严重的慢性呼吸系统疾病，患病人数多，死亡率高。慢性阻塞性肺疾病的主要表现是：慢性咳嗽并且随病程发展，终身不愈，有白色黏液或浆液性泡沫痰，甚至在休息时也气短、呼吸困难，喘息胸闷。而慢性阻塞性肺疾病患者在稳定期进行长期家庭氧气疗养，能提高患者生存率，对患者的运动能力和精神状态都可产生有益影响。氧气疗养就是指通过给患者吸氧，提高动脉氧分压，改善因血氧下降造成的组织缺氧，使脑、心、肾等脏器功能得以维持，氧气疗养还可以减轻缺氧时的心率、呼吸加快所增加的心、肺负担。但是为什么慢性阻塞性肺疾病患者吸氧浓度不宜过高呢？

（1）慢性阻塞性肺疾病患者由于气道阻塞，常存在慢性呼吸衰竭，大多数患者伴有不同程度的缺氧和二氧化碳潴留。氧疗时需注意保持低浓度吸氧，氧气浓度不超过35%，防止血氧含量过高。

（2）当氧气压小于60毫米汞柱时，可刺激外周化学感受器，反射性兴奋呼吸中枢，增强呼吸运动，促进二氧化碳排出。当慢性阻塞性肺疾病患者呼出二氧化碳持续升高时，可明显抑制呼吸中枢兴奋。

（3）慢性阻塞性肺疾病患者二氧化碳潴留导致慢性高碳酸血症，使得呼吸中枢的化学感受器对二氧化碳反应性变差。呼吸主要靠低氧血症对外周化学感受器的刺激来维持，如果吸入高氧便会抑制患者呼吸，造成通气状况进一步恶化，二氧化碳上升，严重时陷入二氧化碳麻醉状态。

为什么患慢性阻塞性肺疾病老人应多进行腹式呼吸锻炼

呼吸是人们最熟悉的生理现象，但却不是人人都了解正确的呼吸方式。据调查很多人的呼吸方式都不正确，很多人的呼吸太短促，往往在吸入的新鲜空气还没有深入肺叶下端时，便匆匆呼气了，这样等于没有呼吸到新鲜空气中的有益成分。

腹式呼吸实际上就是让横膈膜上下移动。膈肌位于胸腔的底部，它只要轻微移动就能明显改变胸腔的容积，增加肺活量。进行腹式呼吸时，伴随着吸气，腹部鼓胀，横膈膜会下降，把脏器挤到下方；吐气时则腹部收缩，横膈膜上升，这样一来，就从自然状态的呼吸转变为深度呼吸，呼出更多停滞在肺底部的二氧化碳。

腹式呼吸有顺呼吸和逆呼吸两种形式。顺呼吸即吸鼓呼收，也就是吸气时轻轻扩张腹肌，在感觉舒服的前提下，尽量吸得越深越好，呼气时再将肌肉放松；逆呼吸则相反，是吸收呼鼓，即吸气时轻轻收缩腹肌，呼气时再将它放松。

慢性阻塞性肺疾病老人常常在劳动时出现气短或呼吸困难，严重的老人在日常生活和休息时都会气短和呼吸困难。这就更加会导致慢性阻塞性肺疾病老人长期缺氧，呼吸肌肉萎缩，呼吸表浅而短促，这种表浅呼吸既不能保证肺脏有效的通气量，又易引起呼吸肌的紧张，增加耗氧量，诱发呼吸肌疲劳，从而令呼吸更加困难。

腹式呼吸就是一种简单高效的呼吸运动锻炼方法，患慢性阻塞性肺疾病的老年人多做腹式呼吸能提高潮气量，增加肺泡通气量，缓解气促症状。

为什么老年人要定期进行肺功能检查

肺功能检查是呼吸系统疾病的必要检查之一。肺功能检查是通过肺功能检查仪器检测肺的气体交换功能，是一种物理检查方法，对身体没有任何损伤。肺功能检查包括肺容量测定、肺通气功能测定、通气与血流在肺内分布及通气血流比率测定等。临床上常规的检查项目主要是肺容量测定、肺通气功能测定。那么老年人有必要定期进行肺功能检查吗？

健康的肺就像一块海绵，有弹性，能储存大量氧气，保证我们呼吸自如，而随着年龄的增长，老年人肺的生理功能也逐渐减退，加之肺和支气管组织的病理变化，肺功能也会逐年降低，所以老年人特别有必要进行肺功能的检查：

（1）老年人定期进行肺功能检查能早期检查出肺、呼吸道病变，并及早治疗。如老年人肺间质疾患早期表现可以是弥散功能减低；小气道功能异常可以是慢性阻塞性肺疾患，如慢性支气管炎肺功能障碍的早期表现。

（2）老年人定期进行肺功能检查能鉴别老年人呼吸困难的原因，判断气道阻塞的部位。

（3）老年人定期进行肺功能检查能评估肺部疾病的病情严重程度，并指导用药。

（4）要确诊老年人的慢性阻塞性肺疾病必须进行肺功能检查，而慢性阻塞性肺疾病的早期症状都不明显，等老年人出现气喘等症状时，已经出现肺功能损伤了。

如果老年人有长期吸烟、反复咳嗽咳痰、胸闷气短、工作和生活环境中有污染气体粉尘及患有呼吸道疾病这些现象之一的,更要定期到正规医院进行肺功能检查。

老年人慢性咳嗽的常见病因有哪些

慢性咳嗽是指持续 3 周以上的咳嗽,也有学者认为咳嗽时间超过 8 周才可称为慢性咳嗽。老年人是慢性咳嗽的多发人群,引起老年人慢性咳嗽的原因比较复杂,常见的老年人慢性咳嗽病因有以下几种:

(1)如果老年患者的咳嗽为刺激性干咳,且绝大多数为白天咳嗽又伴有咽部异物感、咽喉灼痛、声音嘶哑、胃灼热、反酸、胸痛、恶心等症状,就很有可能是胃食管反流引起的咳嗽。通过 24 小时食道 pH 值检测可以诊断。使用制酸剂或促胃肠动力药,如吗丁啉,或 H_2 受体阻止剂可迅速减轻症状,但明显改善要 5 个月。

(2)如果老年患者咳嗽时间超过 2 个月,且咳嗽异常剧烈,以阵发性痉挛性干咳为主,夜间或晨起发作,偶有少量黏痰,用抗炎、化痰止咳药物无效,就要考虑咳嗽变异性哮喘引起的咳嗽。在诊断时咳嗽变异性哮喘特别容易误诊为慢性支气管炎,要仔细分辨。

(3)如果老年患者是发作性或持续性咳嗽,主要为白天咳嗽,睡着后很少咳嗽,鼻后滴流或咽后壁黏液有附着感,就很有可能是上气道咳嗽综合征引起的咳嗽。上气道咳嗽综合征是因鼻咽部疾病引起的分泌物倒流至鼻后或咽喉,刺激咳嗽感受器而引发的。治疗鼻咽部原发疾病是关键。

(4)如果老年患者是慢性刺激性干咳可咳少许黏液,在白天或夜间都咳嗽,对灰尘、油烟、冷空气或异味等比较敏感,就很有可能是嗜酸性粒细胞性支气管炎引起的咳嗽。这种病病程很长,多超过 3 个月,甚至数年以上。吸入糖皮质激素是目前常用的治疗手段。

老年人出现什么样的咳嗽有可能是哮喘

老年哮喘患者的常见症状是发作性的喘息、气急、胸闷、咳嗽,少数患者还会有胸痛,但并不是所有的老年哮喘患者都会有喘息的症状,有一种哮喘叫咳嗽变异性哮喘,它具有喘的实质而无喘的表现。

咳嗽变异性哮喘又称咳嗽性哮喘,是支气管哮喘的一种特殊类型,以慢性咳嗽为主要或唯一的临床表现,部分患者可有胸闷或呼吸困难,但没有明显喘息、气促等表现。如果老年患者的咳嗽符合以下几点就基本可以确诊为哮喘:

（1）咳嗽反复发作或持续咳嗽1个月以上，主要为刺激性干咳，多数无痰，或只有少许白色泡沫样痰，常在夜间或清晨加重发作。

（2）应用一般的祛痰止咳药或抗生素治疗无效，但积极的平喘药物，如 β_2 受体激动剂、M受体拮抗剂、茶碱、糖皮质激素等治疗有明显的效果，夜间咳嗽者晚上应用长效 β_2 受体激动剂症状会明显改善。

（3）上呼吸道感染，剧烈运动，吸入冷空气、油烟、灰尘、过敏原等容易诱发咳嗽加剧。

（4）有明显的发作期和缓解期，缓解期无症状，在春、秋两季比较严重或反复发作。

（5）胸部X线片显示正常或者肺纹理增粗但没有其他器质性改变。咳嗽变异性哮喘的治疗与支气管哮喘的治疗相同，大多数患者吸入小剂量的糖皮质激素加 β 受体激动剂即可。皮质激素有泼尼松、普米克气雾剂等，抗过敏药物如氯苯那敏、酮替芬等对于变异性哮喘效果也很好，还可应用氨茶碱、丙卡特罗等止咳平喘药物。

老年人慢性支气管炎有什么表现

慢性支气管炎是指支气管、支气管黏膜及其周围组织的慢性非特异性炎症。慢性支气管炎是由急性支气管炎转变而成，起病多缓慢，病程较长，反复急性发作加重。导致老年人慢性支气管炎的原因可分为外部环境原因和内部生理原因。外部环境原因有吸烟，病毒和细菌感染，刺激性烟雾、粉尘、大气污染的慢性刺激；内部生理原因是老年人全身或呼吸道局部防御和免疫功能减退，极易罹患慢性支气管炎且反复发作。老年人慢性支气管炎一般有以下几种表现：

（1）咳嗽咳痰：老年患者支气管黏膜充血、水肿，或分泌物积聚于支气管腔内引起咳嗽咳痰，一般晚间睡前和清晨咳嗽较重、排痰较多，痰液一般为白色黏液或浆液泡沫型。病情较轻时寒冷季节发病，到后期会终年咳嗽咳痰不停，冬春加重。

（2）喘息气急：老年喘息型慢性支气管炎患者支气管痉挛，会引起老年人喘息，常伴有哮鸣音，早期没有气急现象，严重后并发阻塞性肺气肿时，会伴有轻重程度不同的气急。早期在劳动或活动后气喘，到后来生活和休息时也可能喘得厉害。

（3）很多老年慢性支气管炎患者病情发作都以呼吸道急性感染为先驱，发热、上呼吸道疼痛，继而咳嗽、咳痰显著加重，痰量增加，痰变黏稠或黄色脓性，少数还可见痰中带血。

另外老年慢性支气管炎患者，常易并发阻塞性肺气肿、肺动脉高压、肺源性心脏病等高危疾病。一旦发现必须及早治疗。

老年慢性阻塞性肺疾病有什么表现

慢性阻塞性肺疾病是一种具有气流受限特征的疾病，气流受限不完全可逆且呈进行性发展，慢性支气管炎和阻塞性肺气肿是导致慢性阻塞性肺疾病的最常见疾病。所谓气流受限，简单来说就表现为呼吸困难；可逆，是指排除发作的诱因之后可以恢复；而不完全可逆，也就是说即使排除诱因，气道也难以完全恢复到正常通气状态。慢性阻塞性肺疾病具有以下表现：

（1）慢性咳嗽是老年慢性阻塞性肺疾病的首发症状，早晨和夜间咳嗽明显。

（2）老年慢性阻塞性肺疾病患者早期在劳动时出现气短和呼吸困难，后期逐渐加重，以致在日常生活甚至休息时也感到气短和呼吸困难，甚至头痛、嗜睡、神志恍惚。气短和呼吸困难是慢性阻塞性肺疾病的标志性症状。

（3）老年慢性阻塞性肺疾病患者支气管分泌物增多，一般会咯出白色黏液性或浆液性泡沫痰，偶可带血丝，清晨排痰较多，合并感染时痰量增多，常有脓性痰。

（4）重度老年慢性阻塞性肺疾病患者还会出现喘息、胸闷、体重下降、食欲减退、外周肌肉萎缩、功能障碍、精神抑郁等症状。

除了上述症状外，随着病情的发展，老年慢性阻塞性肺疾病患者还可能出现以下体征：胸廓增大，肋间隙变宽，呈"桶状胸"；部分老年患者呼吸变浅变快，严重者呼吸时会出现缩唇，吸气减弱，呼气延长。

老年人哮喘有什么特点

老年人是哮喘的高发人群。老年性哮喘患者是指年龄在60岁以上符合哮喘病诊断标准的所有患者，包括在60岁以前和60岁以后发病的所有哮喘病患者。老年人哮喘常常具有以下特点：

（1）老年哮喘患者临床上主要表现为咳嗽咳痰、气短及阵发性夜间喘息发作。据调查70%的老年哮喘患者有气短伴有喘息，有63%的老年哮喘患者在发病前就有数年至数十年的咳嗽病史，但老年哮喘患者的症状大多不典型，胸部听诊哮鸣音未必很明显，常与心血管疾病或其他肺部疾病难于辨别。

（2）老年哮喘患者机体抵抗力低，很容易并发高血压性心脏病、冠心病、左心衰竭、糖尿病、脑动脉硬化等疾病，或合并慢性阻塞性肺气肿等疾病，不仅增加潜在生命危险，还会增加诊断困难，导致误诊。

（3）老年哮喘患者会出现严重的肺功能减退现象。本来老年人肺弹性就很弱、小气道阻力加大，肺活量、闭合容量等不断增加及呼吸肌功能减弱，导致其呼吸储备能力降低，哮喘一旦发作，就会使老年人肺功能严重退化。

（4）老年哮喘患者对寒冷耐受性差，冬季发病较多，也有许多老年患者常年发病，发作期特别长，而且自行缓解率特别低，哮喘发作期的每日变异性较小。老年人呼吸道抵抗力降低，气道常有炎症，也使得哮喘反复发作。同时老年人多发的呼吸道感染和胃食管反流也常常促使老年人哮喘发作和加重。

此外，老年人因为身体机能弱、对药物不敏感等原因，使得老年哮喘患者的治疗尤为困难。老年人患上哮喘病后一定不要着急害怕，要积极地去正规医院治疗。

第四节
老年常见肾脏疾病

患有慢性肾衰竭的老年人应如何进行调养

慢性肾衰竭是慢性肾病病人病情恶化进展的晚期阶段。目前,虽然还没有完全根治肾衰竭的办法,但中西医联合用药治疗作用在逐渐被认可,在此治疗期间,慢性肾衰竭病人需要注意以下问题:

1. 注意饮食调整

当肾功能减退时,无法将尿毒素排出体外,会堆积在血中引起中毒的症状(即尿毒症),也会导致体内有过多的氢、钠及钾离子。控制饮食,对于慢性肾衰竭患者是一种基本的治疗方式,可以减少尿毒素的产生,亦可维持身体最低的营养需求量和电解质平衡。鸡蛋、牛奶、瘦肉、新鲜蔬菜等食物对治疗慢性肾衰竭可起到很大的辅助作用。慢性肾衰竭患者不宜吃发物,比如狗肉、虾、螃蟹等,同时应忌烟禁酒,这样才能使病情平稳。

2. 不能随便乱用药

肾衰竭患者大多数肾脏血液循环不好,口服吸收或输入到血液中的药不能全部到达肾脏,而药物又不能随便加大用量,所以不要乱用药。

另外,不论是西药还是中药,许多药经口服吸收后,都要经过肾脏排出体外。不少药物有肾毒性,直接损害肾脏的有氨基糖苷类抗生素、两性霉素B、四环素类、含碘的X线造影药、汞剂、保泰松、非那西丁、对乙酰氨基酚(扑热息痛)等;由于过敏反应引起肾损害的有青霉素类、利福平、苯妥英钠等。慢性肾衰竭期的病人,肾脏本身的排毒能力已经下降,任何额外的"工作"都可能加重它的负担，加重其受损程度、加快其损伤速度。因此，慢性肾衰竭患者一定要在专业医师指导下，详细地针对病情用药。

3. 合理运用中药治疗，助肾功能恢复

中医治病是辨证施治，中医药能有效延缓慢性肾衰竭的进展，延缓早中期的慢性肾衰竭患者进入透析期的速度和死亡率，促进患者康复。中药正是从缺血、缺氧这一启动肾脏纤维化的因素出发，将扩张血管放在治疗各种肾脏疾病的首位。在肾脏各级血管及全身周围血管得到扩张后，全身的血液循环得到改善，身体内的有效灌注量提高，缺血、缺氧的状况得到了根本缓解，而缺血、缺氧得到有效缓解，就减少了血管内皮细胞的损伤，减少了炎性细胞的浸润，减轻了炎症反应，从而抑制肾脏组织的纤维化，阻止肾衰竭的进展恶化。

4. 联合西药控制

慢性肾衰竭期的病人，体内过多毒素滞留，会引发高血压、恶心、呕吐等不良反应。这些症状需要得到及时控制，否则会对肾功能造成极大的危害。这时，就需要借助西药来清除这些不良状况了。需要注意的是，西药在治疗慢性肾衰竭的过程中只是暂时缓解病情进展，没有对肾脏功能细胞进行修复，而是靠外力来维持机体的一种平衡。因此，慢性肾衰竭患者不宜长期用西药维持治疗。

为什么老年人容易出现夜尿增多

正常成年人每天夜里排尿最多 2 次，很多人夜里不排尿，这都是正常的。正常人在夜里的排尿量通常不超过 400 毫升，仅相当于全天总尿量的 1/4。如果夜间排尿量超过 400 毫升，就叫作夜尿多。许多老年人都会夜尿增多，一晚上要去好几趟厕所。是什么原因导致老年人夜尿增多的呢？

1. 肾脏功能衰退

人有两个肾脏，每个肾脏里都有百万以上的肾小球和肾小管，它们的活动程度反映了肾功能的情况。人到 40 岁以后，肾脏就开始走向衰老，肾小球和肾小管相继发生退行性改变，数量开始减少，穿过肾脏的血管也开始硬化，肾脏萎缩，肾功能开始减退。对于 65 岁以上的老年人来说，肾小管的退化尤为明显。

此时，肾小管不能有效地把肾小球滤出的水再吸收到血液中，也就是尿的浓缩功能减退了，从而出现昼夜排尿规律的紊乱，这就造成了老年人的夜尿多。

2. 疾病引发夜尿增多

一些老年人的夜尿多是由于某些疾病造成的，常见的疾病有前列腺增生症、慢性肾盂肾炎、膀胱尿道的炎症、原发性肾小球疾病的后期、慢性间质性肾炎、高钙性肾病、低钾性肾病、高尿酸血症、干燥综合征、慢性腹泻引起的严重缺钾、糖尿病、多囊肾等。

一般来讲，老年人的肾功能随着年龄的增长而减退。年龄越大，出现夜尿多的可能性就越大。不过，研究发现，人的体质不同，情况也不尽相同：在65岁以上的老年人中，有1/3的人肾功能和青年人是一样的，因此也就不会出现夜尿多的情况。

那么，夜尿多是不是病呢？必须具体情况具体分析，有些人夜尿多是因为得了病，有些人夜尿多还不能算病，但不管怎么说，老年人夜尿多常常是肾功能减退的一个信号，需要老年人保持足够的警惕，必要时到医院检查。

老年肾结石患者的症状有哪些

肾结石是泌尿系统的常见疾病之一，每20个人中，就有1个人可能会患肾结石，而老年人又是肾结石比较高发的人群。一般情况下，人到了老年，由于体质的变化，身体的各大器官都慢慢衰竭，再加上运动量减少，饮食都有了忌口，这时身体就出现了不少疾病症状；还有夏季容易大量出汗，体内脱水，肾结石就慢慢形成了。肾结石患者的症状有以下几点：

（1）腰部绞痛：肾绞痛是肾结石的典型症状，通常在运动后或夜间突然发生一侧腰背部剧烈疼痛，常形容为"刀割样"，同时可以出现下腹部及大腿内侧疼痛、恶心呕吐、面色苍白等症状。病人坐卧不宁，非常痛苦。肾绞痛的原因是肾结石在排出过程中堵塞了肾盂或者输尿管，很多患者表现为腰部隐痛、胀痛。疼痛之后，有些患者可以发现随尿排出的结石。

（2）血尿：约80%的结石患者出现血尿，其中只有一部分能够肉眼发现尿是红色的，大部分是通过化验尿才能发现。因肾脏内形成的结石成分在泌尿系统移行过程中，将会擦伤肾盂以及输尿管的黏膜，导致这些部位的毛细血管破损，从而

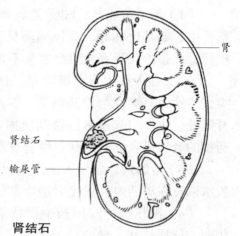

肾结石

肾结石是矿物质盐或其他的一些物质在肾脏中累积而形成的。直径小于0.51厘米的结石通常能够轻松地通过输尿管，但大的结石会停留在输尿管中，阻止尿液的流动并引起严重的疼痛。

产生血尿。除此之外，肾结石病人还可出现尿中排出砂石、排尿时尿道刺痛等症状，这种情况多发生于病人疼痛和血尿发作的时候。

（3）肾积水：结石堵塞了肾盂、输尿管，尿液排出不畅，造成肾积水。有的肾积水可以没有任何症状。长期肾积水，会造成患侧肾功能受损，双侧肾积水严重者可能导致尿毒症。

（4）功能不全：一侧肾结石引起梗阻，可引起该侧肾积水和进行性肾功能减退；双侧肾结石或孤立肾结石引起梗阻，可发展为尿毒症肾结石的症状。

（5）发热：肾结石可以由细菌感染导致（感染性结石），也可以诱发细菌感染，导致发热。因为结石阻碍了尿液的排出，细菌不能及时排出，严重时可导致败血症，危及生命。

什么药物容易损伤老年人的肾脏

肾脏是人体内药物、毒物代谢和排泄的主要器官，有些物质可通过许多方式对肾脏造成损害。随着年龄的增大，老年人肾脏的代谢和排毒功能明显下降，易受各种因素影响而出现肾衰竭，此时，用药应特别慎重，以免加重病情。

预防药物性肾损害的关键在于普及用药常识和加强药物不良反应的监控，而老年人应该认识到"是药三分毒"，避免服用过量的药物。下面五类药物易损害老年人的肾脏：

（1）消炎镇痛药：吲哚美辛、非那西丁、保泰松、阿司匹林、布洛芬、萘普生、氨基比林等消炎镇痛药易引起老年人肾损害，特别是原来患有肝肾疾病，或腹泻、脱水导致血容量不足的情况下尤易发生。

（2）各种抗生素：新霉素、庆大霉素等氨基糖苷类是肾毒性最大的一类抗生素，其毒性与用药剂量、时间有关。青霉素和头孢菌素类本身无明显肾毒性，主要引起过敏性肾间质损害，与药物剂量无关。另外，服用磺胺类药物的老年患者也有出现急性肾衰竭的可能性。

（3）造影剂：老年人使用造影剂引起肾病的发生率较高，原有肾脏病、脱水以及在短期内大量注射造影剂的患者，肾损害发生率更高。

（4）降压药：降压药中要特别注意血管紧张素转换酶抑制剂（如卡托普利、依那普利）导致肾损害，其发生主要是因为临床医师未能严格掌握用药指征及未发现潜在的肾衰竭危险，这些潜在的危险包括肾动脉狭窄、多囊肾、心衰、合用利尿剂等。

（5）抗肿瘤药：顺铂、丝裂霉素等抗肿瘤药引起的肾脏损害与剂量过大有关。

第六章　老年常见疾病防治：做好自己的健康顾问

老年人出现血尿应如何就医

肉眼血尿是指排出的尿为鲜红或粉红色，有时甚至带有小的凝血块。出现血尿时老年人应及时就医，依照以下步骤查找出血原因：

（1）排除假性血尿：发现血尿时应首先确认是否为真性血尿，即排除因某些因素引起的红色尿液和假性血尿。红色尿液是指因进食某些食物或药物色素引起的红色尿，如甜菜根、安替比林、利福平、卟啉、酚酞、山道年等。假性血尿指尿路以外部位（月经、子宫、阴道或肛门）出血污染尿液。

（2）明确发生血尿的部位：如排尿开始为血尿，而后一段尿液正常，一般为尿道疾病；如排尿开始正常，快结束时出现血尿，多为膀胱炎和前列腺病；如果为"全程血尿"，一般多为肾脏的疾病引起。尿三杯试验可以了解血尿的来源，方法十分简单。取三只杯子，在一次小便中，第一杯取前段尿，第二杯取中段尿，第三杯取后段尿。如第一杯为血尿表示来自尿道；第三杯为血尿为终末血尿，病变多在膀胱或后尿道；第一杯、第二杯、第三杯均呈血红色即全程血尿，提示病变在肾脏或在膀胱以上的泌尿道。

（3）具体区分血尿来自肾实质还是来自尿路，需要患者到医院就诊做相应的检查进一步明确。老年人应特别警惕泌尿生殖系统的恶性肿瘤。

患有慢性肾炎的老年人在日常生活中应注意什么

慢性肾炎具有进行性发展的倾向，自然病程变化很大，有相当一部分患者的病情多年保持在稳定状态，极少数可自行缓解。因此，注重日常生活中的保养对慢性肾炎患者有重要意义。慢性肾炎患者应从以下几个方面进行保养：

（1）加强体质锻炼，增强体质。劳逸结合，遵守合理的生活制度，注意卫生，保持皮肤清洁。

（2）保证室内温暖，阳光充足，空气流通。穿衣适当，避免受湿。潮湿有利于溶血性链球菌生长繁殖，易于感染。寒冷能引起肾动脉痉挛，加重肾缺血，影响肾炎恢复。

（3）饮食清淡，保证营养。勿摄入过多的荤菜，以清淡蔬菜为主，减少盐的摄入量，防止腹泻、呕吐及应用过多利尿剂而使电解质紊乱。

（4）积极根治慢性感染病灶，特别是慢性扁桃体炎、中耳炎、鼻窦炎、龋齿等，必要时通过手术根治感染灶。

（5）防治链球菌感染，如上呼吸道感染、猩红热、慢性咽炎、脓皮病等。在发生上述疾病时，要检查尿液，了解有无肾炎症状的加重，做到早发现、早治疗，密切随访。

（6）避免应用损害肾脏的药物，如磺胺、氨基糖苷类等。不管看什么病，每次都要告诉医师，过去的肾炎病史，提示医生用药注意。

老年人如何预防慢性肾盂肾炎

肾盂肾炎是一种常见的泌尿系感染性疾病，常见于女性。肾盂肾炎是由于细菌侵入肾盂、肾盏和肾实质而引起的化脓性炎症。临床上分急性、慢性两种。急性者发病急、高热、寒战、尿频、尿急、尿痛、尿混浊，并伴有腰痛。慢性肾盂肾炎症状轻重不一，早期可无任何症状，后期因肾功能减退可有高血压、尿毒症等表现。急性肾盂肾炎如能及时治疗，控制感染，适当休息，绝大部分是可以痊愈的，但如治疗不及时、不彻底，就容易复发而迁延成慢性过程，甚至导致肾衰竭。

因此，肾盂肾炎患者治愈后必须预防复发，需注意以下几个方面：

（1）保持外阴及尿道口的清洁卫生。要勤换内衣，特别是女性月经期、妊娠期和机体抵抗力下降时，如不注意外阴的清洁卫生，细菌可以通过尿道进入膀胱，并由膀胱、输尿管逆流的动力入肾盂，然后再侵及实质，形成泌尿系统的感染。

（2）多摄入高能量、高维生素、半流质或容易消化的食物。

（3）多饮水，每日饮水量不得少于3000毫升，以增加尿量，有利于冲洗泌尿道，促进细菌、毒素和炎症分泌物的排出。

（4）注意休息，不要过度劳累。

（5）适量运动，保持健康，提高机体对疾病的抵抗能力。

（6）防止便秘。

（7）不要盆浴，以免浴水逆流入膀胱，引起感染。

老年人肾虚是否等于患有肾病

一些老年人经中医辨证有"肾虚"而感到焦虑不安，认为自己患了肾脏病。其实，肾虚并不等同于肾病。从理论上说，中医和西医是两个不同的医学体系，中医和西医之间在理论、名词、术语等很多方面至今尚不能完全相通。中医讲的"肾"和西医讲的"肾"并不是一回事。

肾虚是中医的病机概念，《素问·六节藏象论》云："肾者主蛰，封藏之本，精之处也。其华在发，其充在骨……"《景岳全书·肿胀》又云："盖水为至阴，故其本在肾……肾虚则水无所主而妄行。"中医认为，肾是人体生命的根本，具有藏精、主骨、生髓、通脑、主水液等功能。肾虚是指中医所讲的肾的上述功能减退，表现为腰脊酸痛、腰腿软、足跟痛、脱发、牙齿松动、耳鸣或耳聋、尿后有余沥或尿失禁、性功能减退以及不孕和不育等症状。

西医所讲的肾脏病，是指肾脏本身的疾病。肾脏病患者可能会出现肾虚的状况，但是不光肾脏病人可以出现"肾虚"的症状，其他脏腑有病，如心脏病、肝脏病、肺病等，也都可以出现"肾虚"的症状。因此，"肾虚"并不意味着就是西医所讲的肾脏病。

有肾虚症状而怀疑自己有肾脏病的老年人只要在医院检查一个尿常规，做一下两肾B超检查和肾功能化验，如果未发现异常，就说明自己没有患肾脏病。

老年人如何预防糖尿病肾病

糖尿病肾病是糖尿病微血管并发症之一，是导致糖尿病患者死亡的重要原因。随着糖尿病治疗方法的不断改进，死于糖尿病急性并发症者已大为减少，患者的生命明显延长，然而糖尿病的各种慢性并发症，包括糖尿病肾病的发生率却明显增高。因此，患有糖尿病的老年人应注意早期发现、早期诊断及早期治疗。如何早期发现呢？

（1）病程超过5年的糖尿病患者，要经常查肾功能、尿蛋白定性、24小时尿蛋白定量，并注意测量血压和做眼底检查。

（2）有条件时，应做尿微量蛋白测定和 $β_2$-微球蛋白测定，以早期发现糖尿病肾病。如果尿微量蛋白增加，要在3～6个月内连测3次以确定是否为持续性微量蛋白尿。

（3）如果确定为微量白蛋白增加，并能排除其他的因素，如泌尿系感染、运动、原发性高血压者，应高度警惕。要注意控制血糖、血压，同时饮食应该低蛋白、低盐饮食，以优质蛋白为佳。

糖尿病肾病预后不良。糖尿病肾病一旦出现持续性蛋白尿，其肾功能可能进行性下降，高血压、高血糖和高蛋白饮食等因素都能加速糖尿病肾病患者的肾功能恶化。因此，对糖尿病肾病的预防在于控制血糖、限制食盐摄入、补充足量的维生素及微量元素、适当摄入鱼和瘦肉等优质蛋白质，少吃植物蛋白（大豆等）。

老年人出现眼睑、下肢水肿是肾病吗

水肿是指血管外的组织间隙中有过多的体液积聚，为临床常见症状之一。水肿多数先出现在眼睑和下肢。用手指按压皮下组织少的部位，如小腿的前侧时，有明显的凹陷即为水肿。轻度水肿多在清晨起床后，有轻度眼睑肿胀，即组织松弛轻度水肿，或久坐久站，足背水肿，手指发胀，重度水肿则可见全身明显水肿。

肾性水肿特点：在疾病早期，早晨起床时，有眼睑和颜面水肿，以后发展为全身水肿,肾性水肿的原因需要结合实验室检查等进行综合分析来确定。急性肾炎水肿较轻,压之有一定弹性,凹陷很不明显;肾病综合征水肿较重,呈明显凹陷性。

出现水肿不一定都是肾出了问题,以下原因也会引发水肿:心脏病、肝硬化,重度营养不良等。因此,出现眼睑、下肢水肿后应该及时到医院就诊,结合老年人既往病史、临床表现,进行心电图、心动超声、放射线、实验室检查等进一步确认。

第五节
老年常见肝胆疾病

老年人体检时发现肝囊肿、肝血管瘤怎么办

一些老年人在体检时被查出患有肝囊肿、肝血管瘤,老年人会产生恐惧心理,要求医生把囊肿、血管瘤去除。其实,肝囊肿和肝血管瘤只有在较大或有症状时才考虑治疗。

肝囊肿是一种很常见的肝脏良性疾病。在健康体检中,肝囊肿的检出率为1%~2%。一般情况下,肝囊肿不破裂、不出血、不感染,也不恶变。通常情况下,肝囊肿不会导致肝功能异常,也不会发展为肝癌。肝囊肿有先天的,也有后天的。先天性肝囊肿一出生就存在,肝囊肿生长缓慢,可以多年保持不变。后天性肝囊肿出生时没有,以后随着年龄的增长,肝内出现新生囊肿,是肝管发生退行性改变的结果。

肝血管瘤是肝脏的良性肿瘤。肝血管瘤中多见的是肝海绵状血管瘤,一般为先天性血管发育异常所致。肿瘤小者不会出现症状,生长缓慢,不恶变,对患者无威胁,一般不需要处理。

因此,老年人体检时发现肝囊肿、肝血管瘤不必急于治疗,但为了观察囊肿、血管瘤的变化情况,每半年到1年做1次B超检查还是有必要的。

老年人体检发现转氨酶升高意味着什么

许多老年人一提起转氨酶高就认为是得了肝炎,得了传染病,不能和家人一起吃饭了。其实,转氨酶高是一个很常见的情况,并不一定是肝脏出了问题。因为转氨酶非常敏感,很多因素都会引起转氨酶值的上下波动,健康

人在一天之内的不同时间检查转氨酶，结果都可能不一样。剧烈运动、劳累、油腻食物、近期感冒、吸烟、饮酒、服药等都会使转氨酶暂时偏高，去除上述原因后复查很快就正常了，也有的老年人由于胆道感染、胆道结石、胰腺肿瘤也会引起转氨酶的增高。

老年人可以了解一些转氨酶升高的常见原因，针对自己的既往病史及身体的其他不适情况去医院找专科医师诊治。一般来说，老年人发现转氨酶升高要做如下检查：

（1）首先要化验各项肝炎病毒指标，看看是不是真的感染肝炎病毒了，只有甲型和戊型肝炎会经口传染，要隔离，以防止传染。

（2）患疾病较多的老人，常服用多种药物，排查一下近期是否有新换的药，以避免药物引起的转氨酶增高。

（3）化验肝功系列，看看其他肝脏功能指标是否也高于正常值。还需做腹部彩超，看看肝、胆、胰、肾形态是不是正常，因为仅仅转氨酶增高并不能确定就是肝病，如果人体的肝、心、肾、肌肉、胆管等组织或脏器出现了问题，转氨酶都会增高。另外对于老年人来说心脏疾病多发，所以发现转氨酶高一定要做心脏的相关检查，如心电图、心肌酶等。

老年人皮肤发黄是肝炎的表现吗

有的老年人发现自己的皮肤发黄，就认为这是黄疸，以为自己患了肝炎，其实不一定。皮肤发黄有以下几种原因：

（1）黄疸性皮肤发黄：见于胆道阻塞、肝细胞损害或溶血性疾病，由于血液中胆红素升高，致使皮肤黏膜变黄，早期或轻微时见于巩膜，较明显时才见于皮肤。黄疸是指血清胆红素升高，皮肤和黏膜因胆红素沉着而致的黄染。肝炎只是黄疸的重要病因之一，除了肝炎以外，败血症、钩端螺旋体病等感染性疾病，胆囊及胆管炎症或结石、胰头癌等导致胆管阻塞，亦可导致胆红素代谢障碍，血清胆红素升高，产生黄疸。

（2）食物性皮肤发黄：胡萝卜、南瓜、橘子汁、空心菜、甘蓝菜、芒果等蔬菜瓜果富含胡萝卜素，过多的摄入会引起胡萝卜素血症，导致皮肤变黄，以手掌、足底最为明显，其次是面部、耳后，严重者可累及全身皮肤，但一般不发生于巩膜和口腔黏膜。

（3）体内毒素积累引起的皮肤发黄：在新陈代谢正常的情况下，人们所吃的食物经过食道、胃、十二指肠、小肠、大肠，最后从肛门排出体外，整个过程一般可在12～24小时内完成，这样就可确保废物不在肠中过久停留。因为接触肠壁时间太久，废物就难免会被人体再次吸收。尽管人体有这样的防毒功能，可疲劳、紧张或其他生理原因，都会导致人体出现代谢功能失调、内分泌紊乱,致使人体的代谢废物长期停留在体内。这样残余的废物在肠内开始腐败,结肠中的菌群就会不断分解废物,产生毒素。这些毒素经过结肠再次被吸收,不断渗出污染体内环境,后经血液循环进入人体的不同器官,从而引发各种疾病,使人出现记忆力衰退、疲劳、面色灰黄、便秘、痔疮和内分泌失调、肥胖等。

(4)药物性皮肤发黄:长期服用带有黄色素的药物,如米帕林、呋喃类等也可使皮肤变黄,严重者可表现为巩膜黄染。

因此,发现自己皮肤出现黄染,也不必过分紧张、担心自己得了"黄疸肝炎",应该及时去医院进行相关咨询。

老年人怎样防治慢性肝炎

慢性肝炎多由急性型、丙型、丁型肝炎久治不愈发展而成。慢性肝炎反复难愈,而且很容易引起肝硬化,其症状表现为胁痛、胁部不适、头晕失眠、倦怠乏力、食欲不振、肢体困重、恶心呕吐、腹胀便溏等症。老年人防治慢性肝炎,要注意以下几个方面:

(1)注意休息,不要过度劳累。《黄帝内经》说"肝者,罢极之本",肝具有藏血的功能,如果劳累过度,极易耗伤肝血,不利于疾病的恢复,故慢性肝炎患者必须注意适当休息。

(2)适量运动,如气功、太极拳,亦有助益。需要注意的是,运动应在病情稳定以后,从小运动量开始,随着病情的好转,再逐步增加活动时间及运动量,从而达到娱志以调神,动体而调形的目的。千万不要过于剧烈,不要劳累。

(3)慢性肝炎的形成与过食膏粱肥甘之物有一定的关系,多数患者由于长期大量食用糖、鸡蛋、牛奶等,虽然体重增加了,但谷丙转氨酶值多有反复,部分患者β脂蛋白和甘油三酯均高于正常。因此,慢性肝炎患者的饮食也应当区别对待,属于正虚邪实而邪实为主(如慢性活动性肝炎),应当不用或少用高蛋白饮食;如果属于虚实并重,可酌情加蛋白饮食,但不可过量;如果以脾气虚为主,蛋白饮食当从小量开始,逐渐增加,若急于滋补,极易导致复发。

(4)不动怒,保持良好心情。中医认为"怒则伤肝",保持良好的心情,涵养性情,豁达大度,尽量避免为一些小事生闷气,就是遇有一时解不开的事,也要从宽着想,在"理"上解决,是防治慢性肝炎的重要方法。

(5)所谓"肝开窍于目""目受血而能视",慢性肝病患者可以通过眼睛来观察自己的病情,方法为:如果出现视力疲劳、下降、视物模糊及复视,同时眼血管有显著变化,说明肝病日久,阴血被大量耗伤;如果眼血管扩张、弯曲、鲜红,说明肝经疫毒炽盛,病势活动进展;如果血管变细伸直,颜色转为淡红，趋向正常，说明病情趋于稳定。

哪些常用药物容易引起肝脏损害

有些药物是会造成肝脏损害的。这是因为肝脏是药物进入人体后最重要的代谢场所，大多数药物要靠肝脏进行处理。因而肝脏也就成为药物损害的主要对象。药物性肝病可占"急性肝炎"住院病人中的10%，老年人由于肝脏的解毒功能下降，药物性肝损伤所占比例更高。因此，老年人用药一定要慎重，不要擅自用药，必须用药时一定要遵从医生的意见。能引起肝损伤的药物有以下几类：

（1）抗生素：也就是大家平常所说的"消炎药"，比如青霉素、红霉素、头孢菌素、磺胺类等药物，都可以导致药物性肝病。

（2）消化系统药：西咪替丁、雷尼替丁等。

（3）降脂药：非诺贝特、辛伐他汀。

（4）神经类药物：氯丙嗪、安定等。

（5）降糖药物：格列本脲（优降糖）、格列齐特（达美康）等。

（6）退热镇痛药：阿司匹林、布洛芬、吲哚美辛（消炎痛）等。

（7）心血管药：胺碘酮、硝苯地平、维拉帕米等。

（8）中草药：以前大家都认为中药安全，现在发现中药引起的肝损伤也颇多见，应予重视。

（9）其他：抗癌药物、抗结核药物、抗甲状腺药物等引起的肝脏损害就更为常见了。

药物引起的轻度和中度肝损害，一般停药1～3个月后，即可恢复正常。一旦发生重度肝损害，应立即停药，并去医院治疗。

老年人如何防治肝硬化

肝硬化是指由一种或多种原因长期或反复损害肝脏，导致广泛的肝实质损害，肝细胞坏死，纤维组织增生，肝正常结构紊乱，质地变硬，可并发脾大、腹水、食道静脉曲张、出血、水肿、黄疸、肝性昏迷等。预防肝硬化，应注意以下几方面问题：

（1）所用食物应易消化、富营养、高蛋白、高糖、高维生素、低脂为肝硬化病人选择饮食的原则。

（2）禁酒戒烟，不要滥用"护肝"药物。

（3）肝硬化病人要注意休息，避免剧烈运动，要保持乐观的情绪，树立战胜疾病的信心。

（4）有腹水时要卧床休息，增加营养，并限制盐的摄入，最好采用无

第六章 老年常见疾病防治：做好自己的健康顾问

盐或低盐饮食，每日食盐量以不超过 5 克为宜。

（5）腹水明显时还要限制水的摄入，一般进水量应控制在每日 1000 毫升以内，严重低钠血症者，应限制在 500 毫升以内。

（6）有肝昏迷可能时，应限制蛋白质的摄入，三餐应以蔬菜为主。

（7）伴有食道静脉曲张者，应避免刺激性的及硬的食物，以免损伤曲张的食道静脉造成大出血。

（8）应定期到医院做肝功能、甲胎蛋白、超声波等检查。

饮酒与肝硬化有关系吗

肝脏疾病是临床常见病，各种慢性肝病发展的最终阶段就是肝硬化，在我国大多数为肝炎后肝硬化，少部分为酒精性肝硬化和血吸虫性肝硬化。根据数据统计，酒精性肝硬化在我国约占 15%，并且呈上升趋势。

长期过量饮酒，特别是饮用高度数的酒，就会使肝细胞反复发生脂肪变性、坏死和再生，最终导致肝硬化。酒精性肝硬化的发生与饮酒者的饮酒方式、性别、遗传因素、营养状况及是否合并肝炎病毒感染有关。一次大量饮酒比分次少量饮酒的危害性大，每日饮酒比间断饮酒的危害性大。女性安全的饮酒阈值仅为男性的 1/3 ~ 1/2，所以女性饮酒较男性更易发生酒精性肝硬化。

一般而言，平均每日摄入乙醇 80 克达 10 年以上就会发展为酒精性肝硬化。举例来说，50 度以上的白酒，每天喝 4 两，喝 10 年就有患上肝硬化的可能性。我们平时要养成健康的生活方式，不酗酒，尽量饮低度酒或不含酒精的饮料。

身体瘦弱的老年人也会得脂肪肝吗

说到脂肪肝，大多数人会认为只有大腹便便的人才会得脂肪肝，其实这是对脂肪肝的一种误解，许多瘦人在体检的时候也会查出来患有脂肪肝。

身体瘦弱的老人为什么会患脂肪肝？用通俗点的话来说，是因为瘦人的身体内很有可能"住着一个胖子"。人体摄入食物以后，多余的热量会转变成脂肪储存在脂肪组织内。体内的脂肪组织就像是一个储存脂肪的"仓库"，当人处于长期饥饿状态时，无法获得必需的葡萄糖等能量物质及各种脂肪代谢时所需的氧化酶类，这时，"仓库"中的脂肪就会发挥作用。这些脂肪都将通过肝脏这一"中转站"转化为热量，于是大量脂肪趁机"跑到"肝脏，加上缺少脂肪代谢必需的酶类，导致脂肪在肝脏滞留，使人患上脂肪肝。

还有些人为了苗条不惜牺牲健康，用饥饿疗法使得体重在短时间内迅速下降。如果每周减重大于 1.5 千克，每月减重大于 5 千克，就属于有害减肥。这样的减肥方式会使脂肪酸大量释放，沉积在肝脏、心脏等脏器，加重肝脏炎症，可能使肝细胞坏死、肝功能受损，严重时诱发肝纤维化，并损害其他重要脏器。

老年人体检时发现患有脂肪肝怎么办

随着生活水平的提高，去医院检查，许多人都有不同程度的脂肪肝，不必惊慌，中国传统的治病概念是"三分治、七分养"，这对脂肪肝的治疗也是非常贴切的。有些脂肪肝不需要用药，良好的生活习惯和适当的保健措施是治疗脂肪肝的基本手段。一般来说，脂肪肝是可逆性疾病，早期诊断及时治疗多可恢复正常。

老年人治疗脂肪肝应该从以下几方面入手：

（1）要针对病因进行治疗：酒精性脂肪肝要戒酒；营养不良性脂肪肝要合理膳食，增加营养；肥胖型脂肪肝要控制体重，加强体育锻炼，着重减肥；伴有糖尿病的脂肪肝要控制血糖、血脂；药物引起的脂肪肝要停用引起脂肪肝的药物。

（2）调控饮食：包括调整饮食结构和控制摄入量。相当一部分单纯性脂肪肝是由于营养过剩所致，患者如能管住嘴巴，即调整饮食的"质"和"量"，病情往往可以控制"一半"。由于体内的甘油三酯多由摄入的糖分转化而来，因此应当减少淀粉类食物的摄入，如米、面、土豆、糖和甜饮料等。每天淀粉摄入总量（相当于米饭）女性为200～250克（4～5两），男性为350～400克（7～8两）。进食淀粉类食物太少也不好，会造成机体对胰岛素的敏感性降低，容易诱发低血糖。正常人每日脂肪的摄入量如不超过35克可促使肝内脂肪沉积消退。蛋白质食物应保持在每人每天100克（2两）左右，足够的氨基酸有利于载脂蛋白的合成，有助于体内脂肪的转运。各种畜禽的瘦肉、鸡鸭蛋的蛋白、河鱼海鱼都可以吃。总之，理想的饮食应该是高蛋白、低脂、少糖的食物和保持一日三餐的规律。

（3）加强锻炼：除药物、妊娠等所致的脂肪肝外，多数脂肪肝患者都被医生劝告要加强体育锻炼，这与病毒性肝炎患者需要多休息截然不同，加强体育锻炼的目的是消耗体内过多的脂肪。适合的锻炼形式是长跑、快走、上下楼梯、骑自行车、体操、游泳、打乒乓球等强度小、节奏慢的有氧运动，运动量因人而异，以微微气喘、心跳达每分钟120次左右为度。爆发力强、节奏快的剧烈运动，如短跑、跳远、投掷、踢足球等，主要是从体内无氧酵解途径获得能量，消耗脂肪不多，因而对脂肪肝并无多大益处。

（4）目前治疗脂肪肝的药物仅起辅助治疗作用，要获得良好的治疗效果，必须去除病因，不能过分依赖药物。

面对脂肪肝，我们不能掉以轻心，它容易进一步发展，导致脂肪性肝炎、肝纤维化和肝硬化，甚至肝癌。B超提示脂肪肝而转氨酶又升高者，应及早就医，在医师指导下制订饮食运动方案，同时进行药物干预。

老年性肝硬化应如何进行生活调理

肝硬化患者如果不重视自己所患的疾病，那么就可能引发肝癌。"逆水行舟，不进则退"是对肝病最恰如其分的比喻，所以我们要关注肝脏，从生活的一点一滴做起。那么肝硬化患者平时该注意些什么呢？

（1）病情较轻无腹水者，宜适当减少活动，可参加部分工作，注意劳逸结合；病情较重有腹水者应以卧床休息为主。

（2）肝硬化患者不宜长期服用化学药物。病理解剖发现，肝硬化的肝脏发生了弥漫性的肝细胞变性、坏死、再生、炎症细胞浸润和间质增生，因此，肝脏的解毒以及合成肝糖原和血浆蛋白的功能下降了，病人就会出现疲乏、食欲不振、饭后困倦、厌油、肝区疼痛、腹泻、腹水等一系列不适症状，尤其是食醉，就是吃完饭以后，立即想睡觉，这是肝脏有毛病的特征。肝脏失去了解毒功能，而如果病人还口服化学药物，那么肝细胞变性、坏死、再生、炎症细胞浸润和间质增生的过程就要加速。这就是许多肝硬化病人，越治越坏的原因。

（3）肝硬化患者不能吃硬食，比如油条、饼干、烙饼等，因为食道静脉曲张。食管镜可以发现，食道壁上"趴"着许多像蚯蚓一样的东西，这就是曲张的静脉。这些曲张的静脉一碰就破，破了就要大出血，这是肝硬化病人最危险的并发症，避免大出血的唯一办法就是不吃硬东西。

（4）肝硬化患者不宜动怒。快乐可以增加肝血流量，活化肝细胞，而怒气不仅伤肝，也是古代养生家最忌讳的一种情绪："怒气一发，则气逆而不顺。"动不动就想发脾气的人，在中医里被归类为"肝火上升"，意指肝管辖范围的自主神经出了问题。在治疗上，一般会用龙胆泻肝汤来平肝息火。通过发泄和转移，也可使怒气消除，保持精神愉快。

（5）肝硬化需要食疗。伴随肝硬化疼痛的时常还有全身虚弱、厌食、倦怠症状，这些主要通过饮食来调节。以低脂肪、高蛋白、高维生素和易于消化饮食为宜，做到定时、定量、有节制。早期可多吃豆制品、水果、新鲜蔬菜，

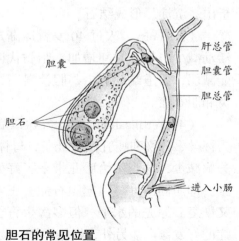

胆石的常见位置

适当进食糖类、鸡蛋、鱼类、瘦肉；当肝功能显著减退并有肝昏迷先兆时，应对蛋白质摄入适当控制，提倡低盐饮食或忌盐饮食。食盐每日摄入量为1～1.5克，饮水量在2000毫升内，严重腹水时，食盐摄入量应控制在500毫克以内，水摄入量在1000毫升以内。

（6）经常门诊随诊，在医师指导下用药，发生肝昏迷、吐血等并发症时应及时到医院住院治疗。

为什么"4F"老人易得胆结石

现在生活条件好了，鸡、鸭、鱼、肉早就是平常饮食了，患胆结石的老年人也越来越多。老年人身体各个器官逐渐衰老，生活习惯和身体机能也会出现一些变化，如体力活动减少，身体开始发胖，胆囊收缩功能减弱，胆汁易滞留，这些因素综合在一起使得老年人容易患胆结石。那么什么样的老年人更容易得胆结石？专家认为，胆结石主要爱找"4F"人：Female（女性）、Fat（肥胖）、Forty（四十）、Fertilization（多育）。

（1）Female：和老年男性相比，大多数老年女性不愿活动，体力劳动少，常有静坐习惯。这就使得胆囊收缩力下降，胆道开口处的括约肌功能失调，胆囊排空延缓、胆汁瘀滞，有利于细菌繁殖。另外，由于胆汁在胆囊内滞留时间过长，水分被吸收而浓缩，胆盐溶解胆固醇的能力受限，胆汁碱性升高，刺激黏膜产生慢性炎症及结石形成。再者由于女性体内雌激素的作用，中年后的女性较男性更易发胖，血液及胆汁中胆固醇含量增高，据统计，女性比男性胆结石发病率高3～4倍。

（2）Fat：许多人进入老年，因为身体日渐衰弱，所以喜欢进补，尤其喜欢吃高胆固醇和高脂肪饮食，所以不仅体形肥胖，血液中和胆汁中的胆固醇含量也明显升高，使胆固醇处于过饱和状态。在这种情况下，胆固醇容易析出、沉淀、形成结石。

（3）Forty：人过40岁就逐渐走向衰老，机体出现较大的变化，如体力活动减少，休息时间增加。脂肪代谢合成大于分解，人体开始发胖，胆囊功能减弱，胆道蠕动减少，胆汁滞留，这些因素综合在一起，就容易诱发胆囊炎和胆石症。

（4）Fertilization：妇女妊娠以后，体内各种代谢都会发生一系列的变化，为怀孕、分娩和哺乳做好准备，母体内胆固醇含量明显升高，脂肪合成加快，分解减少，这当然给胎儿带来了好处，但也相应地造成了一个潜在的危险因素，即胆固醇增高引起胆石症。正常情况下，分娩和哺乳结束后，脂肪代谢又恢复到原先的水平，但多次生育会使胆固醇代谢紊乱，形成胆囊炎、胆石症的好发倾向。另外，妊娠后期，膨大的子宫压迫十二指肠内胆总管的开口，使胆汁不能顺利排至肠道，加上妊娠期间活动减少，胆汁瘀滞在胆囊内，既有利细菌繁殖，又因胆汁浓缩、胆固醇过饱和而发生沉积，为结石和炎症形成提供了有利条件。

注意，"4F"只是引发胆石症的主要因素，并非有"4F"特征的老年人一定患胆石症。

老年人体检时发现胆囊息肉怎么办

胆囊息肉是各种胆囊黏膜良性隆起的简称，泛指胆囊腔突起或隆起的病变，可以是球形或半球形，有蒂或无蒂，多为良性。一些检查发现有胆囊息肉的老年人会有一种恐惧心理，担心要动手术，甚至怀疑是不是癌症。其实，老年人要以科学正确的眼光看待胆囊息肉，既不要掉以轻心，也不要产生过重的心理负担。胆囊息肉大体分3种：

（1）胆固醇性息肉，直径一般不超过3毫米，不会癌变，所以不必治疗。

（2）炎症性息肉，是在胆囊炎症基础上产生的黏膜增生，很少癌变，没有症状的话，每半年做一次B超检查就可以了，不必处理。如果出现右上腹不适或疼痛一般都是慢性胆囊炎的症状，需要按慢性胆囊炎治疗，症状重者可以考虑手术切除胆囊。

（3）腺瘤性息肉，一般为单发，大小不等，超过10毫米易癌变，应特别警惕。

不管是以上哪种情况，建议每3个月至半年做1次B超检查，如果发现息肉达到或超过10毫米大小或息肉在短期内增长加快，医生一般就会建议手术切除胆囊。腹腔镜下胆囊切除创伤小、恢复快，老年人一般都会很好地耐受手术。

另外，专家建议胆囊息肉患者应该在饮食上多加注意：多吃一些新鲜水果、蔬菜，低脂肪、低胆固醇食品；多吃干豆类及其制品；宜选用植物油，不用动物油；少吃辛辣食品、油炸食品及高脂肪、高胆固醇食物。

第六节
老年常见内分泌疾病

老年人易发生哪些甲状腺疾病

老年人甲状腺疾病的发病率非常高,但由于症状不明显,极易被忽视。

最常见的甲状腺疾病是低 T_3 综合征,它是一种机体自身的保护性反应,它不是甲状腺本身的病变,而是由于饥饿状态以及严重疾病特别是长期的慢性疾病所致,但疾病得以治疗后,甲状腺的这种状态就可以逐渐纠正,这类疾病包括精神性厌食症、营养不良、糖尿病、肝脏疾病等全身性疾病,某些药物也可以引起低 T_3 综合征,如胺碘酮、糖皮质激素、丙硫氧嘧啶、普萘洛尔、含碘造影剂等。

甲状腺功能减退症也是老年人最常见的甲状腺疾病之一,另外,老年人还易发生甲状腺功能亢进症、甲状腺炎、甲状腺癌及甲状腺瘤等。

老年人甲状腺功能亢进有哪些特殊表现

甲状腺功能亢进是一种常见的内分泌疾病,简称甲亢。有些老年甲亢患者无甲状腺肿大、无突眼,仅表现为面容憔悴、面色晦暗、皮肤皱纹多、消瘦见老、反应迟钝、步履缓慢、少语、表情淡漠、抑郁、嗜睡。这种甲亢类型被称为老年性甲状腺功能亢进,又叫作淡漠型或无力型或隐蔽型甲状腺功能亢进症。

淡漠型甲亢与典型甲亢不同,不是表现为暴躁易怒、动作过多、失眠多梦等亢奋症状,而是以淡漠、消瘦、嗜睡等为主要特征。这类患者一般年纪较大，女性多见。

淡漠型甲亢多发于老年人，主要有以下几点表现：

（1）起病隐匿，不易察觉，有时仅有食欲下降、腹泻等消化道症状，有时仅表现为心律变态（房颤），心率轻度增快，很少超过110次/分钟，心搏并不有力，心脏往往增大，也有心功能不全者，可合并心绞痛、心肌梗死。

甲状腺不肿大或轻度肿大或有结节，一般无眼球凸起，但常见上睑下垂，眼神发呆，易误诊为消化道肿瘤或老年性精神抑郁症。

（2）眼病和高代谢症候群表现较少，甲状腺常不肿大，但甲状腺结节的发生率较高，尤其是女性病人。

（3）全身症状较重，瘦弱，全身衰竭，抑郁淡漠，有时神志迷糊，甚至昏迷，故老年性甲亢易被漏诊、误诊，需高度警惕。

（4）临床特点表现不典型，常突出表现为某一系统的症状，特别是心血管和肠胃道症状。因为年高体弱，常伴有心脏病，但心动过速泛起较少，不少患者可见心绞痛、心肌梗死，约有半数以上患者发生心律不齐和心力衰竭。老年甲亢患者食欲减退，且多腹泻、消瘦，呈恶病质，容易误诊为癌症。

（5）血清总T_4测定可在正常范围内，但^{131}I摄取率增高，T_3按捺试验呈不按捺反应。

老年人甲状腺功能减退有哪些特殊表现

老年人患甲状腺功能减退时表现一般不明显，因此常被患者或其家人忽视。

老年人甲状腺功能减退有如下表现：出现明显的反应迟钝、记忆力下降和听力下降；经常出现不明原因的乏力、虚弱、疲劳、水肿或体重增加；越来越怕冷；长期高血脂；劳累后憋气、双下肢水肿、高枕卧位等心衰症状，但不伴心慌甚至心率很慢；寒冷季节出现嗜睡、血压下降、低温、呼吸减慢、心动过缓、四肢肌肉松弛、对外界刺激的反应减弱或消失症状，甚至昏迷、休克。

老年人出现上述情况要及时到医院就诊查明原因，以免长期不治疗而延误病情。

老年人颈部结节局部疼痛意味着什么

老年人颈部结节局部疼痛的病因分为甲状腺疾病和非甲状腺疾病。甲状腺疾病包括急性甲状腺炎、亚急性非化脓性甲状腺炎、甲状腺癌侵犯或压迫神经，或甲状腺癌/瘤内部突然出血。非甲状腺疾病包括急性淋巴结炎、淋巴瘤、肉瘤。出现颈部结节局部疼痛的老年人应及时去医院就诊查明原因，及早治疗。

老年人出现哪些表现说明患有糖尿病

糖尿病是一种常见病、多发病，随着年龄的增长，发病率增加，尤其在老年人群中发病率又有明显的升高。多数老年人有一般糖尿病患者所具有的症状，比如"三多一少"，即尿多、饮多、食多、消瘦，但还有很多老年人的症状并不典型，仅仅会出现口干或夜尿增多的现象，也有部分老年人排出的尿液发黏，有部分老年人出现餐前的饥饿感和心慌、出汗等症状。

如果老年人出现皮肤瘙痒、皮肤伤口不易愈合、蚊虫叮咬后皮肤反应明显且留有色素沉着等都要警惕是否患有糖尿病。

另外，肥胖并有高脂血症的老年人，一旦出现手脚麻木、发凉、视物模糊、乏力等症状应当到医院进行血糖检测。

老年糖尿病人发生低血糖的原因有哪些

糖尿病的治疗是一个长期和细致的工作，在治疗的过程中患者一定要时时刻刻控制好血糖，血糖过高过低都是不好的。以下几个原因会引发老年糖尿病人低血糖：

（1）运动不当：在治疗过程中合理的运动有助于降糖，但运动量过大则可消耗较多的葡萄糖，如果不相应减少降糖治疗药物则容易引起低血糖。

（2）饮食不当：糖尿病患者要正确的节制饮食，但节制饮食不当可以引起低血糖。比如说，在降糖治疗的过程中，突然减少饮食，而降糖药物却未做相应调整，结果降糖药物的作用就会相对过大，从而导致低血糖。

（3）饮酒：酒中的乙醇可以减少体内自身葡萄糖的生成，饮酒过多常可引起低血糖。

（4）药物影响：某些药物可以加强降糖药的降血糖作用，如磺胺类药物、水杨酸盐、某些抗生素等。

（5）降糖措施过强：无论是用口服降糖药还是注射胰岛素治疗，如果降糖治疗剂量过大则可引起低血糖。需要提醒的是，一些所谓降糖中成药，加有西药降糖药成分，但药物说明书又不标明其含有西药降糖药的成分和剂量，受误导的患者认为中药不会引起低血糖，从而常常使一些病情较轻、愿意用"中药"治病的患者服用后出现低血糖。

（6）升血糖调节障碍：部分糖尿病患者存在低血糖后升血糖反应的障碍，一旦发生低血糖，由于自身的升血糖调节机制不能发挥作用，低血糖就会变得持久而严重。

老年糖尿病人怎样防止低血糖

糖尿病患者在治疗过程中容易引起低血糖症，轻微低血糖症的表现包括嘴巴麻痹、皮肤湿冷、胸部有颤动的感觉，还伴有饥饿感，这些症状只需服用现成的糖类即可缓解。当血糖水平降得过低（低于 50 mg/dL 或 2.8 mmol/L）或下降速度过快，就可导致低血糖反应。低血糖反应常见于用胰岛素治疗或采用口服磺脲类降糖药的糖尿病患者。常见的引发低血糖反应的原因包括胰岛素使用过量、胰岛素注射时间错误、饮食摄入量不足、未能按时进餐、运动量增加但未及时调整饮食或胰岛素用量、空腹运动、空腹饮酒和滥用口服降糖药等。严重的低血糖或低血糖昏迷若不给予及时抢救，延误 6 小时以上会造成患者大脑严重损伤，甚至死亡。因此，预防老年性糖尿病低血糖发生是很重要的，主要预防措施如下：

（1）老年性糖尿病患者控制碳水化合物摄入要适当，不要过分限制，不能长时间大量进食莜麦、杂面、燕麦等一些所谓的低糖食品。

（2）合理用药。对老年性糖尿病的治疗，应首先采取饮食控制或口服降血糖药，尽量不用胰岛素。如果必须使用口服降糖药，尽量避免使用作用过强过快的，如果治疗使用的是注射胰岛素，不可剂量过大，使用每种药物都要注意从小剂量开始，渐渐调整，用最小的适宜的剂量取得有效地控制血糖的效果；如果在治疗过程中，血糖有波动，要及时对口服或者注射的药物进行剂量调整。晚间加服降血糖药物时须特别慎重，因低血糖反应多在夜间或凌晨空腹时发生。

（3）合并急性胃肠炎时，应减少降糖药物剂量，及时查血糖、尿糖。对肝肾功能不全者，应注意降糖药可在体内积蓄的作用，预防低血糖的发生。

（4）需用阻滞剂时，最好选用 β 受体阻滞剂如美托洛尔，不要用不良反应较多的普萘洛尔，以免增加低血糖发生的危险。

（5）老年性糖尿病的血糖指标可适当放宽，24 小时尿糖定量 10～20 克，餐后 2 小时血糖 11.1 mmol/L（200 mg/dL），以防止低血糖发生。

为什么老年人肥胖容易患糖尿病

肥胖是一个很常见的致病因素。目前认为肥胖是糖尿病发生的一个重要诱因，有 60%～80% 的成年糖尿病患者在发病前均为肥胖者，肥胖的程度与糖尿病的发病率成正比。有基础研究材料表明：随着年龄增长，体力活动逐渐减少时，人体肌肉与脂肪的比例也在改变。自 25 岁到 75 岁，肌肉组织逐渐减少，由占体重的 47% 减少到 36%，而脂肪由 20% 增加到 36%，此时老年人，特别是肥胖多脂肪的老年人是糖尿病明显增多的主要原因之一。

长期摄食过多很容易诱发糖尿病。饮食过多而不节制，营养过剩，使原已潜在有功能低下的胰岛素β细胞负担过重，而诱发糖尿病。现在国内外亦形成了"生活越富裕，身体越丰满，糖尿病越增多"的概念，因此糖尿病也被叫作"富贵病"。

老年人多吃糖就会得糖尿病吗

血糖正常的老年人是可以适量食用糖的，但是不能长期大量食用。老年人吃糖本身是不会患糖尿病的，但是如果长期大量吃糖，患糖尿病的概率就会增加，主要原因如下：

（1）少量糖的摄入对人体并无明显危害，但是过多的食糖摄入就会加重胰腺的负担，长此以往，会加速胰岛功能的衰退，而胰腺又是人体调节血糖的重要器官，胰腺功能衰退会增加患糖尿病的风险。

（2）长期大量地食用糖会增加肝糖原的储备，从而增加胰岛素抵抗。

（3）对于那些已经有糖代谢异常的人，如果再多吃糖会增加转化成糖尿病的风险。

老年糖尿病患者进行自我血糖监测要注意哪些问题

一旦确诊为糖尿病，自我血糖监测显得尤为重要。自我血糖监测为糖尿病患者的饮食搭配、运动量调节及治疗方案调整提供科学依据，能及时预防糖尿病并发症。老年糖尿病人在进行血糖自测时，需要注意以下问题：

（1）选择知名度高、精准度高的血糖仪。仪器反复使用后，不可避免地会受到环境中灰尘、纤维等杂物的污染，会影响血糖检测结果，最好定期清洗血糖仪，清除积聚的血液、灰尘和纤维，特别是对测试区的清洁，并且定期到购买的商店或厂家指定处校正血糖仪是否准确，与医院抽血检查结果相对比也可知道家中血糖仪的准确性。

（2）要注意试纸的有效期和保存方法。试纸条容易受温度、湿度、光线、化学物质和空气氧化的影响而变质。因此，为避免人为因素造成的影响，储存时要防潮避光，放在干燥阴凉的地方。取试纸条时，手指不要触摸试纸条的测试区。取出试纸后，为了避免试纸受潮或变质，应该立即盖紧试纸瓶盖。

（3）采血方法要正确。手指消毒后，并下垂一会儿，使血液流向指尖，便于采血。待酒精挥发干燥后再采血。采血部位在手指侧边为宜，这一部位采血疼痛较轻，且血量足。采血针刺深度要适宜，不能用力挤压出血，以免造成测量误差。应采集足够的血液，血量以尽量覆盖全部测试孔为宜。

（4）固定监测时段。许多糖尿病患者都知道要监测空腹或餐前、餐后2小时血糖。具体检测项目是：

①空腹血糖：指隔夜空腹8小时以上、早餐前采血测定的血糖值，中、晚餐前测定的血糖不能叫空腹血糖；

②餐前血糖：指早、中、晚餐前测定的血糖；

③餐后2小时血糖：指早、中、晚餐后2小时测定的血糖；

④随机血糖：一天中任意时间测定的血糖，如睡前、午夜等。

（5）监测频率因人而异。使用口服降糖药的患者，在开始调整剂量的前2周，每周连续3天监测空腹、餐后2小时和睡前血糖；血糖稳定后，每周1天监测空腹、睡前和餐后2小时血糖。注射胰岛素的患者，应在胰岛素作用高峰时间测定血糖。

使用中效胰岛素者，应每天测2次血糖，可以交替1天测早餐前和晚餐前血糖，1天测午餐前和睡前血糖。使用短效胰岛素者，应每天测3～4次血糖，选择餐前或餐后2小时测定。

（6）监测记录要全面仔细。测量时应记录测血糖的日期、时间，饭前还是饭后，血糖的结果，注射胰岛素或口服降糖药的时间和种类、剂量，任何影响血糖的因素，如进食的食物种类及数量、运动量、生病情况等都应详细记录。当血糖值高于治疗目标、出现无法解释的低血糖或高血糖时，应及时找医生诊治。

第七章
中老年人的用药护理：
规范用药指导提升健康水平

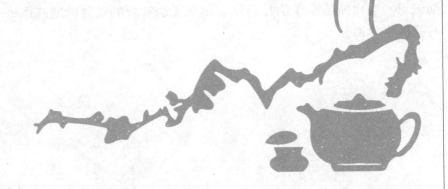

　　研究显示，约 44% 的中老年人同时患有两种疾病，尤其高血压、动脉硬化、肾疾患、糖尿病以及恶性肿瘤在中老年人中是常见的。而且，由于中老年人各个脏器功能的退化影响了药物在体内的代谢，故易发生药物的蓄积和多脏器疾患。因此，中老年人需了解用药护理常识，纠正用药误区，才能有效治疗疾病，维护身体健康。

第一节
中老年人懂药识药

家庭用药大致可分为哪几类

家庭用药主要分为以下几类：

1. 中草药

中药与草药统称为中草药。中药是指根据中医学理论和实践经验应用于医疗保健并被经典著作所收载的天然药材、饮片等药物。草药则是指经常在民间用以治病或地区性口碑相传的具有一定治疗效果而又未被经典著作所收载的植物，也包括一些动物和矿物药材。

2. 处方药

处方药是指治疗借助于诊断手段来确诊的疾病，并由医师开写处方，又需医药人员监督指导使用的药品。药物处方可分为完整处方、简化处方、法定处方和协定处方。

（1）完整处方：需写出组成制型的各种成分（包括主药、辅药、赋形剂、矫味剂等）及配制方法和剂型要求。

（2）简化处方：写出已制成各种剂型的药物，只需写明药名、剂型、规格、取量及用法，不必再写配制方法。

（3）法定处方：写出国家最新颁布的药典上的制剂的简化处方。

（4）协定处方：写出本院内（或某地区内）协定的常用制剂的简化处方，仅适用于该协定范围内。

3. 非处方药

非处方药，在国外又称为"可在柜台上买到的药物"（Over The Counter，OTC），而在中国，非处方药，是指经国家卫生行政部门批准，不需要医师处方，按药品说明书可自行判断，使用安全有效的药。

4. 中成药

中成药，简称"成药"，是指根据疗效显著和稳定性较大的中草药成分制成的药品。中成药大多另起专门名称，以显示其特殊疗效，并标明用量和用法。部分中成药已被选为非处方药，可不经医师处方直接购买使用。

何谓假药和劣药

根据《中华人民共和国药品管理法》规定，假药的定义为：药品所含成分与国家药品标准规定的成分不符的；以非药品冒充药品或者以他种药品冒充此种药品的。

对于国务院药品监督管理部门规定禁止使用的药品，依照本法必须批准而未经批准生产、进口，或者依照本法必须经检验而未经检验即销售的药品，变质的药品，被污染的药品，使用依照本法必须取得批准文号而未取得批准文号的原料药生产的药品，所标明的适应证或者功能主治超出规定范围的药品，按假药论处。

对于劣药，《中华人民共和国药品管理法》的定义：药品成分的含量不符合国家药品标准的。

对于未标明有效期或者更改有效期的药品，不注明或者更改生产批号的药品，超过有效期的药品，直接接触药品的包装材料和容器未经批准的药品，擅自添加着色剂、防腐剂、香料、矫味剂及辅料的药品，其他不符合药品标准规定的药品，按劣药论处。

什么是国家基本药物

国家基本药物是指由国家政府制定的《国家基本药物目录》中的药品，是一些疗效确切、毒性和不良反应清楚、价格低廉、适合国情、易得且可保证供应、临床治疗上必不可少的必须保障供给的药品。随着药物的发展和防病治病的需要，国家基本药物每两年调整一次。

1981年，由原卫生部和国家食品药品监督管理总局联合组织医药专家审评，8月颁布《国家基本药物目录》，遴选出基本药物278种。

1995年和1996年先后又颁布了基本药物474种和224种。

2009年7月原卫生部又颁布《国家基本药物目录》（基层医疗单位配备和使用版），收录药品362种。

第七章 中老年人的用药护理：规范用药指导提升健康水平

2004年，为落实社会医疗保障制度，由国家劳动和社会保障部组织医药专家遴选，颁布了《国家基本医疗保险药品目录》，收载西药913种，中成药1000多种。

2009年12月又颁布新版《国家基本医疗保险、工伤保险和生育保险药品目录》。

何谓药品的国际通用名与商品名

每种药品都有药名，最常用的名称是国际通用名和商品名。

国际通用名，又称为国际非专利名称，通常缩写为INN，是由世界卫生组织（WHO）编定的在世界各地通用的药名，为药物的国际统一的正式名称，可在全球范围通用。各国药典包括《中国药典》均以其命名，作为药品的中文标准名称（法定名），每个药物仅有一个通用名称。

商品名，又称为商标名或专用名，是由制药生产企业或药品的研发公司，为药品上市流通和保护知识产权而注册的商品名，一般在药品名的右上角加注"®"。

一种国际通用药品名由于生产企业、制剂工艺、商标注册、剂型和规格的不同，可能会有许多商品名。比如，国际通用名为对乙酰氨基酚的药品就有必理通、泰诺林、幸福伤风素、百服宁、感诺、一服宁、玉沙等上百种商品名在市场上流通。

药品的包装上有注册商标吗

国家规定，在市场流通的药品销售单位包装（药盒、药瓶）的显著位置上均有商标，药品商标是药品生产企业在自己的商品上区别于其他生产商的一种专用标志，可在工商局等部门注册后享有商标权，在特性上也具有知识产权的一般特征，如专有性、时间性、地域性和法律性。

商标的内容包括图画、图案、文字、商品名称。商标由企业决定后，应由药品生产商在所辖的工商管理部门进行检索，确认无误后可登记注册，并可在产品上使用，以区别于其他生产商的药品，可在注册后享有商标权。

什么叫剂量

药品的剂量是指一次给药后产生药物治疗作用的数量，基本以国际制（SI）的单位表示。

在药品剂量单位表示上，重量主要可进行换算的单位有5级，即千克(kg)、克（g）、毫克（mg）、微克（μg）和纳克（ng）。容量可进行换算的单位有3级，即升（L）、毫升（mL）、微升（μL）。

这些剂量单位的换算关系是恒定的，即1千克=1000克，1克=1000毫克，

1毫克=1000微克，1微克=1000纳克；1升=1000毫升，1毫升=1000微升。

对于一些效价不恒定的抗生素、性激素、维生素、凝血酶及抗毒素，只能靠生物鉴定的方法与标准品比较来测定，因此，采用特定的"U"（单位）或"IU"（国际单位）表示剂量。如青霉素钠，每国际单位等于0.5988微克，或1毫克相当于1676国际单位；肝素每毫克不得少于150单位。

因此，在服药前宜学会计算剂量。如琥乙红霉素片一次口服0.25克或0.5克，但如标示的每片的单位规格是250毫克，按其之间的关系换算：250毫克=0.25克，500毫克=0.5克，因此可服1或2片。

什么是药品的有效期

药品有效期是指该药品被批准的使用期限，表示该药品在规定的贮存条件下能够保证质量的期限。有效期是控制药品质量的指标之一，因为有相当数量的药品，包括抗生素、生物制品（酶、血清、疫苗、抗毒素、胰岛素、绒促性素）的稳定性不够理想，无论采用何种贮藏方法，若放置时间过久，都会产生变化，降低疗效，增加毒性或刺激性。因此，对不稳定的药品须规定有效期，以免失效或诱发不良反应。没有有效期限的药品不得上货架。

药品的有效期限有两种表现方式：失效期与有效期。失效期是指药品在一定的贮存条件下，能够保证质量的期限，达到此期限即认为失效，可使用到药品标志物上所标明月份的前1个月的最后1天为止。如失效期为2004年12月，则可用到2004年11月30日。有效期是指可保证药品安全有效的期限。可使用到药品标志物上所标明月份的最后1天，如有药品标识有效期至2004年12月，系指使用到12月31日止。

药品有效期的计算按生产批号下一个月第1日算起，在药品标签内须列出有效期限。对超过有效期的药品，依据《中华人民共和国药品管理法》之规定，已属于劣药，不能再用。

什么叫药品的生产批号

药品的生产批号是指由同一组方，在规定的限度内具有同一性质和质量，在同一连续生产周期中生产的药品的序号。例如注射剂，在以同一配液罐一次所配制的药液所生产的均质产品为一批；粉针剂以同一批原料在同一连续生产周期内生产的均质产品为一批；固体或半固体制剂系指在成形或分装前，使用同一混合设备一次混合量所生产的均质的产品。

中药制剂的固体制剂系指在成形或分装前，使用同一混合设备一次混合量所生产的均质产品，如采用分次混合，经验证，在规定限度内所生产的一定数量的均质产品为一批；液体制剂和膏剂以在灌装（封）前，经同一台混合设备最后一次混合的药液所生产的均质产品为一批。

药品的生产批号有几种表示方法

目前,国家对生产批号暂未作明确的规定,其表示的基本类型有两种:一种为数字,另一种为数字加字母。第一种由6～8位的阿拉伯数字(个别为8位以上的)组成,数字与生产日期的年月日有关;第二种由1个字母和几个阿拉伯数字组成,与生产日期和药品的年流水号有关,长度在8位数以内。

目前市场上常见的药品批号有6种表示方法:

(1)6位阿拉伯数字,表示生产的年月日,如040610。

(2)8位阿拉伯数字,前4位表示生产的年份,后4位表示生产的月日,如20040610。

(3)字母加数字,字母可在前、后或中间,可有1个至数个。

(4)一组数字后跟有一半角杠,如040610-2,在生产企业通常被认为"拖号",表示同一生产周期内的不同流水线或灭菌柜号。

(5)一组数字或字母加数字后不紧密相连地跟有1～2个数字或字母,如20040610A,多为生产企业的内部标记,如工号或班组号。

(6)一组数字或字母加数字后不紧密相连地跟有几个数字,如200406100753,多为生产企业的地区邮编、电话区号或销售地区号。

何谓药物的生物半衰期

生物半衰期或称血浆半衰期,是指药物自体内通过各种途径消除一半量所需的时间,即每间隔1个半衰期,血浆中的药物浓度下降50%,常以符号$t_{1/2}$表示。

半衰期的长短因药而异,在一般情况下,代谢和排泄快的药,其生物半衰期短;而代谢和排泄慢者的药半衰期较长。一般约经过5个半衰期,体内血浆中的药物被全部清除。

每个药都有各自的血浆半衰期,长短不一,如硝苯地平的血浆半衰期为4～6小时,青霉素的半衰期为30分钟,而阿奇霉素的半衰期长达48～72小时。

生活中可根据各种药的半衰期来确定适当的给药间隔时间(或每日的给药次数),以维持有效的血药浓度并避免蓄积性中毒,但由于个体的差异,同一个药的半衰期在不同人的身上常有明显的区别,肝、肾功能不良者或中老年人的药物半衰期常较青年健康者为长,药物相互作用也会有干扰,使生物半衰期发生改变。

第二节
中老年人科学用药

为什么中老年人用药重在"少而精"

中老年人免疫力下降,因此出现药物不良反应的概率较高。据统计,40～59岁的用药患者中,有6%～8%的人出现药物不良反应,60～79岁患者可达17%,79岁以上老年人药物不良反应率为青年人的7倍。因此,医学家建议,中老年人用药要少而精。

(1)减少用药剂量:中老年人用药应从小剂量开始,然后逐渐达到个体的最适剂量。一般用量主张为成人的1/2或3/4。

(2)减少用药种类:联合用药不要超过5种,否则很容易发生药效叠加增加毒性反应,或药效相抵疾病得不到控制。

(3)不擅自用非处方药(OTC):不要单凭主观经验或症状自行用药,应在医生指导下使用非处方药。因为非处方药并非无不良反应,只是不良反应较小。

(4)不滥用"三大素":抗生素、维生素和激素。滥用抗生素不但会引起耐药,而且会引起身体很多器官的损害;滥用维生素,反而会出现机能紊乱;滥用激素可引起病情反复。

(5)尽量少用补药:中老年人因身体衰弱常吃补药,但如果补过头反而伤身。比如,人参等虽能大补元气,但也会加重头晕、心悸、失眠等症,甚至使高血压病人血压升高。

(6)应慎用一些药物:中老年人应慎用催眠镇静药、解热镇痛药、泻药、利尿药、口服抗凝血药、氨茶碱、阿托品及山莨菪碱、胃服安等药物,而且用药前务必将药品说明书看明白。一旦发生不良反应，应立即停药，并去医院检查。

中老年人应该怎样使用非处方药

中老年人因为身体衰弱，病痛较多，因此用药的机会也较年轻人多，且多为非处方药。可见，正确使用非处方药，对中老年人保健至关重要。

（1）对症选药：详细了解自身病情，熟知药物功效，对症选药，如出现腰酸背痛，头疼脑热，但未发现器质性疾病，可选用解热镇痛药。如有器质性病变，则应去医院就医。

（2）按时、按剂量要求用药：中老年人记忆力衰退，易忘记用药，可用定时钟并写纸条提醒自己准时用药。此外，许多中老年人治疗心切，往往自行加大药物剂量，有时漏服一次药后，下次就服用双倍药剂量，结果易发生不良反应。

（3）掌握正确服用方法：内服药片或胶囊时，至少应用半杯温开水（约250毫升）送服，水量少药片易滞留在食管壁上，既刺激食道，又延误疗效，服药姿势以站立为佳，也可坐直身体，吞下药片后1分钟再躺下。此外，有些药片不宜嚼碎或压碎，有的药片需嚼碎或打碎后服用，都必须按说明书使用，对一些控释片、缓释片以及肠溶片等均不应打碎后服用。

（4）注意药物不良反应：应知道自己的药物过敏史，尤其是在使用同类药物时更应谨慎，并留心观察用药后全身变化，如皮疹、瘙痒、红斑、头晕、无力等，一旦出现严重反应，应立即停药就医。

（5）警惕药物相互作用：中老年人往往同时服用多种药物，不少还是中、西药合用，用药前应向医师咨询，同服各药之间有无不良的相互作用，或有利的相互作用。

（6）注意保存方法：一般中、西药的非处方药多是口服制剂，少数是外用或五官科用药，因此应按说明书要求存放。一般应放在阴凉处，糖浆、滴眼剂应放在冰箱（4℃左右），但勿放在冷冻层，以免药物变质。

中老年人依赖药物的坏处是什么

人到老年，身体衰退日益加速，病痛也就日益增多，中老年人就常常不断吃药。然而，长期服药不仅会使中老年人对药物的耐受、解毒、排泄和抵抗药物不良反应的能力大大降低，易在体内积蓄中毒，而且还会使中老年人对药物形成精神依赖，对健康不利。

因此，中老年人除必须用药物治疗的疾病外，一般的医疗保健不宜完全依赖药物，而应当尽量利用其他疗法，如饮食疗法、体育疗法、针灸、按摩、推拿、理疗等，以免除药物对机体的危害。在需要药物治疗时，对有毒性或不良反应强的药物，除非万不得已，应尽量少用，或改用其他较为安全的药物。

中药、西药可以一起服用吗

许多中老年人认为中西医结合治疗，疗效更好，因此常常将中药、西药一起服用，但有些中药和西药同服会影响疗效或引起严重的不良反应，比如如下几种情况：

（1）阿司匹林、水杨酸钠不能和甘草合剂、参茸片合用。

（2）维生素 B_1 不能与含五倍子、大黄、地榆的中成药合用。

（3）助消化药胃蛋白酶、胰酶片、乳酶生等不能与含有大黄的清宁片、麻仁丸、牛黄解毒片合用。

（4）降血糖药物不能和枸杞子、远志、甘草、川贝枇杷露及各种蜜丸合用。

（5）降血压药不能与含有麻黄的中成药，如咳喘片、麻杏止咳片同服。

（6）地高辛不能和含蟾酥的中成药，如麝香保心丸、喉症丸、六神丸等合用，因蟾酥具有较强的强心作用，一起用会导致心律失常及洋地黄中毒。

中老年人服药"五原则"

为了更有效地祛除病痛，中老年人一定要遵循服药的五原则：

（1）先食疗后用药：俗话说"是药三分毒"，因此中老年人尽量不要用药，而要食疗。比如，风寒感冒时，先不要吃感冒药，多喝姜片红糖水就好。食疗效果不佳时，可搭配使用按摩等方法，最后选择用药物治疗。

（2）先中药后西药：中药多属天然药物，其毒性及不良反应一般比西药要小。中老年人多患慢性病，一般情况下，最好先服中药进行调理。

（3）先外用后内服：为减少药物对机体的损害，能用外用药治疗的疾病，如皮肤病、牙龈炎、扭伤等可先用外敷药解毒、消肿，最好不用内服抗生素。

（4）先内服后注射：有些中老年人一有病就想注射针剂，以为用注射剂病好得快，其实不然。药剂通过血流向全身，最后进入心脏，直接接触血管壁和心脏。因此，能用内服药使疾病缓解的，就不必用注射剂。

（5）先成药后新药：尽管新药的疗效较好，但新药由于应用时间较短，缺点和不良反应尤其是远期不良反应还没被人们认识，因此中老年人患病时最好先用中西成药，病情严重时再慎重选用新药。

怎样防止药物性营养不良症

医学研究发现，许多药物在长期服用时，能阻碍人体对某些营养素的吸收、合成、代谢、排泄过程，引起营养不良。因此，长期服药的中老年人应预防药物性营养不良。

（1）泻剂、液状石蜡能增加肠蠕动而使肠内食物排泄加快，但不利于营养素的消化吸收，尤其是对脂溶性维生素 A、维生素 D、维生素 E、维生素 K 的吸收。

（2）抗酸药、含鞣酸的药物长期服用能使铁盐沉淀，阻碍铁的吸收，引起缺铁性贫血。

（3）长期服用激素类药物如泼尼松等，会使血钾下降，并对抗维生素 D，增加钙、磷的排泄。

（4）长期过量使用抗生素类药物，可抑制肠道内的正常菌群，减少由肠道菌合成的维生素 K 及 B 族维生素的合成，影响了维生素的合成、吸收和磷酸化，导致神经营养和代谢障碍。

（5）阿司匹林、巴比妥类可增加维生素在尿中排泄，苯妥英钠、苯巴比妥等药物可加速维生素 D 的分解。

（6）长期过量摄入一种维生素，也会引起另一种维生素缺乏，反而会成为营养不良的致病因素。

可见，预防药物性营养不良的关键是合理选用药物，避免滥用，还应针对可能缺少的营养素调配好饮食，必要时服用相应的维生素和微量元素制剂。一旦发现自己有疑似药物性营养不良的症状，应及时去医院就诊。

哪些药物宜餐前吃

中老年人可在餐前服用的药物有以下几种：

（1）开胃药：如龙胆、大黄宜于餐前 10 分钟服用，可促进食欲和胃液分泌。

（2）促胃肠动力药：甲氧氯普胺（胃复安）、多潘立酮（吗丁啉）、西沙必利（普瑞博思）、莫沙必利宜于餐前吃，以利于促进胃蠕动和食物向下排空，帮助消化。

（3）胃黏膜保护药：复方氢氧化铝（胃舒平）、复方三硅酸镁（盖胃平）、复方铝酸铋（胃必治）等餐前吃可充分地附着于胃壁，形成一层保护屏障；鞣酸蛋白餐前服可迅速通过胃进入小肠，遇碱性小肠液而分解出鞣酸，起到止泻作用。

（4）滋补药：人参、鹿茸于餐前服用吸收快。

（5）抗骨质疏松药：为便于吸收，避免对食管和胃的刺激，口服双磷酸盐如阿仑磷酸钠（福善美）、帕屈磷酸钠（雅利达、博宁）、氯屈磷酸钠（骨磷）应空腹给药，并建议用足量水送服，服后 30 分钟内不宜进食。

（6）抗生素：头孢拉定（泛捷复、克必力）与食物或牛乳同服可延迟吸收，头孢克洛（希刻劳）与食物同服所达血浆峰值浓度仅为空腹服用的

50%～75%。另外，氨苄西林（安比林）、阿莫西林（阿莫仙）、阿奇霉素（泰力特）、克拉霉素（克拉仙）的吸收受食物影响。

（7）磺酰脲类促胰岛素分泌药：如甲苯磺丁脲（甲糖宁）、格列苯脲（优降糖）、格列吡嗪（瑞怡宁、美吡达）、格列喹酮（糖适平）。有研究证实，小剂量格列本脲在早餐前服用疗效好，血浆达峰浓度时间比餐中服用提早1小时；早餐前服2.5毫克比早餐同时服7.5毫克更有效，疗效也提高80%。

哪些药物宜餐中或进食时服

中老年人可在餐中或进食时服用的药物有以下几种：

（1）助消化药：表飞明、酵母、胰酶、淀粉酶宜在餐中服，一是与食物混在一起以发挥酶的助消化作用，二是避免被胃液中的酸破坏。

（2）减肥药：奥利司他可减少食物中脂肪的吸收，进餐时服用，可减少脂肪的吸收率。治疗帕金森病药司来吉兰应在进早餐、午餐时服用，以减轻可能出现的恶心、失眠等不良反应。

（3）降糖药：二甲双胍、阿卡波糖、格列苯脲宜餐中服。阿卡波糖应随第一口餐吞服，以减少对胃肠道的刺激。格列苯脲于第一次就餐时服。瑞格列奈宜进餐时服用，不进餐不用。

（4）抗心力衰竭药：充血性心衰者必须餐时服用卡维地洛，以减缓吸收，降低直立性低血压的发生。

（5）抗血小板药：噻氯匹定宜于进餐时服用，可提高生物利用度并减轻胃肠道不良反应。

（6）治疗胆结石和胆囊炎药：熊去氧胆酸于早、晚进餐时服用，可减少胆汁胆固醇的分泌，有利于结石中胆固醇的溶解。

（7）抗风湿药：硫酸氨基葡萄糖最好于进餐时服用，可减少短暂的胃肠不适。

（8）下丘脑垂体激素：甲磺酸溴隐亭于进餐中或餐后服用，可减少不良反应。

（9）抗真菌药：灰黄霉素难溶于水，与脂肪餐同服后，可促进胆汁的分泌，促使微粒型粉末的溶解，便于人体吸收，可提高血浆浓度近2倍。酮康唑、依曲康唑与食物同服，可减少恶心、呕吐反应，并促进吸收。

（10）非甾体类抗炎药：舒林酸与食物同服，可使镇痛的作用持久。吡罗昔康、依索昔康、氯诺昔康、美洛昔康、奥沙普嗪与餐同服，可减少胃黏膜出血。吲哚美辛、阿西美辛、依托度酸等于餐后或与食物同服，可减少发生不良反应的概率。

（11）抗麻风病药：氯法齐明与食物和牛奶同服，可增加吸收。

第七章 中老年人的用药护理：规范用药指导提升健康水平

哪些药物宜睡前服

中老年人可在睡前服用的药物有以下几种：

（1）缓泻药：酚酞（果导）、比沙可啶、液体石蜡等服后约12小时排便，于次日晨起泻下。

（2）平喘药：哮喘多在凌晨发作，睡前服用沙丁胺醇、氨茶碱、二羟丙茶碱（喘定），止喘效果更好。

（3）催眠药：各种催眠药的起效时间有快、慢之分，水合氯醛、咪哒唑仑（速眠安）、司可巴比妥（速可眠）、艾司唑仑（舒乐安定）、异戊巴比妥（阿米妥）、地西泮（安定）、硝西泮（硝基安定）、苯巴比妥（鲁米那）分别约在服用后10、15、20、25、30、40、45或60分钟起效，失眠者可择时选用，服后安然入睡。

（4）钙剂：以清晨和睡前服为佳，以减少食物对钙吸收的影响；若选用含钙量高的钙尔奇D，则宜睡前服，因为人血钙水平在后半夜及清晨最低，睡前服可使钙得到更好的利用。

（5）血脂调节药：包括洛伐他汀（美降脂）、辛伐他汀（舒降之）、普伐他汀（普拉固）、氟伐他汀（来适可），提倡睡前服，原因在于肝脏合成脂肪峰期多在夜间，晚餐后服药有助于提高疗效。

（6）抗过敏药：苯海拉明、异丙嗪、氯苯那敏（扑尔敏）、特非那定（敏迪）、赛庚啶、酮替芬等服后易出现嗜睡、困乏和注意力不集中，睡前服安全并有助睡眠。

服用哪些药时不宜饮酒

中医将酒也看作一种药品，酒进入人体后会起到让人欣快和兴奋的作用，继而对中枢神经产生抑制作用，并扩张血管，刺激或抑制肝酶代谢系统，但中老年人在服用以下药物时，不宜饮酒，以免破坏或降低药效：

（1）服用抗痛风药别嘌醇时，饮酒会降低抑制尿酸生成的效果。

（2）服用抗癫痫药苯妥英钠时，饮酒会大大降低药效以及治疗作用，使发作不易控制。

（3）服用降压药利血平、复方利血平、复方双肼屈嗪期间，饮酒可使血压急剧升高，导致高血压脑病、心肌梗死。

（4）服用维生素B_1、维生素B_2、烟酸、地高辛、甲地高辛时，酒可使人体对其的吸收明显减少。

（5）服用平喘药时，酒可使平喘药茶碱的吸收率增加，还可使茶碱缓释片中的缓释剂溶解，而失去缓释作用，使药效的持续时间缩短。

（6）应用抗癫痫药卡马西平时，饮酒可降低病人对药品的耐受性。

（7）服用非甾体抗炎药阿司匹林、吲哚美辛、布洛芬、阿西美辛时，饮酒会加重对胃肠黏膜的刺激，增加发生胃溃疡或出血的危险。

（8）口服降糖药苯乙双胍、格列苯脲、格列喹酮、甲苯磺丁脲、氯磺丙脲时，饮酒可降低血糖水平，同时加重对中枢神经的抑制，易出现昏迷、休克、低血糖症状。

（9）服用呋喃唑酮（痢特灵）、甲硝唑1周前后，药品可抑制酒精代谢物乙醛的再分解，造成乙醛在体内大量堆积而引起中毒。

（10）服用抗抑郁药（米安色林、舍曲林、米氮平、西酞普兰、文拉法辛、氟西汀、氟伏沙明、曲唑酮）时，饮酒可增加抗抑郁药对中枢神经系统的抑制作用，增强对认知、智力和运动能力的损伤。

（11）服用乙醛脱氢酶抑制剂的抗菌药（甲硝唑、替硝唑、呋喃唑酮，及具有甲硫四氮唑侧链结构的头孢哌酮、头孢替安、头孢甲肟、头孢美唑、头孢他啶、头孢唑肟、头孢米诺、头孢孟多、头孢呋辛、拉氧头孢等抗生素）时，抗菌药可抑制乙醛脱氢酶的活性，使酒精的代谢路径受阻，导致乙醛在体内蓄积，出现无力、眩晕、嗜睡、幻觉、全身潮红、头痛、恶心、呕吐、血压下降、呼吸抑制、惊厥、虚脱、心功能异常，甚至休克和死亡，称为"戒酒硫样反应"或"双硫仑样反应"。

服用哪些药时不宜吸烟

中老年人在服用以下药物时，注意不要吸烟：

（1）治疗肝病的药：烟草中含有大量的多环芳香烃类化合物，可增加人体肝脏中药酶的活性，加快对药品的代谢速度。

（2）安眠药地西泮（安定）、氯氮卓（利眠宁）：吸烟可使药物血浆浓度和疗效降低。

（3）西咪替丁（治胃溃疡）：吸烟可延缓溃疡的愈合，加重出血。

（4）呋塞米：烟草中的烟碱可降低呋塞米的利尿作用。

（5）氨茶碱：吸烟会增加氨茶碱的排泄，使其平喘作用减退和维持的时间缩短。

（6）麻醉药、镇痛药、安定药、镇静药和安眠药：吸烟可使人对这些药物的敏感性降低，药效变差，需要加大剂量来维持。

（7）精神病药氯丙嗪（冬眠灵）：吸烟会降低药效，使患者易出现头昏、困倦、疲乏等不良反应。

（8）胰岛素：吸烟可促使儿茶酚胺释放，减少皮肤对胰岛素的吸收，降低胰岛素的作用。

第七章　中老年人的用药护理：规范用药指导提升健康水平

哪些中成药不能累加服用

一些中成药常含有非甾体解热镇痛药（对乙酰氨基酚、安乃近、吲哚美辛、阿司匹林）、降血糖药（格列苯脲）、抗组胺药（马来酸氯苯那敏、苯海拉明）、中枢兴奋药（咖啡因）、中枢镇静药（异戊巴比妥、苯巴比妥）、抗病毒药（吗啉胍、金刚烷胺）、平喘药（盐酸麻黄碱）、利尿剂（氢氯噻嗪）等化学成分，使得疗效更佳，但这些中成药在与化学药联合应用时，如果不注意用量，极容易因为某些化学成分累加应用而引发不良反应和严重的功能、器官损害。

一般来说，下表（表1）中的中成药不能与化学药累加服用：

表1　不能累加服用的中成药

中成药	内含主要的化学成分	可能发生的不良反应
消渴丸	格列本脲	低血糖反应（严重者死亡）、恶心、呕吐、腹泻、食欲不振、皮疹
消糖灵胶囊	格列本脲	同消渴丸
胃泰康胶囊	氢氧化铝、三硅酸镁、罗通定	便秘
扑感片	对乙酰氨基酚、马来酸氯苯那敏	出血、急性肾衰、嗜睡、少尿、贫血、肾绞痛、胃痛、多汗、膀胱颈梗阻
贯防感冒片	同扑感片	同扑感片
速感康胶囊	同扑感片	同扑感片
速感宁胶囊	同扑感片	同扑感片
维C银翘片	同扑感片	同扑感片
银菊清热片	同扑感片	同扑感片
感冒清片（胶囊）	吗啉胍，其他同扑感片	食欲不振，其他同扑感片
治感佳片（胶囊）	吗啉胍，其他同扑感片	同扑感片
速克感冒片	阿司匹林、马来酸氯苯那敏	出血、血小板减少、嗜睡、胃溃疡
菊兰抗流感片	阿司匹林	虚脱、出血、胃溃疡、血小板减少
感冒灵胶囊（颗粒）	咖啡因，其他同扑感片	出血、急性肾衰竭、嗜睡、少尿、贫血、肾绞痛、胃痛、多汗、膀胱颈梗阻、紧张激动、焦虑、兴奋、失眠、头痛
感特灵胶囊	同扑感片，咖啡因	同感冒灵
感冒安片	同扑感片，咖啡因	同感冒灵
复方感冒灵片	同扑感片，咖啡因	同感冒灵

续表1

中成药	内含主要的化学成分	可能发生的不良反应
重感冒灵片	马来酸氯苯那敏、安乃近	膀胱颈梗阻、昏迷、嗜睡、骨髓抑制
金羚感冒片	阿司匹林、马来酸氯苯那敏	出血、胃溃疡、嗜睡
新复方大青叶片	对乙酰氨基酚、咖啡因、异戊巴比妥	呼吸抑制、血压下降、肝功能障碍
抗感灵片	对乙酰氨基酚	出血、急性肾衰、贫血、多汗、胃溃疡
降压避风片	氢氯噻嗪	多尿、低血钾、血糖升高、血压过低
溃疡宁片	硫酸阿托品、氢氯噻嗪、普鲁卡因	口干、血压过低
谷海生	呋喃唑酮	恶心、呕吐、过敏、头痛、直立性低血压、低血糖反应
痢特敏片	甲氧苄啶	皮疹、瘙痒、贫血、白细胞减少
安嗽糖浆	盐酸麻黄碱、氯化铵	排尿困难、焦虑、头痛、心悸、恶心、失眠、不安、震颤、发热、血压升高
苏菲咳糖浆	同安嗽糖浆	同安嗽糖浆
散痰宁糖浆	同安嗽糖浆	同安嗽糖浆
痰清片	同安嗽糖浆	同安嗽糖浆
天一止咳糖浆	同安嗽糖浆	同安嗽糖浆
镇咳宁糖浆	盐酸麻黄碱	排尿困难、焦虑、头痛、心悸、失眠、不安、震颤、发热、血压升高
消咳宁片	盐酸麻黄碱、碳酸钙	同镇咳宁糖浆
清咳散	盐酸溴己新	胃刺激、肝功能异常
咳喘膏	盐酸异丙嗪	嗜睡、眩晕、低血压、视物模糊、口鼻咽喉干燥、反应迟钝、白细胞减少
海珠喘息定片	马来酸氯苯那敏、盐酸去氯羟嗪	嗜睡、疲劳、口干、少尿、贫血、肾绞痛、胃痛、多汗、膀胱颈梗阻、失眠、激动、困倦、视物模糊、便秘
喘息灵胶囊	马来酸氯苯那敏、克仑特罗	嗜睡、疲劳、口干、少尿、贫血、肾绞痛、胃痛、多汗、膀胱颈梗阻、心悸、手颤
安咳片	同喘息灵胶囊	同喘息灵胶囊
咳特灵片（胶囊）	马来酸氯苯那敏	嗜睡、疲劳、口干、少尿、贫血、肾绞痛、胃痛、多汗、膀胱颈梗阻
鼻舒适片	马来酸氯苯那敏	同咳特灵

续表1

中成药	内含主要的化学成分	可能发生的不良反应
鼻炎康片	马来酸氯苯那敏	同咳特灵
康乐鼻炎片	马来酸氯苯那敏	同咳特灵
芒果止咳片	盐酸氯苯那敏	同咳特灵
脉君安片	氢氯噻嗪	多尿、血压过低、血糖升高、高尿酸血症、皮疹、白细胞减少、口干烦渴
珍菊降压片	盐酸可乐定、氢氯噻嗪	多尿、血压过低、血糖升高、高尿酸血症、皮疹、白细胞减少、口干烦渴、失眠、头痛、性功能障碍
腰息痛胶囊	对乙酰氨基酚	出血、急性肾衰竭、少尿、贫血、恶心
复方小儿退热栓	对乙酰氨基酚	虚脱、出血、恶心、多汗、胃痉挛
新癀片	吲哚美辛	恶心、呕吐、消化不良、厌食、出血、头痛、腹泻、眩晕、粒细胞减少、皮疹、血小板减少、晕厥、肝损伤

哪些中成药不能与化学药同时服用

一些中成药与化学药同服也可能会发生相互作用而引起不良反应，导致严重不良后果，中老年人需格外注意：

（1）舒肝丸不宜与甲氧氯普胺合用，舒肝丸中含有芍药，有解痉、镇痛作用，而甲氧氯普胺则能加强胃肠收缩，两者合用作用相反，会相互降低药效。

（2）中成药止咳定喘膏、麻杏石甘片、防风通圣丸与化学药复方降压片、帕吉林不能同服，前3种中成药均含有麻黄碱，会使动脉收缩升高血压，影响降压效果。

（3）中成药蛇胆川贝液与吗啡、哌替啶、可待因不能同服，前者含有苦杏仁苷，与化学药的毒性作用一样，会抑制呼吸，同服易致呼吸衰竭。

（4）中成药益心丹、麝香保心丸、六神丸不宜与化学药普罗帕酮、奎尼丁同服，可导致心搏骤停。

（5）中成药虎骨酒、人参酒、疏筋活络酒不能与苯巴比妥等镇静药同服，可加强对中枢神经的抑制作用而发生危险。

（6）丹参片与复方氢氧化铝不宜同用，丹参片的主要成分是丹参酮、丹参酚，与氢氧化铝形成铝结合物，不易被胃肠道吸收，降低疗效。

（7）昆布片不宜与抗结核药异烟肼合用，昆布片中含碘，在胃酸条件下，与异烟肼发生氧化反应，形成异烟酸、卤化物和氮气，失去抗结核分枝杆菌的功能。

（8）小活络丹、香连片、贝母枇杷糖浆不宜与阿托品、咖啡因、氨茶碱合用，前三者含有乌头、黄连、贝母等生物碱成分，同服易增加毒性，出现药物中毒。

（9）麻杏止咳片、通宣理肺丸、消咳宁片不宜与抗心力衰竭药地高辛合用，前三者均含有麻黄碱，对心脏有兴奋作用，能增强地高辛对心脏的毒性，引起心律失常。

（10）风湿酒、国公酒、壮骨酒、骨刺消痛液不宜与非甾体抗炎药阿司匹林同服，中药酒中含乙醇，合用会增加对消化道的刺激性，引起食欲不振、恶心，严重时可致消化道出血。

（11）黄连上清丸不宜与助消化药乳酶生联合应用，黄连中的小檗碱明显抑制乳酶生的活性，使其失去消化能力。

（12）麻仁丸、解暑片、牛黄解毒片不宜与胰酶、胃蛋白酶、多酶片同服，中成药中含大黄和大黄粉，可通过吸收或结合的方式，抑制胰酶、蛋白酶的助消化作用。

（13）山楂丸、保和丸、乌梅丸、五味子丸不宜与抗酸药碳酸氢钠、氢氧化铝、氨茶碱同用，前四者含有酸性成分，与碱性化学药同服可发生中和反应，降低疗效。

第三节
中老年人常备中成药

中老年人如何用人参健脾丸、人参归脾丸

有时，中老年人去买人参健脾丸或人参归脾丸，发现药店缺货，但有人参归脾丸或健脾丸，便想着这两种中成药都是补益药剂，又都含有人参、茯苓、白术、黄芪以益气健脾，含木香理气健脾、调理中焦气机，含酸枣仁、远志安神定志，含当归活血养血，便认为它们的功效也一样。

其实，人参健脾丸和人参归脾丸存在不小的差别，不能随便替代服用：

（1）成分：人参健脾丸还含有山药、陈皮、砂仁加强健脾和胃作用，人参归脾丸另有龙眼肉、炙甘草补血和营。

（2）用量：人参健脾丸重用黄芪、山药，意在健脾益气；人参归脾丸重用当归、人参养血益气。

（3）功用：人参健脾丸健脾益气，和胃止泻，主要用于脾胃虚弱引起的饮食不化，恶心呕吐，腹痛便溏，不思饮食，体弱倦怠。人参归脾丸益气补血，健脾养心，主要用于心脾两虚、气血不足所致的心悸，失眠健忘，食少体倦，面色萎黄以及便血、崩漏、带下诸症。

可见，无论服用人参健脾丸还是人参归脾丸，中老年人都应在医生指导下对症用药，不可随意服用，以免并发他症。此外，中老年人也不可把人参健脾丸和人参归脾丸当作保健品长期服用。

杞菊地黄丸可缓解视疲劳吗

人到中年，眼组织弹性减弱，如果长时间看书、看电脑、看电视，眨眼

次数减少,就容易使保护眼睛的一层泪膜受损,泪液蒸发,容易产生视疲劳、干眼症等眼病,严重的会损伤眼角膜,导致严重的眼病。

视疲劳症,多因过用目力、睡眠不足、过度疲劳等所致。中医认为,肝开窍于目,目之功能与五脏皆有关系,但与肝最为密切,肝的经脉上连目系,视觉功能有赖于肝血的滋养,肝血充足则视物清晰。而肝和肾同源,肾精能化血,肾精旺盛有赖于肝血滋养,肝血充盈有赖于肾精的生化,故临床常肝肾同治。

视疲劳的主要症状:眼部有灼热的感觉,困倦欲睡;眼内发痒、干燥、不舒适,眼睑呆滞沉重;视力大大减退,甚至看不清文字;有时怕光、流泪、疼痛等;经常有轻度的结膜充血或慢性结膜炎发作;反复发生睑腺炎、睑板腺囊肿;头晕目眩,食欲不振,甚至恶心,呕吐等等。

如果中老年人出现了以上症状,基本可以断定是视疲劳,这时可在医生的指导下服用一点儿杞菊地黄丸。杞菊地黄丸组方为六味地黄丸加枸杞子、菊花。方中枸杞子滋阴补肾,兼养肝明目;菊花能疏风清热,平肝明目。本药能滋肾养肝,适用于肝肾阴亏引起的视力疲劳、视物昏花、眩晕耳鸣、畏光、迎风流泪等症。

此外,中老年人还可在医生的指导下服用一些明目地黄丸,该药组方为杞菊地黄丸加当归、白芍、白蒺藜、石决明,对肝肾阴虚、虚火上炎引起的多种眼目病症有良效。

为何男人年过四十要吃地黄丸

大家常说男人过了40岁往往在性生活面前挺不起腰杆,说白了,这就是说过了40岁的男人,需要补肾壮阳了。中医认为,男人40岁以后,先天之精荡然无存,完全是靠后天的水谷之精来维系自己。而肾藏精,精又生髓,肾精是不虑其有余,而唯恐其不足的,所以得好好补一补。这时,医生往往会推荐中老年男性吃一些六味地黄丸。

六味地黄丸是中医滋阴补肾的代表方剂,可谓地黄丸家族中的佼佼者。"六味地黄丸"来自钱仲阳所著的《小儿药证直诀》,由熟地黄、山茱萸、山药、泽泻、牡丹皮、茯苓这六味中药组成,用于治疗小儿先天不足、发育迟缓等病症。后来,明代中医有一派非常推崇肾的作用,倡导补肾,比如明代名医薛己最善补肾,他就主张,肾阴虚用六味地黄丸,肾阳虚用八味地黄丸。薛己的实践为许多后世医家认可,他们倡导的补肾观点对后世的影响非常大。

六味地黄丸以肾、肝、脾三阴并补,补肾为主。熟地黄滋补肾阴、填精益髓为主药;山茱萸药性酸温,可补益肝肾,涩精敛汗;山药味甘性平,健脾补肺,固肾益精;泽泻配熟地黄泻肾降浊;牡丹皮配山茱萸清泻肝火;茯苓配山药渗水利湿。配伍组方以补为主，并将补虚与祛除制约药物的不良反应结合，形成"三补三泻"，相辅相成之势，适合于肝肾阴虚之证需要长期服药调补的人士，即那些肾阴不足、虚火上炎而出现的头晕目眩、腰膝酸软、耳鸣、遗精、手足心发热诸症的人群。

但对于正常人群，如果没有明显肾阴虚的症状，不适宜于自行长期服用六味地黄丸；明显是阳虚（包括肾阳虚、脾阳虚）的人不宜服用；肾阴虚但脾胃功能不好的中老年人，服用时要谨慎。

此外，中老年人还可在医生的指导下，根据自己的病症来服用一些六味地黄丸的加减方：

1. 知柏地黄丸

知柏地黄丸，又名六味地黄丸加黄柏知母方，此处方源于明代张景岳的《景岳全书》，原名为滋味八味丸，是由六味地黄丸加知母、黄柏而成。其独特之处是对肝肾阴虚火旺所致的腰膝酸软、遗精、血淋等症，能滋阴降火。但方中知母、黄柏性寒，故脾虚便溏、消化不良者须慎用，以免伤脾胃之气。另外，因为阴虚是本，火旺是标，所以降火药只能暂用，虚热症消失后应改用六味地黄丸。

2. 桂附地黄丸

桂附地黄丸，是由六味地黄丸加肉桂、附子而成，是以温补肾阳为主的专剂。全方以六味地黄丸为基础滋补肝肾之阴，又配以肉桂、附子温补肾中阳气，以达到"益火之源，以消阴翳"的目的。诸药配合，既补肾阴，又补肾阳，阴阳互生，阴中求阳，正如张景岳所言"善补阳者，必于阴中求阳，则阳得阴助而生化无穷"。对肾阳亏虚所致的四肢厥冷、脘腹冷痛、小便清长、大便溏薄等症极为适宜。

3. 麦味地黄丸

麦味地黄丸，又名"八仙长寿丸"，由六味地黄丸加麦冬、五味子而成。麦冬清养肺阴，解热除烦，滋养强壮，润滑消炎；五味子滋肾，收敛肺气。八种药物配伍组合，共凑滋肾养肺之功，主要用于治疗肺肾阴虚所致的潮热盗汗、咽干咯血、眩晕耳鸣等症，对于因咳久伤阴，或消耗性疾病（如肺结核）所致的咽干、口渴、咳喘、痰中带血等病症疗效更佳。

4. 归芍地黄丸

归芍地黄丸，是由六味地黄丸加当归、白芍制作而成。当归养血和血，活血调经，白芍补血柔肝，诸药配伍既能补肾阴，又能益精血，对于肝肾不足、阴亏血虚所致的血虚头晕、崩漏等症极为适宜。

5. 左归丸

左归丸，是张介宾由六味地黄丸化裁而成。他认为"补阴不利水，利水不补阴，而补阴之法不宜渗"（《景岳全书·新方八阵》），故去"三泻"（泽泻、茯苓、牡丹皮），加入枸杞子、龟板胶、牛膝加强滋补肾阴之力，又加入鹿角胶、菟丝子温润之品补阳益阴，阳中求阴，适用于由真阴不足所致的头晕目眩、腰酸腿软、遗精滑泄、自汗盗汗、口燥舌干、舌红少苔、脉细等症。

6. 右归丸

右归丸，是由桂附地黄丸减去"三泻"（泽泻、茯苓、牡丹皮），加鹿角胶、菟丝子、杜仲、枸杞子、当归而成，增加了温补的作用，使药效更能专于温补，是一个十分著名的温补方剂，主治肾阳不足、命门火衰、神疲气怯、畏寒肢冷、阳痿遗精、脾胃虚寒等症。

枇杷膏能帮中老年人去火吗

进入冬天，许多中老年人喜欢吃火锅，尤其喜欢以羊肉、牛肉等高热量食物为主的火锅，再加上火锅底料、调料多较辛辣，就容易"引火烧身"，出现眼睛红肿涩痛或喉咙肿痛、牙龈肿痛、口腔溃疡疼痛及舌尖糜烂疼痛等"上火"症状。

为了防止上火症状，中老年人最好在吃完火锅后服用一些枇杷膏。枇杷膏是用枇杷汁、叶、果核配以冰糖熬制的中药膏方，有清肺、宁嗽、润喉、解渴、生津、健胃的功效。李时珍在《本草纲目》中说，枇杷"止渴下气，利肺气，止吐逆，主上焦热，润五脏"。这是因为枇杷中含有苦杏仁苷，能够润肺止咳、祛痰，治疗各种咳嗽。此外，枇杷中所含的有机酸，能刺激消化腺分泌，对增进食欲、帮助消化吸收、止咳解暑有一定的作用；枇杷果实及叶有抑制流感病毒作用，常吃可以预防四时感冒；枇杷叶可晾干制成茶叶，有泻热下气、和胃降逆之功效，为止呕之良品，可治疗各种呕吐呃逆。

广东一带的蜜蜂在枇杷花怒放时，采酿的枇杷蜜，其润喉滋肺的功效更为显著。如果在枇杷膏中加入寒性水果梨，去火效果更佳。秋梨枇杷膏也可自制，具体方法是：准备雪梨6个，枇杷叶5片，蜜糖5汤匙，南杏10粒，蜜枣2粒。先将5个雪梨切去1/5做盖，再把梨肉和梨核挖去；然后把枇杷叶、南杏和蜜枣洗净，放进梨内；再将余下的1个梨削皮、去心、切小块，将所有梨肉和蜜糖拌匀，分放入每个雪梨内，盖上雪梨盖，放在炖盅里，以小火炖2小时，即成。

需要注意的是，脾虚泄泻者忌食；枇杷含糖量高，因此糖尿病患者也要忌食。另外，枇杷仁有毒，不可食用。

第七章 中老年人的用药护理：规范用药指导提升健康水平

如何根据咳声来选止咳中成药

中老年人因为身体机能衰退，新陈代谢比较缓慢，因此抵抗力弱，容易感冒、咳嗽。一旦出现咳嗽，人们常选用止咳中成药。虽然每种止咳中成药都有"止咳化痰""镇咳平喘"等功效，但由于中医讲究辨证施治，所以止咳中成药应辨证选用，才能达到应有的效果。

（1）风寒咳嗽：咳嗽声重，咳痰稀薄色白，常伴有鼻塞、流清涕，头痛，发热怕冷，无汗，肢体酸楚等症状，可选温化寒痰止咳药，如杏仁止咳糖浆、蛇胆陈皮口服液、桂龙咳喘宁、小青龙颗粒、通宣理肺口服液等。

（2）风热咳嗽：咳嗽频繁，气粗，咽痛，咳痰稠黄或黏稠不爽，常伴有畏风，身热，鼻流黄浊涕，口渴，头痛等症状，可选清热化痰止咳药，如急支糖浆、罗汉果止咳冲剂、蛇胆川贝露（液）、川贝枇杷露、镇咳宁糖浆、牛黄蛇胆川贝液、祛痰灵、鲜竹沥口服液等。

（3）风燥咳嗽：干咳无痰，或痰少而黏不易咳出，或痰中带有血丝，咽干，鼻唇干燥等，可选清肺润燥兼宣肺疏表药，如羚羊清肺丸、杏苏二陈丸等。

（4）痰湿咳嗽：咳声重浊，痰多，痰黏腻或稠厚成块，色白或带灰色，进甘甜油腻食物可加重，有胸闷、食少、体倦、便溏等症状，可选理肺健脾、宁咳祛痰药，如半夏露、橘红痰咳冲剂（口服液、膏剂）、二陈丸等。

（5）久咳阴伤：久咳干咳，咳声短促，或痰中夹有血丝，常伴有午后颧红潮热、盗汗、神疲等，可选滋肺阴、除顽痰、生津液、降逆气的药，如蜜炼川贝枇杷膏、百合固金丸、秋梨膏、养阴清肺膏等。

（6）肺气虚咳：咳声低弱，吐痰稀薄，自汗畏风，常由咳嗽日久不愈所致，可选益气固表、健脾补肾的药，如固本咳喘片等。

为什么内有积热、外感风寒者忌服双黄连

每到季节转换时，中老年人因为抵抗力变差，往往难以及时适应气候变化，易患风热感冒，出现发热、咳嗽、咽痛等症状。这时，许多中老年人喜欢服用双黄连口服液。双黄连口服液由金银花、黄芩及连翘经提取精制而成，具有辛凉解表、清热解毒功效，对于上呼吸道感染、扁桃体炎、咽炎、病毒性肺炎等细菌和病毒感染性疾病有一定疗效。

但要注意的是，如果中老年人的感冒发病突然，表现为恶寒，发热，可伴有高热、头痛、周身关节肌肉酸痛、咽部干痛、咳嗽少痰、舌红苔黄等症状，多是内有蕴热、外受寒邪所引起的外感病，中医形象地称之为"寒包火"。

"寒包火"在我国北方春天时发病率较高，尤其是"倒春寒"时期，寒气通过口、鼻、肌肤侵犯人体，稍不小心就会出现头痛、无汗、鼻塞、流涕、

周身酸痛等感冒症状；由于寒邪束缚了体表，体内原本蓄积的火热不能向体外宣散，就如同被体表的寒邪"包裹"起来，积在体内而呈现身体高烧不退的现象。

中医认为，用凉药治热病，会造成寒气更加重，治疗更麻烦。可见，当中老年人出现"寒包火"感冒症状时，一定不能使用双黄连口服液这类凉药，因为它对风热感冒效果很好，对风寒感冒效果就不好，有可能造成流涕、干咳缠绵难愈。

应对"寒包火"，中老年人可选用防风通圣丸。其中的麻黄、荆芥穗、防风、薄荷疏风解表，可使外邪从汗而解；石膏、黄芩、连翘、桔梗清热泻火解毒，可散肺胃之热；大黄、芒硝泻热通便，滑石、栀子清热利湿，可使里热从二便分消；当归、白芍、川芎养血和血；白术健脾燥湿；甘草益气和中，调和诸药，为使药。诸药合用，汗下清利四法都有，又配伍益气养血等护卫正气之药，使汗不伤正，下不伤里，共奏解表通里、清热解毒之功。

夏季防治空调病要喝藿香正气水吗

到了夏季，许多房间都会使用空调来降温，而中老年人因年纪比较大，抵抗力比较弱，更容易出现鼻塞、头昏、打喷嚏、耳鸣、乏力、记忆力减退，以及一些皮肤过敏的症状，如皮肤发紧发干、易过敏、皮肤变差等。这类现象在现代医学上称为"空调综合征"或"空调病"。这时，中老年人可喝一些藿香正气水。

藿香正气水是夏季用来解暑的常用药，可用于外感风寒、内伤湿滞或夏伤暑湿所致的感冒。而空调病引起的类似感冒的症状属于典型的夏伤暑湿所致，所以，适合服用藿香正气水。不过，藿香正气水中有酒精成分，酒精过敏者不适合服用，可改吃藿香正气胶囊。如果服用藿香正气水一两天后，症状不减反增，最好去医院治疗。

藿香正气水除了可以治疗空调病外，还有很多其他的疗效：

（1）感冒咳嗽：用杏仁10克煮汤，用来送服藿香正气水，每次10毫升，每日3次，连用3天。

（2）消化不良：夏天出现消化不良，常是人们体内湿气太重的原因，这时可在消食和胃药中加点健脾化湿的藿香正气水，事半功倍。方法是取山楂、神曲各6克，麦芽10克，水煎去渣，再加入藿香正气水20毫升，分3次服，连用3天。

（3）水土不服：夏天是人们外出旅游的高峰期，如果人们在旅游时因为水土不服而出现消化不良、呕吐、腹泻等胃肠道不适现象，就应喝一些藿香正气水,每次服 10 毫升,每天 3 次,能够缓解症状,因为藿香正气水(液)具有解表化湿、理气和中的作用。

(4)晕车晕船:外出时如果人们出现晕车晕船的现象,可用医用棉签蘸取藿香正气水,直接外涂肚脐,或将药液敷于肚脐内,有一定的预防作用。

(5)梅尼埃病:可用 10 毫升藿香正气水(液),每天服 3 次,连用 3~5 天。症状改善后,再用六君子丸调理。

(6)女性白带过多:可喝藿香正气水 10 毫升,每天 3 次,连服 5~7 天。

(7)蚊叮虫咬:用适量的藿香正气水外搽患部 3~5 分钟,很快就能消除瘙痒。

(8)湿疹:用藿香正气水外涂皮损处,每天 3~5 次,连用 3~5 天,对带状疱疹也有效。

(9)手足癣:用淡盐水或温开水将患处洗净并擦干,然后用药棉蘸取适量藿香正气水涂于患处,每日 1~2 次。注意,涂药后至少要保持 2 小时,对于起水疱出黄水的患者,涂药后 4~8 小时水疱逐渐消失,12 小时变为干皮脱落。

牛黄解毒片为何会"毒性大发"

牛黄解毒片由牛黄、雄黄、石膏、大黄、黄芩、桔梗、冰片和甘草组成,有清热解毒的作用,用于火热内盛、咽喉肿痛、牙龈肿痛、口舌生疮、目赤肿痛等症。然而,滥用此药,解毒片也会变成"中毒片"。

许多长期有便秘的中老年人,为了泻火解毒,缓解症状,常常自行大量、长期地服用牛黄解毒片,结果却出现了皮疹、剧痒、发热、哮喘、胸闷、心悸、腹泻等症状。这时应该警惕身体"砷中毒"。这是因为牛黄解毒片中含有的雄黄主要成分为三硫化二砷,含砷约 75%,硫 24.9%,遇热易分解氧化,变成有剧毒的三氧化二砷,即人们俗称的砒霜,可影响神经系统、消化系统、造血系统和泌尿系统等。而且,从中医的角度来说,牛黄解毒片中含有的人工牛黄、大黄、冰片、石膏、黄芩等成分,性质寒凉,若大量服用此药,盲目追求去火通便的效果,还会伤害脾胃,并产生药物依赖。

因此,中老年人必须注意控制牛黄解毒片的服药量,一般来说,如需泻火解毒,中老年人服用牛黄解毒片的最高剂量是大片剂(0.6 克/片)每日不超过 6 片,小片剂(0.3 克/片)每日不超过 9 片,连续服药 2~3 天,产生效果了,就可以停药;同时饮食习惯上也要调整,比如多吃蔬菜水果,少吃油腻的食物,并要多喝水。

除了缓解便秘,牛黄解毒片还可用于以下一些常见疾病的治疗:

(1)带状疱疹:将牛黄解毒片压碎,加入生理盐水调成糊状外涂患处,每日3～4次，用药3～6天即获显效，且愈后不留后遗症。

（2）毛囊炎：将牛黄解毒片研为细末，用蜂蜜将药末调成糊状，外涂局部，每日1～2次。

（3）疖肿：将牛黄解毒片研末，和京万红软膏调匀敷患处，每日换药1次，连用3～5日即可见效。

（4）注射部位感染：把牛黄解毒片压碎，加入60%酒精适量调成糊状敷患处，用无菌纱布覆盖，1～2小时酒精挥发后，再滴入酒精湿润。每6小时换药1次，每日3次，5天为1个疗程。

（5）化脓性中耳炎：先将患耳用过氧化氢清洗干净，再用棉签拭干，然后将牛黄解毒片（研为细末）吹入耳内。每日换药1次，3次为1个疗程。一般连用1～3个疗程可见效。

（6）乳腺炎：将牛黄解毒片研末，同酒糟和匀外敷患处，每日2次。一般用药3天即可肿块变软，肿消痛除，乳汁畅通。

六神丸可帮中老年人治疗哪些疾病

六神丸是著名的传统中成药，由牛黄、麝香、雄黄、珍珠、蟾酥、冰片六味药组成，其药精而功神，故名"六神"。六神丸具有清热解毒、抑菌抗炎、强心解痉等作用，常被用于治疗口疮、咽喉肿痛、烂喉丹痧、扁桃体发炎等病症。

下面，我们就为中老年人介绍一下六神丸可治疗的常见疾病：

（1）外用消肿：取六神丸十余粒，加入冷开水或少许米醋，将药粒化开，再用化开的药液涂敷于肿胀处及其四周。每日可涂敷数次，要常保患处潮润，直至肿退为止。如红肿处已出脓或已溃烂，切勿再敷。

（2）带状疱疹：取六神丸10～60粒，研成细末，用适量食醋调成糊状外敷。

（3）荨麻疹：取六神丸和氯苯那敏，同时按规定量口服可治疗荨麻疹。六神丸每次口服4～6粒，一日3次，氯苯那敏早晚各服1次，用温开水送服。中老年人的服用剂量可适当增加。

（4）寻常疣：将六神丸数粒研成碎末，将寻常疣患处消毒，用镊子将寻常疣花蕊状乳头样小刺拔除或用手术刀将其表面角质层刮破，然后将药粉敷于患处，再用胶布固定即可。一般外用1～2次后疣体即可结痂脱落而获愈。

（5）扁平疣：将扁平疣处消毒后，用手术刀片将疣体表面的角质层刮破，然后取六神丸数粒，研成碎末后敷于患处，再用胶布固定，一般敷药5～7天后，疣体便会结痂脱落而获愈。

（6）皮肤溃疡：取六神丸60粒和适量的枯矾、冰片，共研成细粉，再将药末敷于溃疡处，进行包扎，每日敷药 1 次。

（7）鸡眼：先用 10% 的氯己定（洗必泰）液将鸡眼处消毒，用刀片削去鸡眼表面的角质层（以少量出血为度）；然后用 10% 的盐水浸泡鸡眼 20 分钟，使其软化。取六神丸 6 粒，研成细粉，用陈醋调成糊状敷于患处，用胶布固定，连敷 3 日换药 1 次。

（8）流行性感冒：成人每次口服 10 粒，每日 3 次。次日体温即可恢复正常，能明显改善症状，若与其他感冒药同服，则疗效更佳。

（9）睑腺炎：眼睑出现的麦粒肿硬结或脓栓时口服六神丸，每日 3 次，每次 10 粒，在睑腺炎初起时服用效果更佳。

（10）牙痛：凡由龋齿合并感染、牙周炎、牙龈炎、牙髓炎等引起的牙痛，或中医辨证为实火的牙痛，均可用六神丸治疗。每次含服六神丸 4 粒，3 小时 1 次，同时用 10 粒六神丸研末，以醋调成糊状，涂于患处。症状较轻者，可用药棉将六神丸 10 粒搓成条状嵌于患处，每日 3 次。半小时后，疼痛明显减轻，用药 2 次即可缓解症状。

中老年人口腔溃疡可吃双料喉风散吗

口腔溃疡是一种常见的口腔黏膜病，多发生于两侧颊黏膜、舌缘、齿龈等，表现为口腔黏膜有斑片状溃疡，局部红肿，表面覆盖白膜，有自发痛，遇到刺激可加重疼痛。近年来多认为是一种自身免疫性疾病，有自限性，一般 7~10 天可自愈。

口腔溃疡具有周期复发的特点，胃肠功能紊乱、情绪紧张、精神刺激、过敏反应、内分泌失调、急性传染病以及过食辛辣之物等是引起本病的常见病因，而中老年人因为身体机能的衰退，使得免疫力大大降低，更容易复发口腔溃疡。

当口腔溃疡发作时，中老年人可选用双料喉风散来治疗，它具有清热、解毒、消炎和止痛的功效。

双料喉风散的具体用法：餐后、饮水后及临睡前，用盐水或复方硼砂液漱口后，将双料喉风散喷于创面，深部的溃疡面可用无菌棉签蘸取双料喉风散涂于溃疡处，一般每天涂抹 5~6 次。如病程长、溃疡面积深，可将用药次数改成每天 8~10 次。

注意，用药后为使药物充分吸收，应禁食、禁水 30~60 分钟。

第四节
中老年人慎用补药

"药补"不见效的原因有哪些

中老年人因为身体虚弱、久病休养等原因，常需药物进补，但却往往收效甚微，或根本无效，原因主要有以下几种：

1. 补不对症

老年人在服用补药前，一定要辨别身体的阴阳虚实，对症下药，才能药到病除。比如，疲倦乏力、气短者为气虚，可服人参等补气药；怕冷、腰酸背痛，属肾阳虚亏，应服鹿茸等益肾壮阳药；头晕、无力、潮热者，属阴血亏损，应服阿胶、白木耳等滋阴补血药。如认为头晕目眩、记忆力减退是身亏体虚，而服用人参进补，或是阴虚火旺者服用了鹿茸，不仅不治病，反而致病。

2. 未做引补

在进补前，往往需要引补，即打好基础。如消化功能差或腹胀，可先服香砂六君丸或枳术丸，然后再服补药，可增加滋补效力。

3. 服法不当

服用补药一般以温开水送服，不可用浓茶代之，因茶叶中含有鞣酸，易与补药中的有效成分结合，而降低疗效。比如，鹿茸应磨成细粉吞服或泡酒密封使用，这样容易被机体吸收，迅速见效。若将鹿茸放在水中煎煮，则会因其有效成分被破坏而失效。

4. 剂量不妥

药物剂量不同，产生的效用也不同。比如，人参每天用量不超过5克，

第七章 中老年人的用药护理：规范用药指导提升健康水平

一般以 10～15 日为 1 个疗程，必要时，可间隔 2 周继续服用；阿胶每日 15～20 克；鹿茸酒每日饮 5～8 毫升；蛤蚧每日 10 克；这样才能充分发挥疗效。服用过少则效果不明显，服用过多，则可能导致不良反应发生。

5. 忽视食补

在服用补药期间，饮食必须清淡，才能保护肠胃洁净，更快吸收补药成分。正如中医所说，药物在于扶正，食补在于养生，两者配合，才能功力相济，食借药力，药助食威，相辅相成，效果更佳。

此外，要确保药补尽快见效，老年人还要坚持劳逸结合，节制性生活，锻炼身体。

哪些中老年人不宜吃鹿茸

鹿茸，是指没有长成硬骨时、带茸毛、含血液的雄鹿的嫩角，是一种贵重的中药，用作滋补强壮剂，对虚弱、神经衰弱等有疗效。中老年人每年冬季适当服用可强壮身体、延年益寿，但以下几类老年人不宜服用鹿茸：

（1）肾阴不足、虚火内盛者：表现为形体消瘦，自觉内热，口燥咽干，午后潮热，手足心发热，夜间盗汗，两目干涩，大便秘结，舌红苔少。由于鹿茸偏于补阳，以热助火，使阴更虚、火更旺，所以有此症者不宜服用，以免加重病情。

（2）肺中有热者：表现为干咳少痰、痰中带血，或痰脓黏稠、口干舌燥。因鹿茸药性偏温，故不适宜肺中有热者。

（3）患胃肠疾病者：表现为经常胃痛，胃中嘈杂，大便秘结，口臭口苦等，不能服用鹿茸。

（4）吐血、便血者：当这种出血属阳盛、阴虚内热所致时，也不能用鹿茸治疗。

以"鞭"补"鞭"科学吗

许多人认为，根据中医"以形补形"的观点，对于肾阳日渐衰弱的老人可以以"鞭"补"鞭"，即多吃虎鞭、海狗鞭、鹿鞭等，可以达到补肾壮阳的目的，促进中老年人的性健康。

然而，医学家认为这只是一种心理作用，并没有科学根据。因为吃进去的动物"鞭"进入人体后，跟其他食物一样，都必须经过消化道消化、吸收，然后成为蛋白、脂肪、糖及其他营养物质，再被人体利用，而不是吃什么器官就补到什么器官上。

此外，动物的"鞭"本身也不比其他食物多什么，更不含有什么特殊的营养素，即使是动物"鞭"中本身含有的一些雄激素，经过加热、消化后已被破坏,并不能多补给人雄激素,所以说,用它来壮阳是毫无意义的。

蜂王浆为什么最好舌下含服

蜂王浆,又名蜂皇浆、蜂乳、蜂王乳,是蜜蜂巢中培育幼虫的青年工蜂咽头腺的分泌物,是供给将要变成蜂王的幼虫的食物,属于高蛋白、富含B族维生素和乙酰胆碱的食物,常被中老年人作为营养品食用。

医学专家认为,人们服用蜂王浆时,最好采用舌下含服的方法,这样可以首先通过舌下腺吸收其中一部分,或者用温开水送服,忌用开水冲服,因为蜂王浆有怕光怕热的特性。成人一般一次服用3~5克。因为蜂王浆呈酸性,可能对胃稍有影响,如果服用后胃部感到不适,可酌量减少用量。

蜂王浆一般在早晨空腹服用或晚上就寝前服用比较好。空腹服用可以让蜂王浆中的蛋白质和多肽等大分子成分易被消化、分解和吸收,也便于蜂王浆里其他各种小分子成分更快、更充分地被吸收。

之所以不建议老年人饭后服用蜂王浆,是因为饭后服用会由于腹内有大量食物存在,占用大量的消化液,食物也会阻碍蜂王浆成分与肠壁的接触。另外,蜂王浆与胃中存留食物相混合也会破坏其中的营养成分。

哪些人不宜服蜂王浆

尽管蜂王浆有滋补强身、益肝健脾的功效,但以下老年人不宜服用蜂王浆:

(1)过敏体质者:平时吃海鲜易过敏或经常药物过敏的人。因为蜂王浆中含有激素、酶、异性蛋白。

(2)长期患低血压与低血糖者:蜂王浆中含有类似乙酰胆碱的物质,而乙酰胆碱有降压、降血糖的作用。

(3)肠道功能紊乱及腹泻者:蜂王浆可引起肠管强烈收缩,诱发肠功能紊乱,导致腹泻、便秘等症。

(4)手术初期及妇女怀孕时:术后病人失血过多,身体严重虚弱,此时服用蜂王浆,易致五官出血。蜂王浆还能刺激子宫收缩,影响胎儿的正常发育。

(5)凡肝阳亢盛及湿热阻滞者,或是发高热、大吐血、黄疸性肝病者,均不宜服用蜂王浆。

冬虫夏草保健陷阱有哪些

冬虫夏草,是一种传统的名贵滋补中药材,它是生长在青藏高原及其边缘地带高海拔地区的麦角菌科真菌,寄生在鳞翅目昆虫蝙蝠蛾幼虫体内。被真菌侵染的幼虫冬季钻入土内,逐渐形成菌核,夏季从菌核或死虫的身体上长出菌体的繁殖器官来,形状似草,故称冬虫夏草。冬虫夏草有调节免疫系统功能、抗肿瘤、抗疲劳等功效。

近些年，冬虫夏草的药用价值不断被抬高，其市场价格也一涨再涨，现已数十倍于人参、鹿茸。因此，老年人在食用冬虫夏草时，需要格外注意两大保健陷阱。

陷阱一：人工培育冬虫夏草已获成功

青海省畜牧兽医科学院从20世纪80年代开始冬虫夏草研究，是冬虫夏草研究权威科研机构之一，在虫、草、虫草接种等方面都取得了重大突破，但具有完整形态的人工冬虫夏草的研究还未取得完全成功。主要原因是人工培育的虫体有相残性，必须单虫分离，目前难以像蚕那样大量粗放培养，因此，在完成虫体的人工驯化前，人工大规模培育还不可能。

陷阱二：虫草制品＝冬虫夏草

随着冬虫夏草的热销，许多厂家以虫草之名推出制品。据权威的《中国药用真菌学》介绍，广义的虫草全世界迄今已记载有300多种，我国已经正式报道的虫草菌有30多种，近年又陆续发现一些虫草新种，较常见的是分布于云南省的蝉蛹草，分布于吉林、河北、陕西等省的蛹虫草（也称北冬虫夏草），还有蚂蚁草、珊瑚虫草、粗糙虫草，等等。据《本草纲目》等中国医药典籍记载，这些虫草都具有药用价值，不过，它们的功效并不及被视为传统珍贵药材的冬虫夏草。

怎样识别冬虫夏草的真伪

要识别冬虫夏草的真伪，需注意以下几点：

1. 从草形上看

真品冬虫夏草呈条形，全体分两个部分，即虫体部分和菌体部分。干燥的虫草体与菌座相连而成，全长9～12厘米。虫体部分形如蚕状，长3～5厘米，直径0.5～1厘米，表面环纹明显，有20～30个节，近头部环纹较密，腹部有8对足，中间4对足较明显，质脆易断，断面呈粉白色；菌体的部分实际上是虫草菌的子实体，一般比虫体部分长，呈棒状，多扭曲，上部略膨大，长4～8厘米，直径约0.3厘米，表面稍有皱纹，质较软，略带腥气，味稍苦。

2. 从草色上看

真品冬虫夏草外表土黄至棕黄色，头部黄红色，多数"草头"部分颜色发黑，细长，断面平坦，色略发黄。假虫草色泽比真虫草略黄而色泽不光亮，细看黄色带点状，味臭，断面类白色有暗点并有髓腔。

3. 从草味上看

真品冬虫夏草在密封后打开，闻起来有比较浓的腥味。

4. 从浸泡效果上看

真品冬虫夏草用开水浸泡，虫体变膨大而软，菌座色加重成为黑褐色，虫体和菌座紧密相连，不脱落，浸液微有臭味。假虫草用开水浸泡10分钟后，会慢慢显出原形，黄色开始脱落，假菌座也开始脱落，与虫体分开，浸液逐渐变成浅黑色，微有黏性。

人参的正确服用方法

尽管人参有强身健体、益寿延年的功效，是一味名贵中药，但如果使用不当，反而会损伤身体健康。一般来说，服用人参的方法有以下几种：

（1）煎汤饮用：将人参切成片，洗净放入砂罐中，加入清水（高出参片2厘米）浸泡0.5～1小时，加盖用小火煎1～1.5小时，即可取汁饮用。

（2）隔水炖服：将参片5～8片放入小碗，加适量清水，放入加有冷水的锅中隔水蒸0.5～1小时，可加适量蜂蜜连汤带渣服用。

（3）泡茶饮服：取人参片5～8片，置于杯中，冲入沸水，加盖焖5～10分钟，即可代茶饮服。可以连泡多次，待汤味变浅，可连汤带渣一同服食。

（4）浸酒饮服：取整枝人参10～20克，浸入500毫升白酒中，密封，每天将容器振摇1次，2周后即可服用，每次10毫升左右。

（5）研末冲服：将人参研成粉末，装入胶囊服用，每次1.5～2克，或用开水送服。

（6）细嚼含化：每次用人参片1～2片，放入口中慢慢含化并嚼烂。

单味服用人参时，一般以每日5克左右为宜。为了治疗而服用，用量可加至每天10～15克。用于急救的危重病患，用量可增至30～50克，但应"中病即止"，不可久服。

此外，服用人参的同时，不吃萝卜、绿豆或饮茶，以免影响功效。如发生感冒发热等疾病，或者因服用不当产生腹满食欲不好等不良反应时，应暂停服用，也可炖服萝卜、绿豆减轻症状。

服用人参四不宜

中老年人服用人参时，需牢记四不宜：

1. 不宜人人服用

服用人参应根据"虚则补之，实则泻之"的中医治病原则，故高热、大便燥结、小便黄赤、舌苔黄，属实热证者不宜服用人参。

2. 不宜长期大量服用

最近美国药理学家研究发现，人参中的天门冬氨酸、精氨酸等氨基酸有抗脂肪分解的作用，能抑制体内脂肪的分解代谢。动脉硬化是中老年的常见病、多发病，主要是脂肪代谢紊乱和神经血管功能失调所致。若长期服用人参、会使动脉壁上脂类物质增加，加重动脉硬化的病情。小剂量长期服用人参时，可以 10 天为 1 个疗程，连续服用 10 天后，停服 3～7 天，然后再继续服用下 1 个疗程。

3. 晚间不宜服用人参

人参能促进人体的新陈代谢，可抗衰老，人参辛苷对人体有保暖作用，可以补体，但人参对大脑皮层有兴奋作用，晚上服用人参易导致失眠和饱闷。中医认为，服用人参最好在早晨漱口之后，空腹服人参，活动后再进早餐，既可吸收，又不滞气。

4. 不宜与萝卜、浓茶同服

人参有大补元气的功效，但不宜同时吃萝卜、饮浓茶。因为，萝卜中的胡萝卜素有分解和降低药效的作用，茶含有咖啡因等成分，可与药物中的某些成分起化学反应，产生沉淀，致使药效降低。

为什么不可把西洋参当作食品

我国《药品管理法》第 102 条规定：西洋参属于中药材类药品。我国《食品安全法》第 50 条规定："生产经营的食品中不得添加药品，但是可以添加按照传统既是食品又是中药材的物质，这些物质的目录由国务院卫生行政部门制定、公布。"2002 年 2 月 28 日，原卫生部下发了《关于进一步规范保健食品原料管理的通知》，并印发了《既是食品又是药品的物品名单》《可用于保健食品的物品名单》两份名单，西洋参被列入《可用于保健食品的物品名单》，未被列入《既是食品又是药品的物品名单》。因此，西洋参不能被当作食品销售，民间传统将西洋参煲汤食用，是药膳，也不是单纯的饮食。而且，医学研究也证实，身体非常虚弱、阳气不足的人吃多了西洋参会有不良反应，如面色苍白、四肢水肿、畏寒怕冷、心跳缓慢、食欲不振、恶心呕吐、腹痛腹胀等。感冒咳嗽或急性感染有湿热的人最好不要服用西洋参，以免出现畏寒、体温下降、食欲不振、腹痛腹泻、痛经、经期延迟或者过敏的反应，慢性乙肝患者使用西洋参及制剂也不利于疾病康复。

中老年人吃阿胶可抗衰老吗

中医认为，由驴皮熬制而成的阿胶味甘、性平，能补血、养血、止血，滋阴润燥，益气补虚，除风化痰清肺，利小便，润大肠。其最大的功效就是补血，所以坚持服用阿胶，能使身体气血充盈、体质增强，从而延缓衰老。

中医有"发为血之余，血为发之本"的说法，意思是说头发的营养同样来源于血，血气充盛，头发茂密色黑而且有光泽；血气不足，头发就会枯槁苍白。老年人常服阿胶，使得脸色红润、头发乌黑就是这个道理。

现代医学也证实阿胶的抗衰老功效：阿胶直接作用于造血链，升高骨髓造血细胞、白细胞、红细胞和血红蛋白，促进骨髓造血功能，迅速恢复失血性贫血之红细胞，增强免疫功能；阿胶中还含有钙、钾、钠、镁、锌等17种元素，经常食用阿胶，可提高人体内钙的含量，促进骨骼生长，并能预防骨质疏松症的发生，促进钙的吸收，可防治进行性营养性肌变性症；阿胶还能刺激机体细胞产生谷胱甘肽酶和超氧化物歧化酶（SOD），并且能够提高超氧化物歧化酶的活性，而超氧化物歧化酶被认为是清除氧自由基、抗肿瘤、抗衰老、提高机体免疫力等方面最有价值的物质，这就是阿胶之所以能够抑制肿瘤生长、美容养颜、延缓衰老的奥秘所在。

第七章　中老年人的用药护理：规范用药指导提升健康水平

第五节
老年病人家庭护理

家庭病床该如何设置

对于病情稳定、康复较慢的老年患者，为了让身体获得更好的营养支持，可在家中卧床休养，医生定时上门服务，这就是家庭病床。在设置家庭病床时，要注意做到以下几点：

（1）设置家庭病床的房间要求尽量宽敞，清洁安静、空气新鲜、光线充足，当然最好能选择朝南方向，病床置南北向（病人头朝南，脚朝北），适应地球磁场效应，有利于休息和睡眠。

（2）为病人配置单人床，一般床高60厘米，宽90厘米，长2米，床头靠墙，床边留有一定空间，便于家人护理，床应离开窗户1米左右，以免外面的冷风直接吹向病人。

（3）一般来说，老年患者的病床应平稳、松软，铺得厚一些，可用床垫，但床垫宜坚固，以免承受重力较多的部位过分凹陷。年老体弱或瘫痪病人应备有气垫、海绵垫等，有利于预防褥疮。骨折、腰椎损伤病人需要卧木板床，床面少铺些被褥。

（4）病人的被子要选用轻而柔软的新棉，最好用开口被罩，便于换洗。病人的枕头应稍大些、柔软些，枕套和枕巾要经常换洗，枕头高低要适宜，枕头周围不要堆放杂物。

（5）如果病人长期卧床不起，或大小便失禁，或伤口经常流脓淌血，应在褥面上铺好塑料布或小被单，并要常洗常换，保持清洁卫生。

（6）适宜的温度、湿度有利于病人的休息、治疗和护理。室温一般保持在18℃～20℃较为适宜,患者进行擦浴时,室温保持在22℃～24℃为佳。湿度以50%～60%为宜,并定时通风换气,但注意不能让风直接吹到病人身上。

(7)患者所用的毛巾、脸盆、碗筷、茶杯等物品应和其他人分开,尤其传染病患者,最好自己住一个房间,实行隔离。对房间及用品还应经常消毒处理。

老年人吸氧该如何护理

人进入老年后,心肺功能下降,身体各个器官与组织就容易处于一种相对缺氧的状态,这就需要适当吸氧来保证身体的正常运转。

老年人吸氧最好选在早晨和傍晚的时候,并选择地势比较低的地方,对老年人的健康很有帮助,尤其对心、脑等重要脏器有慢性供血不足的老年人非常有益。但要注意,老年人不宜长时间、高浓度地吸氧,这会使呼吸中枢的兴奋性下降,进而导致呼吸功能减退。

为了确保吸氧的疗效,老年人吸氧时,通常要使氧气通过装有普通水的湿化瓶,有急性左心衰竭的病人,因肺水肿出现严重呼吸困难时,应在湿化瓶中加入少量75%的酒精,可以减少血性泡沫痰。一般情况下,可以用鼻导管、鼻塞插入鼻腔给氧,紧急情况下可用面罩加压给氧。如果直接将氧气导管或鼻塞放在口腔或鼻腔前,就会造成氧气的浪费,也不能达到最佳的治疗效果。

老年人常用按摩护理手法有哪些

老年人经常按摩身体,对健康大有助益。一般来说,老年人常用按摩护理手法有以下几种:

(1)震颤法:采用快速且有节奏的震动,利用手指或者手掌对治疗部位进行连续均匀一起一落的颤动、轻叩或拍打,可改善内脏器官的各种功能。

(2)抚摩法:用拇指指腹及手掌紧贴皮肤轻轻用力推进,可促进皮肤、皮下组织血液淋巴循环,还能局部止痛、消肿。

(3)掌揉法:掌侧紧贴皮肤,掌心用力回转摩擦,往复移动,两手交替进行,手指部位用拇指交替按揉,促进血液循环、消肿。

(4)揉捏法:以五指握住按摩部位,做反方向的揉捏。此种手法可作用于深部组织,有利于肌肉功能的恢复。因此常用于肌肉按摩,对肌肉萎缩有一定疗效。

(5)叩击法:利用腕部力量进行叩击按摩,叩时要有节奏和弹性,分指、掌、拳叩击三种。

①指:叩击时指微屈,五指分散。

②掌：用手掌侧叩击，以指掌侧接触按摩部位，叩击时五指稍稍并拢。

③拳：五指并拢握空拳，此法适于背部按摩。

注意，老年人有出血、化脓、感染等症状，或患有淋巴管炎、静脉炎、晚期肿瘤等病时，不可按摩。

老年人长期卧床该怎样护理

一些老年人患病而导致行动不便，不得不长期卧床，如护理不当，容易导致老年人身体出现失用性症状，因此，人们应特别注意对长期卧床老年人的护理。

1. 维持正常关节活动，防止关节畸形

鼓励老年人用健肢协助患肢活动，训练四肢抬举、屈伸、外展外旋、内收内旋运动。家人帮助老年人被动运动时，以感觉不痛为原则。让老年人穿棉布鞋，保持正常脚形，床尾放置一块硬板或软枕抵脚，可预防垂足。

2. 协助排痰，避免呼吸系统感染

鼓励老年人咳嗽、深呼吸将痰液尽量排出。经常协助老年人翻身，并拍背：用手掌从老年人腰背部沿着脊椎向上用力拍击，震动支气管使痰液松动，有利于痰液排出。病情稳定时，可逐渐抬高患者床头或采取半卧位。

3. 保持皮肤清洁，避免局部受压

保持患者全身皮肤的清洁卫生，每日用温水擦身1次；大便或尿污染后要及时清洗皮肤，更换尿垫或床单。

4. 预防压疮

压疮是由于局部组织长期受压，发生持续缺血、缺氧、营养不良而导致皮肤肌肉溃烂坏死。继发感染时，易并发败血症、菌毒血症，甚至危及生命。压疮好发部位常见于易受压、缺乏脂肪组织保护、无肌肉包裹或肌肉较薄的骨骼隆突处，如头部枕后、耳部、肩胛部、肘部、脊椎突出处、髋部、骶尾部、膝关节内外侧、内外踝、脚跟部等。预防压疮，要定时变换体位，每2~3小时帮助翻身1次，翻身时动作要轻，不可在床上硬拖硬拉，防止皮肤擦破而感染；可使用辅助用具以减轻皮肤受压，如充气床垫、气圈、轮椅、坐垫等，预防压疮的发生。

如何为卧床老年人洗澡

要真正让老年人保持身体洁净，光擦洗显然是不够的，还要定期为卧床老年人擦澡，具体做法是：

先准备好老年人的清洁衣裤、大毛巾、热水、水桶、毛巾、肥皂、脸盆。

然后关好门窗，移开桌、椅，盛热水四分之三盆，松开盖被，将大毛巾半垫半盖在老人擦洗部位，先用湿毛巾擦，然后用打肥皂液的毛巾擦洗，再用湿毛巾反复擦净，最后用大毛巾擦干。

擦洗部位的先后顺序如下：

（1）松开领口，给老人洗眼、鼻、脸、耳、颈部等处，注意洗净耳后。

（2）脱去老人上衣（先洗健康侧，后洗患侧），擦洗两臂。注意洗净腋窝部。帮助老人侧卧，面向护理者，将脸盆放于另一侧的大毛巾上，为老人洗净双手。

（3）解开老人裤带，擦洗胸腹部，注意乳房下及脐部，帮助老人翻身，擦洗背及臀部。

（4）脱去老人长裤，擦洗两腿、两侧腹股沟、会阴。将盆移于足下，床上垫大毛巾，洗净双足，穿好裤子。

（5）整理床铺，按需要更换床单，清理所用物品。

需要注意的是，以下情况不宜为老年病人洗澡：

（1）饱餐后和饥饿时：全身表皮血管被热水刺激扩张，较多的血流向体表，腹腔血液供应相对减少，会影响消化吸收，引起低血糖，甚至虚脱、晕倒。

（2）血压过低时：洗澡水温过高时，人的血管扩张，低血压患者易出现一时性脑供血不足，发生虚脱。

（3）发烧、疾病在急性发展期、心脏病发作、高度贫血、尿毒症、高压达180毫米汞柱以上、急性炎症和外伤时皆不宜洗澡。

如何为卧床老人做口腔护理

老年人卧床养病时，不仅要注意保持身体的卫生，还应注意口腔卫生。

人口腔的温度、湿度和食物的残渣，都适宜微生物生长繁殖，健康人由于身体具有一定的抵抗力，加上唾液中溶菌酶的杀菌作用，刷牙、漱口、饮水及进食等机械动作，对细菌起到一定的清除作用，故很少发病。

而老年人机体抵抗力减弱，唾液分泌减少，溶菌酶杀菌作用降低，为口腔内细菌的大量增殖造成了有利条件。此时细菌增多，分解糖类、发酵、产酸作用增强，若不注意口腔卫生，不仅容易发生口臭及口腔炎，影响食欲及消化功能，甚至可能因口腔感染导致腮腺炎等并发症，所以口腔护理很重要。

口腔护理的具体做法是：准备镊子1把、棉花球、压舌板1块（或用竹筷代替）、漱口药液（常用生理盐水，1∶5000呋喃西林或3%硼酸溶液）。让老人侧卧，面向护理者，用压舌板轻轻撑开颊部，以镊子夹取浸了漱口液的棉球，由内向外，沿牙齿的纵向擦净牙齿内外两侧咬合面、舌、口腔黏膜、硬腭等处，洗毕，帮助老人漱口，擦干面部。

第七章 中老年人的用药护理：规范用药指导提升健康水平

注意，若口腔黏膜有溃疡，可撒锡类散或青黛散。如有假牙，应帮助老人取下，用冷水清洗，让老人漱口后戴上。

老年人排便困难时应如何护理

因为肠胃功能快速衰退，老年人经常发生便秘，特别是高龄和体弱多病的老年人。一般来说，老年人排便困难时，可采取如下解决方法：

1. 定时排便

最好在晨起或早餐后如厕，避免间隔时间过长，粪便干燥难以排出。

2. 多吃促排便食物

多饮水，多吃粗纤维食品，可促进排便。

3. 改变排便姿势

（1）双手托下巴法：大便时（无论坐姿或蹲姿），双手捧下巴向上托，不久肛门就有要大便的反应，此时用力，大便随即排出。

（2）大腿互压法：在坐桶上排便，将左大腿压在右大腿上（隔一会儿交换），排便省力又顺利，还可以治便秘。

（3）咳嗽法：排便时，一边用力促排，一边尽力咳嗽，连咳数声，稍停，大便易于排出。

（4）抖上身法：在坐桶上抖动上身，肚子一松一缩地运动，用不了多久，大便就会顺利排出。

4. 做扭腰运动

早晚坚持各做1次扭腰运动，反复转动，每次做5~10分钟，即可促使肠道蠕动加快，起到促进排便的作用。

5. 腹部自我按摩

身体保持仰卧姿势，手掌自右下腹向上至右上腹，再横行至左上腹再向下至左下腹，沿耻骨上回至右下腹按摩腹部，循环1周为1次，同时做肛门收缩动作。活动时间和活动量的大小可根据本人的体质情况自由控制，以不感到过度疲劳为宜。

6. 肥皂条通便

取直径约1厘米、长3~5厘米、表面光滑平整的肥皂条头，以水浸湿润滑后使用，在具体操作时应等肛门括约肌收缩反射消失后，再将肥皂条轻轻塞入肛门，等待3~5分钟后再进行排便。

7. 开塞露通便

将开塞露从侧面纵切，以保持开塞露颈部的长度及圆头形，可避免液体回流至囊内。挤出少量液体润滑肛管门，随后塞入肛门，用力挤压将液体全部挤入肛门内，到难以忍受时再进行排便。

8. 手挖干粪便法

身体侧卧，臀下垫手纸数层，食指戴橡皮指套蘸润滑剂后伸入肛门。先将肛门口附近的黏膜及干粪块充分润滑，再慢慢将最近处的粪块挖出。如果老人神志清醒，可教他做屏气动作加以配合。这样可以引起粪块移动，有时也能直接排出粪块，施行者应注意动作要轻柔，否则很容易引起肛门括约肌反射性收缩痉挛，增加排便难度，甚至还有可能造成黏膜破损，导致感染。

老年人排尿困难时要怎样护理

老年人身体虚弱，极容易出现排尿困难的现象。尿失禁和尿潴留，在护理时需做到以下几点：

1. 尿失禁的护理

尿失禁，是指不能自我控制排尿功能，尿液不由自主地流出的症状。护理的方法如下：

（1）查找病因：首先应根据病史，找出老年人尿失禁的原因，对症治疗及护理。

（2）锻炼膀胱功能：坚持适量的运动，如收腹提肛动作，取立、坐或侧卧位，配合呼吸运动，深吸气时收腹提肛，慢慢放松，连续5～10次，每天3次。

（3）尿意习惯训练：晨起或睡前鼓励老年人如厕，每3小时排尿1次，夜间2次，可根据老年人实际情况进行调整，有尿意应及时排出，不应憋尿。长时间外出，应事先排空尿液，到新的环境时应先了解厕所位置等。

（4）卫生护理：对于尿失禁者，床铺应垫胶皮单或尿布，要保持皮肤干燥、清洁，以防长时间潮湿或尿液刺激引起皮肤糜烂，形成压疮。对神志清醒者定时给便器，被单尿湿后要及时更换，便后用温水擦洗外阴及肛周。对神志恍惚的男性老人可用阴茎袋连接尿袋，定时倒尿，尿袋每天取下清洗，晾干后再用，每2～3天更换阴茎袋及尿袋。对于顽固性尿失禁老年人，可采用留置导尿管的方法。导尿易引起泌尿系统感染，应严格无菌操作，留置导尿管时间不能太久，一般4周更换导尿管1次。引流袋每周更换两次，保持尿道口清洁。

2. 尿潴留的护理

尿潴留，是指膀胱极度充盈，尿意急迫而不能自行排尿的症状。护理的方法如下：

（1）激发排尿方法：对排尿扳机点进行刺激，促进排尿功能恢复，如轻轻敲打耻骨上区，牵拉阴毛，摩擦大腿内侧等。

（2）热敷膀胱区：用热毛巾或热水袋敷下腹部，水温不能过高，以防烫伤，也可用手按摩膀胱区帮助排尿。

（3）诱导排尿方法：听流水声，打开水龙头让老年人听流水声。若无自来水设施，可采用两个脸盆来回倒水的声音，诱导老年人排尿。

（4）注意排尿环境：老年人在排尿时，尽可能让无关人员避开，夜间要在床边放置便器，以减少心理顾虑。

（5）导尿：必要时导尿，请医护人员按导尿术进行。

老年病人呕吐和发热应做哪些护理

老年病人身体虚弱，一旦吹风受寒或饮食、用药不当，就容易发生呕吐和发热，护理如下：

1．呕吐

呕吐时，病人多感觉眩晕无力，应尽量卧床休息。如病情允许可扶坐起，用手托住前额，使呕吐物吐入容器中。胸、腹部有伤口者应按压伤口，以减轻疼痛及避免伤口撕裂。病人仰卧时，头应偏向一侧，避免呕吐物呛入呼吸道而致窒息及引起吸入性肺炎。呕吐后要给病人漱口，并清理容器及周围环境，擦干汗液，更换污染衣服，整理床铺，使病人躺卧休息。

2．发热

发热时，要观察患者体温的变化，有高热时，应卧床休息，并酌情给予物理降温，如温水擦浴、冰敷。将冰块置于大动脉处（足底及心前区禁用）。乙醇擦浴有诱发出血的可能，不宜用于有明显出血倾向者。出汗后，要及时擦汗、更衣，调节室温，多饮水，防止虚脱及电解质紊乱。在医生指导下让老年人服用退热药。发热持续不退，应及时去医院检查治疗。

脑卒中患者的良肢位该如何摆放

良肢位摆放，是防止或对抗痉挛姿势的出现，保护肩关节及早期诱发分离运动而设计的一种临时性体位，也是一种切实可行的预防脑卒中后并发症的方法。

脑卒中偏瘫痉挛姿势表现为上肢下沉后缩、肘关节屈曲、前臂旋前、腕关节掌屈；下肢外旋、膝关节伸直、足下垂内翻。临床验证，偏瘫患者早期床上良肢位正确摆放和保持可以预防和减轻瘫痪肢体痉挛姿势的出现和加重，是保持肢体良好功能的关键，对减少并发症、促进康复有着极其重要的意义。

一般来说，脑卒中患者的良肢位摆放有以下几种：

1. 仰卧位

头下置一个枕头，不宜过高，患侧上肢下垫一个枕头，将上肢伸展20度～30度置于枕上，防止肩胛后缩，掌心向上，手指自然伸展，如手指不能自然展开，呈屈曲状态，可置一个小手巾卷隔在手指与掌心间；在患侧臀部及大腿下面垫一个枕头，防止患侧骨盆后缩及髋关节外展、外旋。膝关节呈轻度屈曲位，双侧膝关节下面可摆放一个枕头。

2. 侧卧位

患侧卧位良肢位：患侧上肢肩向前，肩关节呈90度角；肘关节伸直呈180度角；掌心向上，手指伸开；健侧下肢在前，患侧下肢向后稍屈曲状态。背部垫枕以保持侧卧姿势，健侧下肢放在患侧下肢前面，用枕头支撑，脚掌下垫枕或托足板，使踝关节保持90度角。

健侧卧位良肢位：患肩前伸，上臂抬高，肘关节伸直呈180度角，掌心向下，手指伸开；患侧下肢稍弯曲放于健腿前，健腿在后自然弯曲。背部垫枕保持侧卧姿势。患侧上肢下垫枕，放松前伸，置于高于心脏位置，大拇指与其余四指用布卷或纸卷隔开；患侧下肢垫枕，放松前伸，脚掌下垫枕或托足板，使踝关节保持90度角。

3. 坐位

头部置一个枕头，患侧上肢下放置一个枕头，双侧膝关节下横放一个枕头。足板（长枕）置足底，尤其对四肢瘫、截瘫、足下垂明显者更重要。

在使用良肢位卧位摆放姿势时，始终要注意让患者保持防止痉挛模式，注意肩关节不能内旋，髋关节不能外旋，各种卧位要循环交替。应该尽量减少仰卧位时间，因其受紧张性反射和迷路反射的影响，异常反射活动最强，且仰卧体位下骶尾部、足跟和外踝等处发生褥疮的危险性较大。患侧卧位时，由于肩关节容易受损害，对肩关节要更加细心防护，同时身体不可翻得过度，以保证患侧肩不被压在身体下面。

注意，无论何种体位，都要每2小时翻身1次，并按摩受压部位，促进血液循环。在体位变换中，动作要轻柔，不可暴力拉拽患侧，特别是肩臂，并尽可能发挥残存的能力进行体位变换，同时给予必要的协助和指导；此外，对于足部的骨突部位，如内踝、外踝、足跟部，很容易引起皮肤压红，可采用小水囊置于这些部位，出现皮肤压红后的现象大为减少。小水囊是采用一次性医生乳胶手套，里面盛自来水约2/3，然后扎紧就可使用。

如何护理长期留置鼻饲管的老人

对于那些长期留置鼻饲管的老人，护理时应注意以下几点：

（1）鼻饲前应将床头摇高30度～45度以免呛咳。

（2）鼻饲量不宜过大，每次200～300毫升为宜；鼻饲液温度为38℃～40℃，可将液体滴于前臂内侧敏感皮肤处，感觉不烫即可。

（3）鼻饲速度不宜过快，每次应不少于20分钟，过快易导致腹泻，每次鼻饲间隔时间应不少于2小时。

（4）鼻饲时注意观察病人有无呛咳或其他不适。

（5）鼻饲后30～60分钟尽量不翻身、叩背及吸痰，以免造成病人咳嗽不适、出现食物反流和发生吸入性肺炎。

（6）注入药物时，应先将药片研碎，溶解后再灌入，以免堵塞管腔。

（7）每日为长期鼻饲的老人清洁口腔：用棉球或纱布擦拭牙齿表面、两侧颊部、舌面、上腭，将痰液和分泌物清理干净，以免引起口腔炎症。

（8）长期鼻饲可导致鼻咽部不适、口干、声音嘶哑，要补充足够的水分，保持口腔鼻咽黏膜湿润。

（9）鼻饲液不要太黏稠，否则容易堵塞管腔。

（10）鼻饲管根据厂家说明的要求，按规定时间定期更换，一般1～3个月更换1次，以免食物残渣存留在管腔内造成阻塞，或长期受胃液的腐蚀造成胃管变脆、变黑而发生断裂。

第八章
老年人的两性健康：
老人也要"性"福生活

许多老年人认为，年龄大了，就不应该有性欲望了，更不该有性生活，于是选择压抑性欲，过无性生活。殊不知，协调的性生活有益于老年人的身心健康，其性要求和性行为如果受到不恰当的抑制，得不到应有的满足，就会引起精神上的烦恼和身体上的不适，加速身体的衰老。而要获得协调的性生活，老年人需要树立正确的性观念，了解男女不同的性功能变化，正视性问题并积极治疗。

第八章 老年人的两性健康：老人也要"性"福生活

第一节
老年人的性观念

老年人应该如何正确认识性与爱

许多老年人认为，一旦进入老年期，性欲和性行为就该停止了，夫妻间的感情只需要有精神上的爱就可以了。这种陈旧观念是对性与爱的错误认知，使很多老年夫妻避免性的接触，甚至忍受孤单的痛苦。

从科学角度来看，人进入老年期后，虽说性器官会逐渐老化衰退，但性功能不会消失。适当和谐的性生活对老年人来说，有利于增强神经系统功能，消除孤独感，使其对生活充满乐观情绪，从而延缓心理和生理上的朽迈。

因此，老年人要正确认识性与爱，必须意识到性欲实际上意味着灵魂与肉体的结合，一方面是心理上的真挚与温柔的情爱，另一方面是生理上肉感、令人心荡神移的欲念。它使男女双方都能获得肉体的快感和精神的满足，是爱情、婚姻和家庭的基础。性欲的强大力量将使性爱成为炽热的、永恒的感情源泉，而志同道合、心心相印又能在很大程度上有助于性欲的激发和满足。

各年龄阶段男女对性反应有什么不同特点

随着年龄的增长，身体机能也在变化，人们对性生活的要求与反应也不同。下面，我们就来介绍一下各年龄阶段男女的性反应特点：

20～30岁：男性性功能处于性巅峰时期，具有兴奋快、性感强、高潮后容易重新兴奋的特点；女性则处于羞涩、谨慎的心理状态，感情上放不开。

31～40岁：男性性功能开始下降，但控制性的能力增强了，能更好地满足女性的性要求；女性开始冲破心理障碍，更加了解自己的身体，知道如何取得满足以达到性高潮。

41~50岁：这10年是夫妻性生活的不协调阶段，男性性欲降低，精力有限，性兴奋缓慢，需要更多的刺激才能达到高峰，但经验更丰富，能更体贴、更温存地满足女方的性要求；女性性欲增高，可超过男性，性需要也达到顶峰，心理压抑感和障碍一扫而光，但因为女性进入更年期，阴道开始干涩，性生活时需使用润滑剂。

51~60岁：双方性要求又趋向协调，男性性欲依旧不高，但女性性欲也开始减少。

61~70岁：双方性功能均趋于退化，但一些恩爱夫妻的性生活仍能持续。有调查表明，60%以上的伴侣仍坚持有规律的房事。

71岁以上：有报告表明1/10的夫妻仍过着有规律的性生活。

男女性功能有哪些差别

老年人要想拥有和谐性爱，一定要了解基本的性知识，尤其要了解男女性功能的差异。

（1）性欲差别：男性性欲较强烈、旺盛，随时可以引起性兴奋；女性的性欲相对较弱，性兴奋与月经周期有关（一般在排卵期前后和月经前期性欲较高）。

（2）性冲动差别：男性性冲动出现较快，进入快感高潮迅速，性欲消退也较快。一般说来，正常男性从性交开始至射精，需2~6分钟；女性性冲动发生较慢，一般要10~30分钟才能达到快感高潮，高潮维持时间较长，性欲消退也较慢。最好是双方同时达到高潮或让女方先达到高潮，男方再行射精。

（3）刺激点差别：男性性欲集中于性器官，性交欲望高；女性性欲表现较为广泛、复杂，往往通过温存、爱抚达到一定的兴奋后，才有性交要求。

老年人性心理有什么特点

当人进入老年期后，不仅性生理有很大的变化，性心理的变化也不小。把性交和性活动等同起来，认为只有性交才能证明自己性能力的正常，这是许多老年人共有的性心理。

然而，因为身体机能的全面、快速衰退，许多老年人在性生活上是有心无力，产生了许多性苦恼：老年男性性活动中不能射精，女方会误以为是由于自己缺乏性激情和性兴趣，缺乏性吸引力及反应性减弱；老年女性出现阴道润滑作用减弱时，男方则推测是由于自己失去了性吸引力而显得悲观失望；性活动如同体力活动一样不像年轻人那样有爆发力，等等。

第八章 老年人的两性健康：老人也要"性"福生活

其实，只要老年人正确对待自己性功能衰退的现象，纠正"性生活就是性交"这种狭隘的性观点，多一些拥抱、亲吻、牵手、诉说喜欢对方的话语，就不会再有那么多的性苦恼了。

独身老年人的性心理特征是什么

独身老年人性心理特征受传统观念、社会环境、个人文化背景、家庭和睦程度、配偶在世时的性生活和谐程度、个人身体状况等因素的影响，其表现程度因人而异，有的老年人表现明显，有的不明显。一般来说，独身老人的性心理特征主要是：

1. 性回忆增多

和相濡以沫的老年夫妻不同，独身老年人只能通过回忆自己与配偶共同生活的时光，在回忆中得到性的满足。

2. 性兴趣转移

由于独身，性生活缺乏，性兴趣已不仅仅是与异性亲身的体验，而是通过电视、电影等性爱的镜头，满足精神上的性体验。

3. 性压抑

许多家庭、子女和社会对独身老年人性要求不予理解，故他们常常感到烦恼和性压抑，既想得到新的恋爱对象，又怕因此造成家庭不和，因而他们性情复杂，在生活中也常表现为无缘无故发脾气等。

老年人应怎样看待性生活频率

适度的性生活可以使老年人精力充沛，精神愉快，还可能使老年男性前列腺的血液循环得到改善，分泌通畅，减少发生前列腺疾病的机会。因此，掌握性生活频率对老年人十分重要。

老年人性生活的频率，应以自己身体的承受能力为准。古籍《素女经》曾说："人年二十者，四日一泄；三十者，八日一泄；四十者，十六日一泄；五十者，二十日一泄，此法语也。"当然，现代人的生活水平提高了，身体素质也大大地提高了，因此老年人的性生活频率也可以有所提高。

医学专家建议，老年人的性生活频率应为：60～65岁的人，以2周1次为宜；65岁以上的人，以3～4周1次为妥；80岁以上的人，以1～1.5个月1次为宜。身体素质较好的老年人可根据性欲要求适当缩短间隔时间，增加次数。

此外，老年人过性生活应以事后能获得性满足，身体不感到疲劳或不适为准。而且，老年人的性生活应持之以恒，否则老年人的性能力和"性"趣

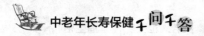

就会渐渐消失。

为什么性生活后不宜马上吃凉食

性生活会消耗身体大量能量，因此老年人常常会在性生活后感觉燥热、口渴，就喜欢吃一些凉食来清热解渴，这种做法常常损害老年人健康。

在性生活中，由于交感神经比较兴奋，对比于平时，胃肠道血液也会有所减少。因此，在胃肠黏膜充血恢复常态之前，马上吃凉食会使胃肠黏膜突然遇冷，对胃肠造成一定的损伤。严重的情况，还可能引起胃肠不适或绞痛。因此，医学专家建议，性生活过后，老年人若感到口渴，不妨饮用少量温开水或凉白开水，尽量别喝冰水或冰的饮料。

对那些原本患有胃肠炎、消化不良、溃疡病的老年人，即使不行房事，也不宜多食冰凉的食物，容易加重病情。

为什么老年人性生活后不要马上睡觉

许多老年人尤其是老年男性在性生活后，会因为感到疲劳而倒头大睡，以为这样就能够消除疲劳感。其实，事实正好相反。

老年夫妻在过性生活时，从双方性兴奋开始到性高潮结束，持续时间一般是5～20分钟，或者更长。在进行性生活时，人体交感神经处于高度紧张状态，各种激素尤其是性激素分泌旺盛。这时，不仅双方性器官处于高度充血状态，而且从性兴奋期到高潮期，身体的许多组织也参与了这一特殊生理过程，如心跳加快、血压升高、呼吸加快、全身皮肤血管扩张、排汗增加等。因此，在这一过程中，机体的能量消耗明显增加，代谢增强。若是完事后立刻倒头大睡，睡眠的迟钝效应加上性交刺激的迟钝效应，通常会使疲劳一直持续到第2天，让人觉得腰酸背痛。

老年男性在性生活后有疲劳感，大多是由于控制排出精液的脑脊髓在射精后反射机能一时松弛下来的结果。而老年人身体反应迟钝，恢复的时间相对较长，如果射精后马上入睡，引起疲劳的反射机能继续松弛，疲劳感就难以消失。

因此，性生活后，老年人不要马上睡觉，起身做一些日常生活中的事情，可以使因性交刺激而变得迟钝的反射神经顺利恢复。

老年人多运动能提升性能力吗

美国《性关系治疗》期刊曾发表一项调查报告：运动能为性爱增添无穷无尽的快乐，经常运动可以改善性生活，一是使血流速度加快，触觉敏感；二是能有效提高生殖器肌肉的力量，增进性爱快感；三是增强腹部、臀部的肌肉弹性，让人更具有性魅力；四是能使体内产生内啡肽，帮助改善情绪，增进性兴奋。

国内医学专家也认为，夫妻最好能一起运动，这样不仅有助于改善性生活，还能帮助培养共同的兴趣爱好，增进夫妻间的亲密感。

美国科罗拉多州立大学运动生理学系的专家推荐了适合夫妻一起做的几项"性爱促进运动"：

1. 快走或慢跑

通过快走或慢跑，66%的人性生活质量可以得到改善。美国一项为期10年的"马萨诸塞男性衰老"研究发现，男性每天快走或慢跑20~30分钟，就能对勃起功能障碍（ED）有一定的逆转作用。和不运动的人相比，每周跑步3小时以上的人，性爱能力年轻2~5岁，女性通过此项运动可以提高阴道肌的张力，更容易获得高潮。

2. 仰卧起坐

夫妻配合进行仰卧起坐，可以锻炼腹部肌肉，让小腹更加平坦结实，还能帮助调整呼吸，使人在性爱时更易体会到快感。此项运动需要夫妻配合，丈夫拉住妻子的手，身体也可以有一些亲密接触，可以作为性前戏一部分。

3. 游泳

国外调查显示，一些男性游泳好手即使到了60岁，性生活仍然像30岁左右的男人一样，每周性生活次数超过1次。游泳还能有效延长男性勃起时间，锻炼女性耻骨尾骨肌，增强阴道力量。

为什么老年人性交时适当留尿有助性兴奋

许多老年男性在性生活时都有这样的体验：当膀胱内残留适量的尿液，使人略有尿意时，会提高性兴奋，在性交时能持续保持勃起能力。因此，性功能减弱、阴茎难以勃起，甚至有阳痿倾向的老年男性，不妨在性交前不要排尿，或排尿后喝些温开水或淡茶，约半小时后略有尿意时，再开始过性生活。

但有早泄倾向的老年男性在性生活前一定要排尿。因为早泄患者哪怕是仅仅受到膀胱扩张的微弱刺激，也会诱发射精中枢的高度兴奋而引起射精。

对于老年女性来说，膀胱内适量的尿液，也稍有提高性神经兴奋的作用。而且，老年女性性生活后立即排尿，可冲去性交时带进尿道中的致病菌，预防尿路感染。需要注意的是，这里所指的留尿，是指保留少量尿液，以微有尿意为宜，不可有太多尿液。因为太多反而会影响性生活，甚至有可能因性兴奋导致性交时尿失禁。

第二节
老年男性的性健康

男性从何时开始性衰老

性衰老，是指随着年龄的增长，人体生殖器官本身的衰老以及由于生理和心理因素所致的生殖能力和性能力的退化现象。有医学研究证实，男性在55岁后才出现体内雄激素水平的下降，但下降的曲线较为缓慢，而且个体差异较大。一些有良好的性保健习惯的男性的雄激素水平下降不明显，甚至可终生保持性能力。

男性性衰老的主要原因是由于睾丸出现退行性变化，引起脑、垂体、肾上腺和性功能发生变化。自50岁以后，随着年龄的增长，男性睾丸间质细胞可逐渐发生衰老及退行性改变，使睾酮的分泌大量减少，睾丸的容积也相对减小，此时机体各组织器官逐渐老化，性功能也逐渐衰退。60岁以后睾丸缩小更加明显，70岁时已缩小到相当于12岁儿童的睾丸大小。可见，睾丸的功能对男性性功能衰退起着关键的作用。

此外，老年男性阴茎勃起需要较长的时间和需增加对生殖器的直接刺激量，60岁以后的男性阴茎勃起强度和射精量通常有不同程度的降低。50岁以前的男性比25岁时阴茎勃起角度略低是正常的，但感觉低得明显时，则说明是衰老过度，但这并不意味着性能力衰弱，因为性能力存在个体差异：有的人50岁或60岁就完全停止性生活，而有的人80岁还有很强的性欲。

随着年龄的增长，男性性冲动次数开始减少，性生活频率也逐渐降低。有调查显示，男性平均每年性高潮次数为：30岁不低于100次，40岁不低于80次，50岁不低于60次，60岁以上则不低于50次。

男性进入更年期性功能就衰退吗

不只女性有更年期,男性也有更年期,其学名叫"男性雄激素部分缺乏"。医学上对其的定义为:随着年龄的增加,男性雄激素水平逐渐降低,身体和心理出现相应的变化,产生与女性更年期部分类似的症状,以前称为"男性更年期综合征"。

男性更年期主要的症状有精力不集中、记忆力减退、睡眠减少、容易疲劳;工作能力下降,对周围事物失去兴趣;抑郁、焦虑、易怒、多疑、神经质,影响人际关系;头晕心慌,四肢发冷,说不清部位的疼痛不适,去医院检查又无异常发现;肌肉减少、脂肪增多、骨质疏松、生理需求减退、生理功能出现障碍等。

一般男性到了45岁以后,雄性激素的机能会逐渐衰退。但与女性不同,男性性腺的衰退有较大的个体差异。部分男性从40岁开始出现血浆睾酮缓慢减少。老年男性除睾酮绝对水平降低外,其分泌的节律也消失,且血清性激素结合蛋白增加使游离睾酮相对减少,总的来说组织可以利用的雄激素减少,性功能也开始减弱。但这个过程的进展是缓慢的,不是一到更年期就必然出现生殖能力和性生活能力衰退。

雄性激素对老年男性有哪些作用

进入老年时期,男性由于睾丸分泌雄性激素的功能减退,雄性激素生成减少,性腺功能低下,会出现性功能改变,表现为性欲和性功能减退,还会出现神经紧张、易怒、失眠、过度出汗,甚至潮热等症状,这些现象在医学上称为老年男子睾酮部分缺乏。

因此,年龄在50岁以上或有明显上述临床表现的50岁以下男性,需做血液性激素测定来测定自己是否需要接受雄激素睾酮治疗。

睾酮在男性体内有重要作用,它能增加男性的骨量和骨密度;增加肌肉量和肌肉力量,减少脂肪含量,由于肌肉力量增加,可使握力和下肢力量增加;改善性功能(如阳痿)、性交时间、性高潮和增加性想象等;可消除心慌、出汗潮热等不适;还可以减少冠心病、糖尿病等疾病的发生。睾酮缺乏也影响精神心理,如健忘、注意力不集中、焦虑、情绪低落等,补充药物后可有不同程度的改善。

如何通过按摩提升老年男性的性能力

老年男性因为体内性激素降低,性能力也有所下降,这时,可通过按摩的方法来提升性能力,具体做法如下:

1. 按摩阴囊

经常用手指从阴囊上部轻轻揉搓睾丸,可以使睾丸的血液循环改善,增强睾丸功能,提高男性的性能力。按摩最好是每日1次,按摩时间不宜过长,每次2~3分钟即可,因为刺激过强,反而会使睾丸功能低下。

2. 按摩阴茎

时常反复用手指抓捏阴茎,如同人在寒冷时反复搓手或握拳可改善手指的血液循环,使手指发红变暖一样,可增强阴茎神经和血管等的活性,有效地提高性能力。此方法可早晚在床上进行,效果较好。

为什么老年男性要多锻炼性交肌肉

男性的性交肌肉,是指阴茎根部的骨盆肌,其中耻骨尾骨肌起主要的作用。增强这些部位肌肉,可以增加整个骨盆和阴茎的血液供应量,能促进勃起,增强性高潮时的快感,并能帮助患者控制射精。男性也可以用排尿中断的办法找到自己的耻骨尾骨肌。

一旦找到这些肌肉,就可以有意识地加以锻炼,方法是假想正在阻止小便。一般每天锻炼两次,每次15下,逐日增加收缩的次数,直到每天1次能做50下,在此基础上,可以做一点变化。如在放松以前,收缩骨盆肌肉并保持3秒钟,坚持这样锻炼1个月,一般可以感受到它对性交的帮助。

老年男性可用冷热水交替浴提高性能力吗

冷热水交替浴是一种很古老的增强男子性功能的方法,对老年男性尤其适用。具体做法:使用冷热水交替浴时,最好维持一定的室内温度,防止感冒。老年男性最好在澡盆内使身体充分温热之后再出澡盆,给阴部施加冷水,待3分钟左右,阴茎、阴囊收缩之后再入浴盆,如此反复3~5次后即可结束。若能每日坚持做冷热水交替浴,可使中年以后的男性精力充沛、性功能增强,并能减轻疲劳感。该冷热水交替浴,使用淋浴用的莲蓬头,其效果不变。

老年男性性生活时应注意什么问题

为了获得高质量的性生活,老年男性在性生活时需注意以下几点:

(1)忌带病过性生活:身体患病时,尤其是患有某些严重器质性疾病,且医生已嘱咐不能过性生活者,不可勉强过性生活;或是身患结核病等传染性疾病,不宜过性生活,不仅伤害自己,也伤害伴侣。

(2)忌疲劳性交:性生活要消耗一定的体力和精力,精神或身体疲惫时过性生活往往达不到高潮,收不到双方满意的效果,还会损害健康。

(3)忌酒后性交:许多老人认为酒能助性,因此喜欢在酒后过性生活。其实,酒后尤其是大量饮用烈性酒后,反而会导致男性阴茎勃起不坚或早泄,妨碍性

第八章 老年人的两性健康：老人也要"性"福生活

生活和谐。

（4）忌不讲卫生：一些老年男性存在不讲卫生的恶习，这不仅危害自身健康，也会将细菌等病原体带入伴侣体内，损害伴侣的健康。

（5）忌饱食或饥饿性交：饱食使胃肠道充盈并充血，大脑及全身其他器官的血液相对供应不足，故老年男性不宜在刚刚吃完饭后就过性生活；相反，饥肠辘辘，人的体力下降，精力不充沛，此时过性生活，往往也不易达到满意的效果。

男性激素与前列腺增生有什么关系

前列腺增生是老年男性常见疾病，是由于前列腺的逐渐增大对尿道及膀胱出口产生压迫作用，临床上表现为尿频、尿急、夜间尿次增加和排尿费力，并能导致泌尿系统感染、膀胱结石和血尿等并发症，对老年男性的生活质量产生严重影响。

医学专家普遍认为，老年人睾酮、双氢睾酮等男性激素的改变是前列腺增生的主要病因。因为前列腺是依赖雄激素的器官，正常前列腺上皮生长必须有睾酮的存在，早期前列腺癌是内分泌依赖性的。可见，雄激素对于正常前列腺及前列腺癌的生理变化均发挥着重要作用，因此前列腺癌患者采取抗雄激素治疗十分重要。

前列腺增生有哪些表现

35岁以后，许多男性前列腺组织学检查时可有不同程度的增生病变，多为良性前列腺增生，一般50岁以后才逐渐出现临床症状。

一般来说，前列腺增生有以下表现：

（1）尿频：是患者最早出现的症状，先为夜尿次数增多，随之白天也尿频，远远超过了白天3~4次、晚上1~2次的正常情况，排尿时间间隔短，时时有尿意。随着梗阻程度的加重，膀胱逼尿肌功能减弱，膀胱内残余尿量增多，尿频亦逐渐加重。如合并感染或结石，尿频更加明显，且可伴有尿痛。

（2）排尿不畅：当感到有尿意时，要站在厕所里等好一会儿，小便才"姗姗"而来，且尿流变细，排出无力，射程也不远，有时竟从尿道口线样滴沥而下。

（3）排尿中断：前列腺增生后，尿液里的结晶体容易凝集形成膀胱结石，造成排尿突然中断，老年人排尿中断和出现膀胱结石是前列腺增生的强烈信号。

（4）夜间尿失禁：夜间睡觉时尿液不受控制地自己流出来，严重者白天时也会有这种现象发生。

第三节
老年女性的性健康

女性怎样知道自己进入老年过渡期了

老年过渡期,也就是人们俗称的更年期,女性的老年过渡期是指女性从性成熟期逐渐进入老年期,卵巢功能逐渐减退到完全消失的过渡时期。在这个时期,由于卵巢功能衰退,雌激素水平下降,容易引起一系列不良症状。

女性要判断自己是否进入了老年过渡期,可参考下面的更年期Kupperman评分标准表(表2)。

表2 更年期Kupperman评分标准表

症状	基本分	程度评分			
		0	1	2	3
潮热出汗	4	无	<3次/天	3~9次/天	≥10次/天
感觉异常	2	无	有时	经常有刺痛,麻木,耳鸣等	经常而且严重
失眠	2	无	有时	经常	经常且严重,需服药
焦躁	2	无	有时	经常	经常不能自控
忧郁	1	无	有时	经常、能自控	失去生活信心
头晕	1	无	有时	经常、不影响生活	影响生活与工作
疲倦乏力	1	无	有时	经常	日常生活受限
肌肉痛	1	无	有时	经常、不影响功能	功能障碍

续表2

症状	基本分	程度评分			
		0	1	2	3
关节痛	1	无	有时	经常、不影响功能	功能障碍
头痛	1	无	有时	经常、能忍受	需服药
心悸	1	无	有时	经常、不影响工作	需治疗
皮肤蚁行感	1	无	有时	经常、能忍受	需治疗

注：（1）症状评分＝症状指数 × 程度评分；
（2）各项症状评分相加之和为总分，总计分 0～51 分；
（3）更年期综合征的病情程度评价标准为：①轻度，总分 15～20 分；②中度，总分 20～35 分；③重度，＞35 分。

老年过渡期女性如何安排自己的性生活

在老年过渡期，女性由于卵巢功能衰退，雌激素降低，不仅会使得女性性欲降低，还会出现阴道萎缩、阴道分泌物减少等现象，使得性交困难：疼痛、性交时阴道裂口出血、反射性排尿感和尿痛等，使得此阶段的女性大多不愿意进行性生活。但合理的性生活可激发性腺分泌激素，使阴道保持弹性，阴茎的插入对阴道是一种物理扩张，维持阴道的深度和伸展度，减缓萎缩。因此此阶段的女性需要合理地安排自己的性生活，需做到以下几点：

（1）性生活频度按照"乘9规则"：若50岁，$5×9=45$，即40天5次；若60岁，$6×9=54$，即50天4次。总的原则是以性生活后神清气爽，不感疲劳为宜。

（2）如果阴道干燥，可使用阴道润滑剂或者局部使用雌激素软膏，如普罗雌烯乳膏等（需在医生指导下使用），切不可用肥皂液，以免刺激阴道黏膜。

（3）性生活时注意室温的调节，避免受寒，不宜长时间洗澡。

（4）性生活时注意动作不宜过猛过大，颈部不要过度弯曲或伸展，不要给心血管增加负担。

（5）性生活时要排空小便，不宜过满，避免在性生活时发生尿失禁等现象。

老年过渡期女性如何安全地补充雌激素

雌激素是一种促进雌性生殖器官的成熟和第二性征发育并维持其正常功

能的女性激素，属于类固醇类激素，主要由卵巢合成、分泌。雌激素能保持女性的生理特征，缓解老年过渡期的症状，如潮热、出汗、烦躁等，并且能保持女性皮肤的弹性，帮助女性保持旺盛的精力等，因此雌激素有"女人的青春不老药"之称。

对于雌激素分泌量迅速减少的老年女性来说，补充雌激素可改变老年过渡期症状，延缓衰老，补充时需做到以下几点：

（1）如果女性发现自己有老年过渡期症状，要及时到医院老年门诊或是妇科门诊就诊，通过全面、专业的检查，如女性激素检查、超声子宫内膜厚度检查、乳腺检查等，以进行全面评估。

（2）在医生的指导下，根据自身身体情况制订适宜的雌激素治疗方案。乳腺增生、子宫肌瘤、胆囊病等可在医生指导下进行雌激素治疗，但严重的肝肾疾病、肿瘤、原因不明的阴道出血、新近患心绞痛、心肌梗死、血栓病、脑膜瘤等疾病患者不适合雌激素治疗。

（3）雌激素不是补得越多越好，因为过量的雌激素可以诱发子宫肌瘤、乳腺增生等，长期大量使用可使乳腺癌、子宫内膜癌的发病率增加。

什么是女性性冷淡

性冷淡是女性常见的一种性功能障碍，也称"性欲缺乏""性欲低下""性欲淡漠"，属中医"女子阴瘦""女子阴冷"的范畴，是指女性的性反应受到抑制，对房事不感兴趣，甚至有种厌恶感的现象。对于雌激素分泌量急剧减少的老年妇女来说，更容易出现性冷淡的问题。

从医学的角度来分析，性欲是大脑特定部位（性中枢）激发而产生的一种要求参与性活动或接受性活动的欲望或驱动力。这种欲望是一个人寻求性活动或接受性活动体验的特殊感觉。性冷淡的女性缺乏参与和接受性活动的欲望，不愿意参与或接受性活动。同时在这种思想支配下，性刺激时生殖器充血肿胀的性生理反应不像正常人那样容易和明显；阴道渗出液少，因而阴道润滑度不足；性欲激发较困难。正常女性，通过拥抱、接吻、爱抚等性刺激就能唤起性兴奋，但性冷淡的女性对拥抱、接吻、爱抚等性刺激的反应不大，或全无反应，甚至抚摸女性最敏感的阴蒂也无动于衷。

中老年女性怎样防治性冷淡

中老年女性要防治性冷淡，需要注意以下几点：

（1）培养性乐趣：许多老年女性由于紧张的工作和繁忙的家务，无暇顾及性生活，使自己本能的性欲望无声地退化了。防治这种性冷淡需要夫妇双方的配合，共同培养性生活的乐趣，调整性生活的规律。

（2）夫妻性欲应同步：大多数时候，男性的性冲动比女性性冲动要强烈，因此常常出现男性冲动已起，而另一方还无动于衷；或男性已结束了性高潮，而女性则刚开始出现性兴奋的现象，这些都会导致女性性冷淡。因此，老年夫妻应注意性生活前的调情，使彼此性欲同步，才能使性生活和谐。

（3）保持恩爱和善的夫妻关系：性生活是两个人情感和肉体的交融，没有爱的性生活是不完善的。当遇到性生活不协调时，夫妻间应交流一下各自的性感受，帮助对方克服性生活中的消极因素，是防治性冷淡的又一关键。

（4）避免服用导致性功能下降的药物：镇静剂、降压剂、可卡因、酒精等可抑制人的性欲。因此，在服用这些药物时应慎重。

老年女性性厌恶有哪些表现

女性性厌恶是一种性心理障碍所造成的性功能障碍，是指女性厌恶性活动、憎恶性行为的一种现象。它可以单独存在，也可以和其他性功能障碍共同发生。对于雌激素分泌量急剧减少且受"老年人不应有性生活"的传统观念影响的老年妇女来说，罹患性厌恶的概率较高。

一般来说，女性性厌恶的表现主要有以下几种：

（1）在实际或想象和伴侣发生性活动时，立刻产生强烈的紧张、焦虑、畏惧和憎恨反应，有时甚至谈性色变，对性生活十分反感。

（2）虽然有时也可能在伴侣的压力下勉强接受性爱，但往往在性活动开始又会进一步增强其焦虑和畏惧情绪。轻者有可能平静下来后从性活动中感到乐趣，有性高潮反应，但是虽然有此性体验，也未能在随意的性接触中使厌恶情绪得以缓解；重者甚至对与异性接触都非常厌恶，并对性接触和性活动产生恐惧。

（3）在某些病例中，性厌恶还伴有生理反应，如周身出汗、恶心、呕吐、腹泻或心悸等。

老年女性如何判断自己是否患有尿失禁

尿失禁是困扰老年妇女的一种常见病，女性发病率约为男性的2倍。绝经后妇女约有50%患有不同程度的尿失禁。这是因为老年妇女卵巢功能减退，雌激素急剧减少，致使盆腔支持结构松弛，膀胱下垂，同时由于尿道平滑肌松弛，闭合力下降，尿道肌群控尿能力下降，这样当腹内压增加时，尿液便控制不住地流出。

老年女性尿失禁可分为四类：

（1）压力性尿失禁：在腹压增加时出现不自主的尿液流出称为压力性尿失禁，如咳嗽、大笑、打喷嚏、举重物时，骤然增加腹内压，造成尿液不自主溢出，多见于经产妇女和绝经后妇女。

（2）急迫性尿失禁：有强烈尿意，又不能由意志控制而尿液经尿道流出。

（3）充溢性尿失禁：膀胱过度膨胀，内压升高，超过尿道压，尿液不自主流出。

（4）其他类型尿失禁：如充盈性尿失禁、阴道尿道瘘等。

如果发现有上述表现，就可以初步判断自己患了老年性尿失禁，应尽早就诊。因为尿失禁引发的遗尿、漏尿现象，可使会阴部皮肤红肿、痒痛，甚至感染溃烂，引起泌尿系统炎症、结石，严重者还会影响肾脏功能。

老年女性的尿失禁如何自我护理

对于患有尿失禁的老年女性来说，由于尿液的浸渍，会诱发会阴湿疹、皮炎、外阴瘙痒，严重影响患者正常社交活动、体育锻炼和性生活。因此，患有尿失禁的老年妇女自我日常护理尤为重要：

（1）摄入适量的液体：多饮水能够促进排尿反射，并可预防泌尿道感染。在没有禁忌的情况下日摄入液体量约2000毫升，但入睡前限制饮水，以减少夜间尿量。

（2）持续进行膀胱功能训练：安排排尿时间，定时使用便器，建立规则的排尿习惯，促进排尿功能的恢复。初始白天每隔1~2小时使用便器一次，夜间每隔4小时使用便器一次，以后逐渐延长间隔时间，以促进排尿功能的恢复。使用便器时，用手按压膀胱，协助排尿。

（3）锻炼肌肉力量：进行骨盆底部肌肉的锻炼，以增强控制排尿的能力。

（4）皮肤护理：保持皮肤清洁干燥，经常清洗会阴部皮肤，勤换衣裤、床单、护垫等。

（5）外部引流：必要时应用接尿装置接取尿液。老年女性患者可用女式尿壶紧贴外阴部接取尿液。

（6）心理护理：老年人要树立信心，积极配合治疗，及时地疏导心理压力。保持乐观的态度有利于尽快康复。

第四节
老年人的性问题

老年高血压患者能有性生活吗

随着心脏功能的退化,老年人极容易出现高血压,而长期高血压可以造成动脉硬化,使下半身的血流减少,从而影响男性阴茎的勃起功能,这使一些高血压病人在性生活上有力不从心的感觉。而且,长期患高血压的老人,由于脑部症状比较明显,会降低男女病人对性生活的兴趣。同时,降压用的利尿药氢氯噻嗪类、呋塞米、螺内酯等均可导致男性性功能减退、阳痿,女性月经不调、乳房松软等症。其他降压药如胍乙啶、利血平、肼屈嗪、普萘洛尔、可乐定等,同样会引起性欲降低和阳痿。

老年高血压患者也不是不能过性生活,轻度乃至中度高血压的病人,如果自觉症状不显著,血压控制在170/110毫米汞柱以下,对性生活不会有任何影响,可以与健康人一样过性生活,但在性生活时需注意以下几点:

(1) 性生活时避免较激烈的动作,并且不要有意识地延长时间。

(2) 掌握频率勿过度,每周性生活不宜超过2次。

(3) 饱餐饮酒后不宜过性生活,以免加重循环系统的负担,发生危险。

(4) 性生活时发现胸痛、头痛、头晕、气急等现象,应立即停止,并及时服降压药或送医院进行监护、治疗。

但注意,有心、脑、肾并发症的高血压病人不能过性生活。因为性生活过程中,人体处于极度兴奋状态,血压可进一步增高,心跳加快,心脏负荷加大,容易出现头晕、头痛、肌肉发麻或言语不清等不良后果。人类在性兴奋时,血压会急剧上升,但这种血压升高是暂时的,这时所造成的危险不在于血压的高低，而在于并发症的轻重。

老年冠心病患者能有性生活吗

冠心病是冠状动脉硬化性心脏病的简称，又名缺血性心脏病，它是老年人极为常见的心脏病，是冠状动脉发生粥样硬化，造成管腔狭窄或闭塞，使心脏供血不足产生的疾病。冠心病的种类很多，包括隐性冠心病、心绞痛、心肌梗死、心肌硬化等，严重的会造成猝死。因此，老年冠心病患者的性生活有别于正常人，需特别注意。

冠心病本身对性功能的影响主要表现在：患者由于身体一般状况较差，思想顾虑较重，因而对性的要求可能有所减少；心肌梗死后病人部分有阳痿、性功能减退现象；一些降压、降脂药物对性功能也有不良影响，如降血脂药物中的氯贝丁酯就有降低性欲和性活动的不良反应。

对于那些心绞痛不是经常发作、症状也不很严重、持续时间甚短、年龄不超过50岁、身体素质较好、能从事中等程度体力活动、休息时心电图无异常的冠心病患者，可以与健康人一样过性生活。心绞痛病情不稳定的患者则应在主治医生的同意和具体指导下过性生活。

一般当冠心病患者存在以下情况时，不宜过性生活：

（1）心绞痛刚刚发生过，或者近期内心绞痛频繁发作。
（2）3个月内发生过心肌梗死。
（3）伴有严重的心律失常。
（4）已经有明显心力衰竭。
（5）饱食、饮酒或大量吸烟之后。
（6）劳累或受寒之后。
（7）心情不快或刚刚生过气。

冠心病患者在性生活之前，应做好如下准备：

（1）备好急救盒并放在身边；自己测量一下脉搏，看是否正常；自查一下有无胸闷、心悸、气急和胸痛等不适现象；含服1片异山梨酯或普萘洛尔，以预防心绞痛发作；性生活前不饱食、饮酒，以免加重心脏负担。

（2）为了预防心绞痛的发作选择合适的体位进行性交也很重要。采取女上男下位可以减轻男子体力消耗，适用于体力较差的男性病人；而女性病人则宜取男上女下位。半坐位可以减少心脏扩张，有预防心绞痛发作的作用。

（3）性生活不要匆忙进行、动作过激，持续时间不宜超过30分钟。男性病人如无射精欲时，不要等待或加大动作以求射精。

（4）在性生活过程中突感胸闷、胸痛、心悸、气急、心率过快时应立即停止性交，并马上含化硝酸甘油。

第八章 老年人的两性健康：老人也要"性"福生活

患心肌梗死的老年人能否过性生活

许多患有心肌梗死的老年人都认为自己应该完全杜绝性生活。因为在性生活中，突然发生心肌梗死、脑血管意外甚至猝死的大有人在。这是由于性生活是一种全身心的兴奋过程，可使心率、呼吸加快，血压升高，肌肉紧张，体力消耗及耗氧量加大，对患有心肌梗死、心功能不全的病人来说，是极为不利的。

而且，心肌梗死确实会使患者的性欲降低。有统计资料显示，心肌梗死的男性病人阳痿占22%，性交次数明显减少者占2/3，以上数字是60岁以下人群的统计结果，估计60岁以上的老年男性将更低。女性患者中20%性欲减低，70%性交次数减少，但无一人丧失性高潮。

尽管心肌梗死确实会引发性欲降低，但医学专家普遍认为，大多数心肌梗死患者的阳痿都是功能性的，只有极少器质性所致，即性欲降低的原因主要是患者精神上压抑、缺乏信心，认为性生活对身体有损害，医生劝告"节制房事"等因素，造成大脑皮质功能紊乱，进而影响性功能。

同时，医学专家也普遍认为，心肌梗死后3～6个月应禁止性生活，以便使心肌侧支血液循环建立，心肌缺血状态得以修复。在过性生活前，需要做一些检查，如踏板和蹬车运动心电图试验，观察心电图和血压的变化。过性生活时应缓慢逐步进行，开始用抚摩拥抱方法，患者无症状出现再进行性生活；性生活要选择姿势，如侧卧位；性交前避免过劳、饱食、情绪波动、饮酒及刺激性食物；性交时间不要过长。若性交过程中出现胸痛、胸闷、呼吸困难，应立即停止性生活，舌下含服异山梨酯、硝酸甘油。

前列腺肥大的老年人能过性生活吗

前列腺肥大，也称前列腺增生，是老年男性常见的疾病。有报道，40～50岁男性中，前列腺肥大占30%，60岁以上占50%，80岁以上占75%，轻症一般不出现症状；当肥大至一定程度引起膀胱出口梗阻时，可出现排尿不畅、尿急、尿频或总是有尿意又不能全部排出。如果因某种原因造成急性前列腺炎症肿大，还可出现急性尿潴留，这就要到医院急诊处理。

前列腺肥大可引发暂时性的性欲亢进，尤其是在前列腺肥大开始阶段，患者可出现与年纪不相符的性欲增强，或者是一贯性欲正常，却忽然变得强烈起来。这是由于前列腺组织增生，使前列腺功能失调，反馈性引发睾丸功能一时性增强所致，而性生活本身可使前列腺长时间处于充血状态，引发和加剧前列腺肥大。

但绝对禁欲也不利于前列腺病康复，因为一个性发育正常的男子，避免不了性冲动。因此，老年人还是应该在医生的指导下，根据年龄、增生程度、具体状态等因素来规划自己的性生活：

（1）年龄在60岁左右，前列腺肥大不严重、无小便不畅等症状，身体条件和性功能又好的老年人，可以进行性生活，以每个月1次为好。

（2）年龄在60岁以上，前列腺增生严重，有小便费力或性生活后发生尿潴留，吃药很难控制的老年人，则不宜过性生活。

（3）患者在使用雌激素药物治疗前列腺肥大期间，切不可过性生活，以免引发阳痿。

肿瘤对老年人性生活有什么影响

肿瘤对老年人的性生活确实存在一定的不良影响，比如恶性肿瘤本身病变所产生的症状，如贫血、食欲不振、肌肉萎缩和神经损害等，都会使患者的机体严重衰竭而使性要求淡漠；在恶性肿瘤手术治疗后，还要辅以放疗或化疗，这对性器官内分泌会有影响，如造成精子、卵子生成的抑制和闭经等，治疗后的恶心、呕吐、乏力可以使性欲明显减低；治疗过程中须切除分泌性激素的性器官，如男性前列腺癌需切除前列腺，睾丸癌需切除睾丸，女性卵巢恶性肿瘤需行双侧卵巢切除手术，容易造成患者性功能障碍。

但这并不意味着肿瘤患者要杜绝性生活，而是要根据自身病情、年龄、体力、精神状态等情况来制定科学、合理的性生活。医学专家认为，肿瘤病人除在手术、化疗或放疗期间体力状况不佳时应暂停性生活外，处在康复期的肿瘤患者只要有自发性欲要求，就可以进行适当的性生活。至于性生活的尺度应掌握在不使患者感到腰酸、头昏疲劳为宜。配偶应正确理解性生活的内涵，使患者能真正舒心适意，使他们的病情在乐趣中得到减轻，紧张的情绪得到缓解。

老年慢性支气管炎患者能有性生活吗

老年慢性支气管炎，简称老慢支，是老年人的一种常见病、多发病。该病可反复发作，使支气管及分支和肺泡的组织与功能发生一系列变化，并可引起其他严重的并发症。

老慢支症状较轻者完全不影响性功能，可以和正常人一样过夫妻生活，而反复发作和持续发病者，由于身体常处于慢性缺氧状态，心肺功能也多受损害，性功能会不同程度地受到影响。比如，男性患者一般阴茎勃起不坚、阳痿、射精困难、早泄，女性患者多有性冷淡、缺乏性高潮等。而且，如果患者性活动过频或者方式不当，很容易增加性腺、附属性腺、膀胱、尿路感染的机会，这又会进一步降低性功能。

老年糖尿病患者能有性生活吗

许多老年人在患上糖尿病后，会感到自己性欲明显减退，性生活质量也直线下降。这是因为高血糖本身会产生多种并发症，各种并发症会影响到性生活质量。同时，高血糖往往容易发生神经病变，使传导自主神经末梢不灵敏，并影响性高潮感受。

据调查，男性糖尿病患者中约有50%的比例会有不同程度的性功能下降情况，比女性糖尿病患者出现性功能障碍的比例高一些。凡是50岁以上男性合并神经病变的糖尿病患者，几乎都有阴茎勃起功能障碍的倾向，即阳痿，那是因为高血糖会持续对阴茎的小血管、微血管造成损害，神经组织营养无法正常供应，从而失去正常传导与感觉功能。

对女性糖尿病患者来说，由于血糖控制不理想或者伴有血脂过高，常常容易引发大血管和微血管病变，使性生活时阴道及周围组织充血不足，进而影响性功能。此外，女性高血糖也易引发阴道炎、阴道干燥等情况，从而导致性交疼痛不适。

高血糖患者往往伴随着心理抑郁问题，有数据显示，糖尿病患者中抑郁的发病率是非糖尿病人群的3倍，这也会使得患者产生性功能障碍。

因此，糖尿病患者要想获得高质量的性生活，一定要先以治疗原发疾病为主，并提早进行生活方式干预治疗，养成比较健康的饮食习惯，努力控制好血糖、血脂、血压这三条"高压线"，谨防"合并三高"病症的出现，如果还未改善，应尽早就医。

老年甲状腺疾病患者能有性生活吗

甲状腺疾病为一种较常见的内分泌疾病，发生率比较高，包括缺碘性甲状腺肿、其他原因引起的甲状腺肿、甲状腺功能亢进或减退，以及甲状腺炎等。

许多老年男性在患上甲状腺疾病时，常常会发现自己在"性"方面有所改变，如性欲增强或减退、乳房发育异常等，这多是甲状腺功能亢进或甲状腺功能减退所致。因为甲状腺可分泌甲状腺激素，甲状腺激素浓度的改变会影响性器官正常功能的发挥。

1. 甲状腺功能亢进症

甲状腺功能亢进时，甲状腺激素的分泌增多，促进了男性体内性激素的合成与分泌，使得性激素在体内的浓度升高，从而出现以下状况：

（1）性欲的改变：目前，对于甲状腺功能亢进对性欲的确切影响还有待进一步的研究。有的男性会出现性欲减低，而有的却会出现性欲增强。

（2）精液的改变：部分男性会出现精子量减少、活力下降的现象，从而影响生育能力，但一般不会对生育能力造成"致命性"影响。

（3）男子乳房女性化：多因雌激素生成过多，体内雄激素和雌激素的水平失去平衡而造成。

2. 甲状腺功能减退症

甲状腺功能减退时，可使得男性的性激素合成分泌减少，致使男性出现性欲减退、勃起时间缩短，甚至发生性功能障碍等。部分男性还会出现精液的变化，如精子产生的数量减少、活动能力下降等，常常使得男性的生育能力受到不同程度的损害，甚至不育。

当然，甲状腺疾病患者不需要完全禁欲，只是需要根据自身病情，在医生的指导下制定合理的性生活计划，并积极采用药物、同位素和手术三种疗法来控制好甲状腺功能亢进引起的代谢紊乱，就能使性功能恢复正常。

老年脑卒中患者能有性生活吗

脑卒中，俗称"中风"，是由向大脑输送血液的血管疾病引起的一种急性疾病。绝大多数脑卒中病人出现性欲减退或不敢过性生活，尤以女性更明显；一部分病人虽有性生活要求，但害怕性生活使疾病复发或加重。

脑卒中病人性欲减退的主要原因是心理因素所致，体力降低或肢体偏瘫引起的性交不便也是一方面；通过对心脏病患者的性生活观察，发现性交时的平均心率是117次/分，改变体位或被动的动作时，不会出现心率和血压的变化。因此，脑卒中后，病人有性欲者可免除心理恐惧，采取合适体位过性生活。

老年肝病患者能过性生活吗

并不是所有肝病都会影响患者的性功能和性生活，只有重型肝炎、肝硬化致严重肝损害和激素失调等方可引起性功能减退和性生活障碍。

肝病患者应根据不同情况决定是否过性生活，以及怎样过性生活：

（1）急性肝炎期，当谷丙转氨酶显著升高，全身乏力、黄疸等症状明显时，应该禁止性生活。

（2）在男性乙肝患者的精液和唾液中已找到乙肝表面抗原，说明通过接吻和性交可以传播乙肝，故性生活时最好不要接吻，并且应用质地优良的避孕套。

（3）慢性肝炎患者如果一般情况良好，肝功能各项指标基本正常，或虽有异常但不显著者，可以进行性生活。一般来说不会对肝脏产生不良影响，但应有所节制。

（4）肝炎恢复期病人可以有节制地进行夫妻性生活，但不宜过频，时间也不宜过长，以次日不感疲劳为度。

（5）乙型肝炎表面抗原和乙型肝炎 e 抗原同时阳性的患者，最好在性生活前进行药物治疗，以降低传染性。

（6）性生活频度一般为青年人每周 1～2 次，中年人每 1～2 周 1 次，中年后期每月 1～2 次，但在肝功能不良期，特别是转氨酶不稳定或出现黄疸持续升高时应停止。

（7）酒精性和脂肪性肝病患者大多没有明显症状，半数有肝区不适、腹胀、食欲减退、阳痿、月经不调、乳房发育异常等，少数人肝功能轻度异常，完全不必禁忌性生活，在肝功能异常时应暂时禁忌一段时间，待肝功能恢复后可恢复性生活。

第九章
老年人的心理健康：
老无所忧幸福安康

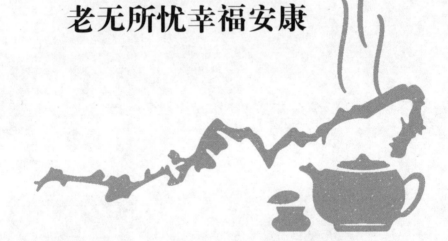

由于大脑功能的退化和离退休前后生活的急剧变化，老年人中85%的人或多或少存在着心理问题，27%的人有明显的焦虑、抑郁等心理障碍，0.34%的人有一定的精神分裂症状存在，0.75%的人患有阿尔茨海默病。因此，老年人要学点心理学，一旦心理活动出现障碍，可通过自我调节得到纠正，有效预防身心疾病，从而过好晚年生活。

第九章　老年人的心理健康：老无所忧幸福安康

第一节
老年人的心理变化

老年人心理变化的特点是什么

当人进入老年后，不仅身体机能在衰退，因为退休而赋闲在家带来的生活改变，也会带来相应的心理上的变化。总体来看，老年人心理变化主要有以下几个特点：

1. 情绪多变

当脑组织老化或伴有某些脑部疾病时，常有明显的情绪变化。有时为周围环境及影视剧中有关人物的命运而悲伤或不平，迅速出现情绪高涨、低落、激动等不同程度的情绪变化，时而天真单纯，时而激动万分等。

2. 焦虑

随着身体衰老、智力减退、情绪变化等日益明显，老年人很容易感到内心空虚，并出现焦虑抑郁的情绪反应，常伴有自责。许多老年人有杞人忧天之感，时常有大难临头的紧张感，或是抑郁苦闷，遇到问题时缺少进取心。据医学临床实践数据统计，在经济条件拮据的门诊病人中有48%的老年人具有抑郁情绪，而身体健康、经济条件较好的老年人具有抑郁症状者也有44%。许多老年人每月发作1次，持续数小时或数天之久。

3. 疑病

60岁以上的老年人，有50%的人会出现疑病症状，这是因为老年人从对外界事物的关心转向自己的躯体，加上这些关心可因某些主观感觉而加强，并因顽固、执拗的个性，更易出现疑病症状，常会出现头部不适、耳鸣、胃肠道功能异常以及失眠等，常为此而心神不宁，惶惶不安，甚至多次求医就诊。

心理老化的表现有哪些

心理学家把人未老先衰的心理行为表现，称为"心理老化症"，该症较容易发生在退休在家的老年人身上，其表现主要有以下几种：

（1）竞争意识退化，已无任何创新的思维，而且经常感到空虚乏味。

（2）对需要付出较多脑力的工作，越来越感到力不从心。

（3）一个人的时候，常常会长吁短叹。

（4）面对时代和生活，往往感到自己已落伍了。

（5）变得十分敏感，总觉得家人及周围的人都在和自己过不去。

（6）对发生在自己身边的事视而不见，反应冷淡。

（7）常不厌其烦地向别人提起自己的往事，全然不顾人家愿不愿意听。

（8）当生活稍不如意时，就大发雷霆，怨天尤人。

（9）思维迟钝，当面临突发事件时，会不由自主地感到紧张无措。

（10）固执己见，不管做什么事情，都想以自己为中心，按自己的意愿行事。

（11）性格孤僻，喜欢独来独往，我行我素。

（12）常常曲解别人的好心劝告，听不进别人的任何意见。

（13）性情急躁，生活中越来越容易感情用事，言行中理智成分越来越少，不冷静，一触即发。

（14）常常沉湎于对往事的回忆之中，并感到不安。

（15）感情脆弱，情绪"儿童化"。

（16）逐渐懒惰，精神不振，常感到精力不足，睡意绵绵，经常靠酒、茶来提神。

（17）自感办事效率明显降低了，做某一件事时总是一拖再拖。

（18）常找不到自己放置的东西，要费很大劲才能找到，记忆力明显不如以前了。

（19）对生活中的繁杂之事感到厌烦甚至惧怕。

（20）常找借口逃避与陌生人接触。

老年人感觉和知觉的变化有哪些

感觉，是指对作用于感官的客观事物的个别属性的反应。感觉又分内部感觉和外部感觉。内部感觉有运动觉、平衡觉等，外部感觉有视觉、听觉、嗅觉、味觉、触觉等，知觉，是对作用于人的感官的客观事物的整体属性的反应。人的感觉一经发生便转化为知觉，如一看到苹果，或尝到苹果的甜，或闻到苹果的清香等，便知道这是苹果。

感觉是最简单的心理过程，是人类认识世界的基础；知觉以感觉为基础，是又高一级的心理活动。知觉与感觉是同时产生的，因此统称为"感知"。

老年人的感觉能力可因机体老化或病理原因而有所降低：听力逐渐减退，听神经和听觉感受器官发生萎缩变形，并最终形成老年性听力障碍；老年人的眼球晶状体也开始衰老变性，出现视力障碍；老年人的味觉、触觉、位置觉、振动觉等也因神经中的纤维数减少而发生不同程度的功能性衰退。

老年人生理功能的退变，最终导致老年人心理上的知觉障碍，生理上感觉系统的老化：无法对客观事物有一个全面清楚的了解，对事物反应迟钝、模糊、分辨不清，并因此使自己的生活受到不同程度的影响。

但需注意，知觉是在人的各种实践活动中发展起来的，它的存在也有赖于过去的知识与经验，所以，老年人完全没有必要一味地悲观失望，完全可以通过培养良好的观察力来帮助自己克服其感觉和知觉不灵敏所导致的心理障碍。通过有目的、有计划、有步骤地视、听、嗅、触摸等来观察和认识周围的世界。由于年龄的原因，老年人一般都具备丰富的社会阅历和某一方面的技术知识，老年人可以凭借这些和在生活中所观察到、了解到的东西正常地处理日常生活。

老年人思维的变化有哪些

思维是人类认识过程的最高形式，是更为复杂的心理过程，但由于老年人记忆力的减退，无论在概念形成、解决问题的思维过程还是创造性思维和逻辑推理方面都受到影响。老年人思维的个体差异很大，但也存在一些共同的变化：

（1）反应迟钝：语言停顿，思维滞涩，对一些问题的思考能力和理解能力都出现一定程度的间断性。

（2）逻辑障碍：对推理及概念认识不清，思维过程缺乏逻辑性。

（3）跳跃思维：话题转变突然，在各个老年人的身上表现的程度也不同，有些高龄的人思维比较清晰，而另外一些老年人却有严重的思维障碍。

老年人意志的变化有哪些

意志，是指人体自觉地确定目的，并根据确定的目的来支配和调节自己的行为，克服困难，进而达到预定目的的心理过程。

当人步入老年后，许多人由于体力和精力不足，以及社会关系、人际关系等问题的困扰，常常缺乏足够的自信心，这种思想的存在必定会造成意志的消沉和精神的空虚，使自己在现实生活中不能保持积极向上的生活态度。

但只要老年人能够根据自己的具体情况，确定适合自己的目标，采取恰当措施，循序渐进，并最终克服困难，达到自己的目标，就能培养并提升自己的意志力，同时还能充实自己的生活，为家庭和社会多做贡献。

老年人在情绪方面表现出什么特点

情绪是人们在生活中由一定的客观情景引起的心理反应，是与人体的生理机制密切联系的一种内心体验。进入老年，人们的生活有了很大改变，这往往使得老年人的情绪也产生极大的变化。一般来说，老年人的情绪变化特点是：

（1）情绪体验的强度和持久性，并不随年龄的增长而降低。虽然由于经验的影响，提高了对于熟悉事物的适应水平，但是老年人碰到激动的事件，仍然能像年轻人一样爆发出强烈的情绪，而且一旦被激发，就需要较长的时间才能恢复平静。

（2）情绪表达方式较为含蓄，情绪体验不易外露。随着年龄的增长，老年人在性格方面往往有一个由外向到内向变化的倾向，因此情绪表达方式上较为含蓄，这与老年人长期的生活经验有关。老年人遇事，往往要考虑到事情的前因后果，照顾到方方面面，这在一定程度上缓冲了老年人活动的倾向性和表达方式，久而久之，逐渐形成了内向的性格，情绪表达日趋含蓄。

（3）情绪容易陷入消极悲观，如果谈到社会中的腐败和不道德现象，老年人就常抱怨今不如昔，世风日下；若说到舒适享受，老人又感叹"只是近黄昏"；或因从工作岗位上退下来，角色骤然发生变化，晚年生活条件不良，而牢骚满腹；或因子女成家立业分开住，或因不幸丧偶，心身受到打击，孤独寂寞和失落。调查表明，在描述自己情感的用词中，老年人用以描述喜悦情绪的用词明显少于中青年人。

（4）关切自身健康状况方面的情绪活动强于中青年，尤其是老年女性，她们怀疑自己患有大病的人数比例较高，自述失眠的女性老人显著多于男性老人；相反老人不太因为别人的事情而激动，不那么关心别人的事情和感受，或是过分关心孙辈的言行。

第二节 老年人常见心理问题

老年人要克服哪四种惰性

当人进入老年,随着身体机能的衰退,生活热情和做事效率大大降低,也容易出现惰性,对生活造成了极大的不利影响。因此,老年人一定要克服这些惰性。

1. 心理惰性

随着身体机能的衰退,许多老年人心理上的惰性也会逐渐增加,主要表现为思想焦虑、情绪抑郁、精神颓废、意志消沉。这主要是因为这些人年轻时大多经过艰苦的奋斗和拼搏,学业已成,事业上有一定建树,家庭稳定幸福,子女长大成人,没有了后顾之忧,所以步入老年后如释重负,心理上求稳怕变,遇事瞻前顾后,唯恐失去已经取得的成就,往昔那种"弄潮儿"的闯劲儿也不复存在。这种惰性心理往往会导致目光短浅、甘居平庸、不思进取、碌碌无为。

2. 思维惰性

有调查显示:多用脑的人智力水平比懒惰者要高50%。一些老年人之所以事业上成绩平平,关键就在于他们的思维惰性,具体表现为不愿接受新生事物,懒于动脑,满足于原有的知识结构,不做知识更新的努力。有研究认为,神经系统保持一定的紧张性有利于健康,因为人的大脑和其他器官一样,都"用进废退",就像久置不用的机器会锈蚀一样,脑子也会生锈,变得思维迟钝,应激能力差。因此,积极开动脑筋,是老年人克服思维惰性的最佳方式。

3. 行为惰性

俗语道："树老先老根，人老先老腿。"随着岁月的流逝，人到老年，体力、精力都在走下坡路，易疲劳，生活上贪图安逸，工作中安于清闲，养尊处优，如干点体力活或参加点体育锻炼，就觉得四肢乏力、肌肉酸痛，苦不堪言。医学研究认为，惰性可使人体生理机能变差，疾病容易找上门来。如平时不爱运动者，其心脏早衰10～15年，冠心病发病率要比爱好运动者高出1～3.5倍。临床观察表明，糖尿病、胆结石症、高血压、脑动脉硬化症等也好发于懒惰者。

4. 病态惰性

进入老年时期，因为身体机能的衰退，人们极易罹患一些疾病，这些疾病就可能引起惰性，即为病态惰性，主要表现为困倦乏力、寡言少语、食欲缺乏等。尤其本来精力充沛、勤奋肯干的人，一下子变得懒惰松懈，萎靡不振，往往是疾病的先兆。医学资料表明，中年人患病前出现惰性约占病例总数的70%，抑郁性精神病、冠心病、贫血、心脏病等疾病事先都会毫无例外地出现"懒惰"征象。

老年人如何摆脱自卑心理

许多心理学家认为，自卑是由于一种过多的自我否定而产生的自惭形秽的情绪体验，主要表现为对自己的能力、学识、品质等自身因素评价过低，心理承受能力脆弱，经不起较强的刺激，谨小慎微，多愁善感，常产生猜疑心理，行为瞻前顾后等。

心理学家认为，每个人都有先天的生理或心理欠缺，这就决定了每个人的潜意识中都有自卑感存在，但处理得好，会使自己超越自卑去寻求优越感，而处理不好就将演化成各种各样的心理障碍或心理疾病。另外，自卑容易销蚀人的斗志，就像一把潮湿的火柴，再也燃不起兴奋的火花。而长期被自卑笼罩的人，不仅心理活动失去平衡，而且会诱发生理失调和病变。最明显的是自卑对心血管系统和消化系统有不良影响。

更重要的是，自卑心理是促使人早衰的重要因素。有自卑心理的人，大脑皮层长期处于抑制状态，有害激素随之分泌增多，抗病能力下降，出现各种病症，如头痛乏力、焦虑、反应迟钝、记忆力减退、食欲不振、早生白发、面容憔悴、皮肤多皱、牙齿松动、性功能低下等，这就是衰老的征兆。

生活中，老年人容易产生自卑心理，原因主要有以下几点：

（1）老化引起的生活能力下降，觉得很简单的生活小事都料理不好，从而引起自卑心理。

（2）疾病引起的部分或全部生活自理能力和适应环境的能力丧失，觉得拖累了身边的朋友和家人，产生无用感。

（3）离退休后，角色转换障碍，特别是从领导岗位退下来的老年人身上常见。

（4）家庭矛盾，或者是家庭经济窘迫，觉得在街坊邻居前没有颜面。

老年人要摆脱自卑心理，需注意以下几点：

（1）学会客观地评价自己、认识自己，增强自信心，广交朋友，建立友谊，在爱人和被人爱的过程中体验自身存在的价值。

（2）多参与社会活动，做力所能及的事情，挖掘潜能。

（3）对生活完全不能自理的老人，家人应注意在不影响健康的前提下，尊重他们原来的生活习惯，使老年人的需要得到满足。

什么是让老年人息"火"的药方

生气不利于老年人长寿，但生气又难以避免，因此老年人需要掌握以下几种息"火"的方法：

（1）转移法：生气时，尽快离开现场，去散步、游公园或看电影，把情绪转移到另一方面，让脑内的另一兴奋灶来抑制已产生的情绪。

（2）忘却法：生气时，把全部精力投入工作学习，不要再想，以摆脱使人发怒的根源。

（3）对比法：生气烦恼时，尽量拿处境比自己差的人来比，觉得自己的发怒毫不值得。

（4）想象法：发怒生气的事，一般都是通过大脑的联想而产生的，此时可以姿态高些，心胸宽些，自我安慰，使大脑冷静下来，怒气也就去无踪影了。

（5）吐露法：将烦恼的事说给爱人或挚友听，倾吐完了，也就能轻松些。假如一时找不到倾听者，可以把愤怒和咒语倾泻在永不打算发出的信纸上，事后再把它撕了。

（6）避免法：有些生气的事完全是自己找来的，避免正面冲突，遇事向有关方面开诚布公地坦白或等对方冷静下来再个别交换意见，可免去一场气。

为什么兴奋和痛苦都对老年人不利

医学专家普遍认为，精神方面的变化可以影响脏腑的功能，情绪的激烈波动容易使疾病迅速恶化，尤其是对于心脑血管功能衰退的老年人来说，更要保持平和的情绪，不宜过喜也不宜过悲。

很多老人都有不同程度的高血压、心脏病、脑动脉硬化等疾患,如果情绪过分激动,容易引发心脑血管疾病,这是因为过度兴奋会使体内的交感神经兴奋而引起心跳加快、血流加速及小血管收缩,血压也随之升高。

痛苦的情绪也会给老年人带来不小的伤害,失去心理上的平衡不说,还会导致心率和呼吸频率紊乱、身体无力、面色苍白、额头冒汗、神经功能失调、内分泌紊乱,以及患高血压、心肌梗死等神经和心血管系统疾病。

老年人紧张过度有什么危害

老年人过度或持续性紧张,容易导致以下疾病:

1. 紧张性头痛

许多老年人在退休后,为了不陷入寂寞,喜欢把一天的活动编排得满满的,一点儿空隙也没有,他们常常会急躁,走路急急忙忙,吃饭也总是三口两口就完事,久而久之就容易出现明显的紧张性头痛症状。紧张性头痛通常是颅内温度升高造成的,单纯性脑部紧张也就是脑部超负荷运转,所产生的高能量无法像全身性的紧张那样通过加快血液流动和头部表皮出汗将多余的能量散发出去。

2. 偏头痛

容易患偏头痛的老年人多半都是比较聪明、比较敏感、办事有条理以及苛求十全十美的人,这种人处理事务的时候,常常很快就耗尽了身体里储存的能量,还总感到工作没有做好,自感能力不够和事事不如意的焦虑、烦恼使他们时时处在紧张之中,久而久之,就可能造成头侧血管的变化而产生偏头痛。

3. 高血压

精神常处于紧张状态的老年人的体内肾上腺素分泌常比正常人高,肾上腺素会引起血管收缩,从而引发高血压。凡是血压长时间都很高,又有比较顽固性头痛现象,要警惕发生脑卒中的可能性。

4. 胃及十二指肠溃疡

许多老年人由于精神紧张,长期处在交感神经兴奋的状态中,胃酸分泌会不断增多,如果再匆忙进食或饮食不规律,缺少休息的话,胃病就容易发生了。有许多患溃疡病的老年人,当生活恢复常规,不再那么紧张的时候,症状就会好转。

为什么要做一个合群的老年人

不合群,就是我们常说的孤僻,是指不能与人保持正常关系、经常离群索居的状态，主要表现在不愿与他人接触，待人冷漠，对周围的人常有厌烦、鄙视或戒备的心理。不合群的人往往猜疑心较强，办事喜欢独来独往，但常常为孤独、寂寞和空虚所困扰。

一些老年人退休后赋闲在家，不喜欢与人交往，显得不太合群，这对老年人的身心健康十分不利。据美国一项长达12年的研究发现，远离群体的人更容易患高血压，并且患与此相关严重疾病的比例比社会活动活跃的人高出2倍。这主要是因为孤独者的下丘脑活动增强，从而导致抗利尿激素等多种激素分泌增多，不仅可导致血压增高，也可影响到心跳、情绪，降低机体的免疫力，加速衰老。

因此，不合群的老人应摆正心态，不要以自我为中心，走出家门，在晨练、旅游、参加学习等集体活动中让自己心情舒畅。此外，老年人要有自己的交友圈，通过游泳结识一批"泳友"，在社区打球拥有许多"球友"，并定期参加老同学、老同事的聚会，联络过去的"学友""战友"。

在家庭方面，子女不仅在生活上应多支持关爱老人，还应多抽时间陪陪老人，因为老年人对情感的需求超过一切。此外，子女不要事事包办，应适时、适度地让老人做一些力所能及的事情，满足其心理上的"被需要"感，也能避免老年人不合群。

社会方面，应为老人提供参与社会活动、满足自身爱好的机会和条件，要建立专业健康管理服务机构，包括心理健康检查、心理健康促进计划，以及心理咨询讲座等，以更好地帮助老年朋友拥有一个健康快乐的心理。

老年人如何远离抑郁症

抑郁症是老年人的一种常见的情感性精神障碍，多有精神诱因，如家庭矛盾、离开工作岗位、经济纠纷、夫妻不睦、子女不孝、身患重病等，特别是在冬季，天气阴冷，老人更容易产生抑郁情绪。

老年人抑郁症可表现为情感障碍：无精打采、兴趣下降、孤独、悲观、坐立不安、紧张、恐惧、惊慌、强迫、记忆力下降、失眠，以及觉得自己是个"废人""活着真没意思"。

要防治老年人抑郁症，需要注意以下几点：

1. 转移思路

当扫兴、生气、苦闷和悲哀的事情发生时，老年人可暂时回避一下，努力把不快的思路转移到高兴的思路上去。例如，换一个房间，换一个聊天对象，去会一个朋友或有意上街去看热闹等。

2. 向人倾诉

心情不快却闷着不说会闷出病来，有了苦闷应学会向人倾诉。把心中的苦楚说给知心人听并能得到安慰甚至帮助的人，心胸自然会像打开了一扇门。即使面对不太知心的人，把心中的委屈倾诉给他，也常能得到心境阴转晴之效。

3. 亲近宠物

老年人有意饲养猫、狗、鸟、鱼等小动物及有意栽植花、草、果、菜等，有时能起到排遣烦恼的作用。遇到不如意的事时，主动与小动物亲近，小动物会逗主人欢乐，与小动物交流几句，便可使不平静的心很快平静；摘摘枯黄的花叶，浇浇菜或坐在葡萄架下品尝水果都可有效调整不良情绪。

4. 业余爱好

老年人如果没有自己的业余爱好，生活就会单调。因此，老年人应培养自己的业余爱好，如集邮、打球、钓鱼、玩牌、跳舞等都能使业余生活丰富多彩。遇到心情不快时，完全可全身心投入自己的爱好之中。

5. 多舍少求

俗话说"知足者常乐"，老是抱怨自己吃亏的老年人，很难愉快起来。

6. 子女多给予关爱

子女对于老年人，不仅要在生活上给予照顾，同时要在精神上给予关心，提倡精神赡养，多听他们倾诉，多和他们聊天，遇事也可多向他们征求意见。

7. 严重时给予药物治疗

如果老年人的抑郁情绪迅速恶化，出现兴趣缺乏或脱离社会、记忆力明显减退或注意力不集中、悲观消极，产生寻死念头，则需要尽快用抗抑郁药物治疗。

老年人如何摆脱孤独症

老年人由于离开工作岗位，远离社会生活，再加上儿女独立成家，以及自身体力衰弱，行动不便，降低了与亲朋来往的频率，很容易感到孤独。如果不及时消除这种孤独感，就容易导致孤独症，又称自闭症、孤独性障碍。

要摆脱孤独症，老年人首先要避免产生孤独感，可参考以下几种方法：

1. 认知疗法

老年人首先要明白，子女长大成人，从父母身边离开，成家立业，哺育自己的后代，应该是子女成熟的标志，也是家庭发展的必然趋势。因此，老年人应该为子女的独立而感到高兴。

2. 行为疗法

当老年人感到孤独时，可以制订一个计划，向自己布置不同难度的交往任务。开始时，交往任务可以简单一些，然后逐渐加强交往的难度。注意，在与各种人的交往过程中，老年人一定要尊重别人的特点与习惯，努力与人和睦相处，并善于帮助他人，这样才能赢得别人的尊重和真诚的友谊。另外，老年人遇到困难要善于求助于人，通过别人的帮助，自己的心情也会变得开朗。

3. 婚姻疗法

俗话常说："少年夫妻老来伴。"孩子离巢，老年夫妇应该及时地将情感转向老伴，以此去填补因子女离巢而留下来的"真空"。如果是丧偶老人，可以在适当的情况下考虑再婚，使自己的情感得到寄托，以此来摆脱孤独。

4. 生活疗法

老年人摆脱孤独的最佳方法是创造良好的生活情境：子女离家建立新的生活空间后，老人还应该继续加强与子女的联系，尽量增强两代人之间的相互理解，给他们适当的帮助；同时，老人也可以在子女家轮流居住，以免独守空房。

5. 兴趣疗法

老年人应尽量扩大自己的兴趣范围，从看书、习字、画画、练琴、打拳、击剑、种花、饲养动物等活动中获得乐趣。即使从事这些活动时可能只有一个人，但是，一旦全身心地投入，孤独感也就悄然消失了。

如何消除老年人的疑病症

疑病症，又称疑病性神经症，是指人们对自身感觉或征象做出患有不切实际的病态解释，致使心身被由此产生的疑虑、烦恼和恐惧所占据的一种神经症。在进入老年期后，由于生理功能的退化，身体不免会出现这样或那样的不舒服，许多老年人就会产生疑病症的症状：凡自己患了一种病，哪怕出现一种症状，便对照医学书籍或科普文章进行比较分析。由于对医学的一知半解，通常是越比越像，表现出高度的敏感、关切和紧张，周而复始地为莫须有的症状焦虑不安，由此而产生恐惧、悲观的消极情绪，给家庭生活带来阴影。

要消除老年人的疑病症，需要做到以下几点：

（1）从老年人的内心深处和老年人的生理特征入手，运用亲切关怀而又通俗易懂的言语来说明精神与疾病的关系，实事求是地向老年人解释病情，使恐惧的心理逐渐弱化，从而解开郁结在心中的疑虑。同时引导病人正确地

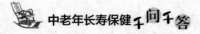

理解医学知识，不要盲目地照搬照套，自我取意。

（2）帮助老年人树立乐观主义的情绪，以积极的态度对待生活。有了稳定的情绪，才能增进健康。倘若消极悲观，精神萎靡不振，成天无病呻吟，反而会弄假成真，闹出大病。

（3）必要时，可让老年人到医院做些检查，排除顾虑，有助于老年人消除疑病情绪。

（4）鼓励老年人积极参加体育锻炼和集体娱乐活动，培养自己多方面的爱好，寻求丰富多彩的生活乐趣和活动领域，可使老年人逐渐淡化疑病情绪。

第九章 老年人的心理健康：老无所忧幸福安康

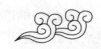

第三节
老年人丧偶与再婚

老年人丧偶后会产生哪些心理反应

老年丧偶，打击是巨大的，悲伤是必然的，一般会出现以下心理反应：

（1）悲痛：突然丧偶，老年人往往悲痛欲绝，号啕痛哭，撕心裂肺，欲用哭叫声唤醒已离世的亲人。这种强烈的期盼和渴望只能导致更深的悲伤，且短期内难以消除。

（2）自责：许多老年人会自责。比如，自己当时为什么不能发现老伴的不适症状？自己为什么没有坚持送老伴去医院检查？这是用一种痛苦的心态去寄托对老伴的深深怀念和哀思。

（3）焦虑不安：许多老年人在目睹老伴的去世后，仍幻想着老伴会回来，期盼心情强烈，又无能为力，导致吃不下，睡不着，终日坐卧不宁，心神不宁，这会持续一段时间。

（4）疲惫、忧郁：强烈的情绪激动、悲伤、紧张、焦虑后非常耗费精力，会使老年人全身疲累。在无望得到配偶再生时，老年人往往会产生抑郁、消极情绪，甚至自杀行为，长期的疲惫、悲观失望会引起身体免疫功能下降，引发精神和躯体疾病。

（5）怀念：在很长一段时间内，老年人往往不断地回忆老伴生前的生活过程和往事。进餐、睡前都会浮想联翩，头脑中常会出现老伴的身影，甚至幻听到他（她）的声音，每看到遗物，更是触景生情，以前美好的时光与现在过分清静、孤独的场面形成鲜明反差，很容易引起抑郁情绪。

如何调理老年人丧偶后的心理障碍

进入老年期，因为身体机能迅速衰退，再经历丧偶事件，这对老年人来说是巨大的打击，如果不及时调整，很容易引发心理障碍。那么，老年人怎样才能尽快摆脱和缩短丧偶后因过度悲伤而引起的心理障碍呢？一般可采取以下几种心理调适方法：

（1）正确对待丧偶的现实：老年人要认识到人的生、老、病、死是不可抗拒的自然规律。失去了几十年朝夕相处、休戚与共的老伴确实令人痛心，但保重身体，更好地生活下去，才是最好的选择，也是对死者最好的慰藉。

（2）避免自责：老伴去世后，许多老年人常常会责备自己过去有很多对不起老伴的地方。这种自责、内疚的心理使老年人整天唉声叹气，愁眉不展，削弱了机体免疫功能，常诱发其他躯体疾病以致过早衰老。

（3）转移注意力：老年人经常看到老伴的遗物会不断强化思念之情，加重精神上的折磨。这时，不妨把有些遗物暂时收藏起来，把注意力转移到当前的生活中，比如到社区参加一些有益身心健康的活动，也可到亲朋好友、子女处小住一段时间。

（4）寻求新的生活方式：丧偶后，老年人的生活往往被迫改变，如不及时调整，很容易引发孤独和寂寞情绪。这时，老年人应广泛培养爱好，如上公园散步、聊天、小跑、练气功、打太极拳、种花、养鸟、下棋等，不仅能摆脱痛苦，稳定情绪，更重要的是拓展自己的生活圈，交知心朋友，尽快走出丧偶后的心理阴影。

（5）再婚有利于摆脱孤独：丧偶后最大的苦恼是孤独，找一位贴心的老伴有利于减少孤寂无助感。当然，再婚需要跨越三大坎，一是子女的阻拦和反对，二是社会陈旧观念的束缚，三是择偶条件的制约。事实表明，老年人再择佳偶有利于身心健康和生活质量的提高，是防治疾病、长寿的一个重要因素。

老年丧偶过分悲痛有何危害

进入老年，许多人顺其自然地退休，有了更多的时间供自己支配，且儿女大多独立成家，正是老两口恩恩爱爱过幸福生活的时候。然而，如果这时一方去世了，幸福的生活瞬间被打破，另一方必定悲痛欲绝。许多老年人由于丧偶后过于伤感，终日沉浸于悲痛之中不能自拔，结果自己的身体也很快垮下来了，更有甚者，也随之过早地结束了自己的生命。

中医将喜、怒、忧、思、悲、恐、惊称为"七情"，分别由心、肝、脾、肺、肾所主，情志内伤是重要的致病原因。早在2000多年前，经典医著《黄帝内经》中就指出"喜伤心""怒伤肝""悲伤脾""忧伤肺""恐伤肾"。

就是说，七情六欲，人皆有之，属于正常的精神活动，但异常的情志活动，七情过极，则可引起很多疾病，小至毛发，大至全身。

现代医学研究发现情绪与健康关系密切，过度的忧愁悲哀不仅会导致已有病情的恶化，降低机体的免疫力，而且会诱发旧病。此外，强烈的精神刺激可使冠状动脉短暂痉挛收缩，肾上腺皮质激素分泌增加，心率加快，从而易于导致有冠心病的老人发生心肌梗死或诱发心绞痛及心律失常等。因此，老年人在丧偶后，一定要适当克制自己的感情，尽快振作精神，重新寻获幸福的生活。

为什么说老年丧偶半年是道"坎"

许多老年人接受不了伴侣离自己而去的事实，常常因经受不住失伴的悲痛，身体很快地垮下去，甚至很快死去。这种情况最常发生在老伴去世半年内的老年人身上。

英国学者曾对5500名55岁以上的英国丧偶女性进行观察，发现有213人在她们丈夫去世6个月内相继去世，此后的死亡率便明显减慢。芬兰学者也曾对9500名老年丧偶者做过类似研究，结果也证明，丧偶后半年之内是死亡危险期。还有研究发现，这期间的老年人免疫功能竟然只有其他时间的1/10，而居死亡前列的疾病是心脏病和中风。

医学专家对此分析认为，这主要是因为老年人在丧偶的半年内，生活方式发生了巨大的改变，一时难以适应，容易产生孤独、抑郁的心理。如果消极情绪没有得到缓解，就会引发包括抑郁症在内的各种精神疾患，加重原有的躯体疾病，进而影响身体健康，甚至导致死亡。

因此，在这段时间内，适当地做心理辅导，对丧偶老人心理状态的恢复和身心健康都非常重要。如果老人丧偶一段时间后情绪没有稳定和好转，应及时到医院进行心理咨询，最好进行一次全面的身体检查，尤其对心脑血管疾病应及早进行治疗。同时，老年人要多读书、听音乐、做体育锻炼、参加老年大学学习等更多的社会活动，转移注意力，并及时进行心理咨询。

此外，家人还应帮老人安排好生活，不要让老人过于劳累，有利于稳定老人情绪。待老人情绪稍稳定后，可以让老人到亲属或子女家小住或到外旅游一番，开阔其视野，也有利于减轻其悲伤情绪。

晚年丧偶如何消除孤独感

到了老年，子女大多独立，待在父母身边的时间变少，再加上老年人逐渐从工作、劳动中退出来，交际圈缩小了许多，这时，就凸显出了老年夫妻感情的重要性。然而，许多老年人遭遇丧偶事件，让人陷入了深沉的悲痛和孤独之中。这时,如何帮助丧偶后的老人消除孤独感,就成为子女们最关注的问题。

一般来说,子女应通过以下几种方式来消除丧偶老人的孤独感:

1. 用纪念物品抒发老人的情感

在刚开始的忧伤阶段,子女要让丧偶老人的悲伤情绪得以倾诉和宣泄,给予开导。对于遗物如结婚证、荣誉证、照片及某些具有象征性意义的东西,在老人同意下要妥善保存,这些东西可以充当老人失去的"另一半",以抒发感情。

2. 充分利用子孙的影响力

子女后辈要主动给予老人更多的陪伴和关怀,减少老人的孤独无助感,多使用"爸爸""妈妈""爷爷""奶奶"等称呼,让老人感受到关心自己的大有人在,后继有人。要充分利用隔代辈分的影响力冲淡悲伤的情绪。

3. 改变家庭布局,开始崭新生活

待老人情绪稍稳定后,可帮助老人改变一些家庭布局,帮老年人报一些兴趣班或老年活动,意味着另一种崭新生活的开始。

怎样寄托对已故配偶的怀念

俗话常说"一日夫妻百日恩",到了老年,数十年朝夕相处的恩爱夫妻中的一方亡故,活着的一方在经历一番深沉的悲痛后,还是必须要继续生活下去。

怀念亡者,一方面是作为"感情动物"的人的一种自然情感,另一方面也是为了生者自身。怀念亡者最好的方式,是选择将一些具有积极意义的遗物珍藏起来,作为永久的纪念,比如死者生前的著述、遗照,应该有所选择地保存。心理学家认为,遗照以保存老年初期的为好,那样既可以反映死者晚年的风采,又可以给人留下成熟、精神、老练的印象,给人一种积极的力量。

但如果老年人的注意力过于集中在这些亡者的遗物上,整天沉湎在过去那些美好回忆中,则应减少接触遗物的机会,把注意力转移到当下的生活中。

老年人丧偶如何进行心理调适

老年丧偶,对老年人的打击是巨大的。心理学家认为,丧偶对老人整个身心健康的严重损害,可以分成两个阶段:前阶段的过度忧伤和后阶段的孤独无助。

1. 前阶段的过度忧伤

对老年人来说,配偶是生活上最亲密、感情上最融洽的伴侣。要知道,几十年的相濡以沫,会悄悄积淀下一种巨大的力量,这种力量平时淹没在琐碎的生活中，只是在丧偶时才会爆发出来，给人以致命打击。一对老年夫妻经过生儿育女，风雨同舟，几十年来的生活旅途，已经变得十分了解和熟悉，一个眼神、一个动作都知道对方的心思。他们感情上互相慰藉，互相依赖，相濡以沫，心心相印，亲密无间，到了谁也离不开谁的地步。这时，一方的离去，无异于自己身心的一部分死去，身心不完整的人当然很难活得开心，他们或终日痛哭流涕，不愿与已死的老伴分离；或呆若木鸡，不思茶食，一味唉声叹气；或悲情难遏，迁怒于人，怪罪自己。久而久之，就容易积郁成疾，在老伴仙逝不久后随之而去。所以，在居丧的前阶段，帮助老人消除忧伤、重振精神是主要的。

2. 后阶段的孤独无助

丧偶后，老年人常常刚从丧偶的悲痛情绪中走出来，又陷入了孤独无助的情绪，感觉没人陪自己说话，没人陪自己做运动，没人陪自己吃饭，等等。这不仅需要老年人自己转变意识，多去户外走走，多结交朋友，还需要子女做出努力，帮助老人摆脱旧日的恋念，重新开始新生活、适应新生活是健康长寿的基本保证。

一般来说，子女可做到：为避免触景生情，制止忧伤心情的延续，可先将家中的布置做个调整，给老人以新的感觉；要主动给予更多的陪伴和关怀，以减少老人孤寂和无助感，使之逐步习惯新的生活；鼓励老人扩大活动圈，与人多交往；培养老人新的业余爱好，如养花、种草、集邮等；指导老人做一些力所能及的家务活，主动参加社会公益活动；若老人有再婚之念，应给予支持和帮助，使其余生重添乐趣。

为何说再婚对老年人的心理健康有好处

随着年龄的增长，老人群体的丧偶率也呈大幅上升的趋势。空巢化、高龄化再加上丧偶，会使老年人的生活雪上加霜，更加孤独无助。老年人怎样从丧偶的悲伤中走出来，重新找到生活的支点？医学专家普遍认为，对丧偶老人应提倡再婚，重新寻找生活伴侣，而且，据调查，城市老人丧偶后想再婚的还是多数，一些社会机构甚至因此成立了专门的老年婚姻介绍所。

国外曾做过一个丧偶老人再婚生活状态的调查，发现丧偶老人再婚以后生活会有很大的变化，他们不再感到孤独，觉得生活更有意义，这说明再婚可以解决老年人丧偶后在生活、情感上的痛苦与无助，心理学家也认为再婚对老年人的心理健康大有好处：

（1）再婚后，老年人有了一个新的伴侣，可以共同分享、追忆生活的往事、喜怒哀乐，这样可以排除内心的烦恼、焦虑、苦闷、忧郁，使内在的情感与外界的刺激达到平衡。

（2）再婚后，老年人有人陪伴度日可以消除孤独。比如，白天做些两个人都感兴趣的事，晚上一起听音乐、看电视，夜深人静时互相体贴、安慰。这样的生活既解决了平时在生病时没有人照顾的问题，又给生活带来了乐趣。

（3）再婚后，两个老人不仅在生活上可以互相照顾、互相扶持，而且更重要的是在精神上的互相沟通和慰藉，这样在心理上能达到平衡，精神上也可以放松。它能使人愉快地度过幸福的晚年，享受人生的最后阶段。

老年人再婚为什么要以爱情为基础

对于丧偶的老年人来说，再婚确实可以帮助老年人摆脱孤独的生活，安享幸福晚年，但如果老年人的再婚不是以爱情为基础，则容易给晚年生活带来不幸。

有些老年人在再婚择偶时，要求众多，既要考虑爱情因素，又要讲究物质基础和其他条件，比如经济收入、存款、房子、子女等，过度挑剔的后果就是很难再婚，只能继续孤独。

有些老年男性在再婚择偶时，因自己不太会做家务事，生活自理能力差，很希望找一个老伴照顾自己，因此他们关注的重点在于女方是否身体健康、是否会做家务、是否懂得体贴照顾人等，而对爱情这方面的主要因素却忽视了，对女方的感情成分少，很容易在以后的生活中因为不宽容不体谅而激发矛盾。

有些老年女性在再婚择偶时，过于想通过再婚改变自己原来的生活地位和居住环境，特别是经济收入少、生活条件差的老年女性，总想找个经济宽裕、生活条件比自己好的老伴来扶助自己，使自己的晚年能过得更好。过于重视物质、淡漠感情，也容易在婚后的生活中引发种种矛盾。

老年人再婚应注意哪几个问题

很多老人一旦丧偶，就基本上处于与世隔绝的状态，除了子女偶尔来看看以外，与社会的各种联系基本断绝了，每天就连说话的机会都没有，孤独与寂寞就成了生活的主要内容。所以人们说：儿孙满堂，不如半路夫妻。而且，老年人越来越高的再婚率也证明，老年人再婚对其健康和长寿大有益处，而且还会造福于每个家庭和整个社会，减轻子女的精神负担。

但如果老年人不注意处理以下几个问题，就很难成功地再婚：

1. 观念问题

许多老年人深受"从一而终"的封建思想影响，认为自己再婚是对亡故配偶的不忠，即使他们本人有再婚的愿望，也会在这种想法面前退缩。于是单身老人便以怀念死者来冲淡自己对伴侣的渴望。

2. 财产问题

老人再婚，不可避免地涉及将来的财产再分配问题。老人们各自拥有的财产不一，还有的单身老人与儿女拥有共同财产。如果老年人在婚姻存续期间或是其死后的财产侵害上稍有差池，则很可能引发双方子女间的矛盾。因此，老年人最好签好婚前财产协议，提前商量好财产的归属。

3. 子女反对

国内曾有报纸做过一份关于对单身老人再婚支持与否的调查问卷，结果有60%以上的年轻人坚决反对自己的父或母再婚，29%的年轻人认为可以考虑，还有不到10%的人认为无所谓。不少做儿女的觉得只要保证父母衣食无忧，自己就算尽了孝心，在他们看来，谈恋爱是年轻人的事，老年人不该想这些。

4. 赡养问题

儿女的赡养义务不应该因老人的再婚而消灭或中止，婚姻自由是老人不可剥夺的权利。当然，家庭问题最好是和平解决，再婚之前对于儿女要充分沟通，争取理解。

5. 安葬问题

再婚夫妇死后的安葬问题也是干扰老人再婚的原因。在我国，受传统观念的影响，子女对父母的安葬问题都是比较重视的。死后是和原配还是和再婚的老伴安葬在一起呢？有媒体就曾报道过双方子女争着安葬老人而打架的事件。

6. 依法登记

只有经过登记双方才是合法的夫妻，受法律的保护，老人再婚当然也不例外。

为何再婚老人离婚率高

据上海老年学会一份针对429位单身老人再婚问题问卷调查显示，90%的单身老年人渴望再婚，但是，再婚的成功率却不足5%。还有资料表明，老年人离婚现在呈上升趋势，而再婚老人离婚的案件占所有老年离婚案件的90%。有的调查认为现在有三成的再婚老人最后又分手了。

导致老年人再婚相处难的原因，集中体现在子女阻挠方面。子女不支持老人再婚，无非三个原因：怕老人的财产流失，且老人财产越多，再婚受到儿女的阻力越大。有一位老人再婚时，子女们就百般阻挠。当她因病住院时，子女们情急之下决定采用"逼宫"的手段,逼迫病重的母亲立刻把存折交出来,让他们拿去公证,免得母亲一旦去世便宜了外人。类似这样的事情很多,逼得老年人不敢再婚,或是再婚也被逼离婚。还有的子女不支持老人再婚,是因为觉得老人再婚是件"丢脸"的事,或是怕老人再婚后与新老伴处不好,给他们带来麻烦。

此外,相爱容易相处难,也是老人再婚后离婚的重要原因。人到老年之后,就变得缺少"弹性"了,无论是生活习惯还是身体状况,都很难再适应新的改变。再婚会打乱原有的生活,两个习惯完全不同的老年人突然生活在一起,就算一方想适应另一方,身体也不允许,可能就会因此而病一场,或是由此产生种种矛盾,迫使双方离婚了事。

老年人再婚后最忌讳什么

随着观念的改变,老年人再婚,已成为一种普遍现象。然而,要想使新的婚姻幸福而持久,需要老年人在生活中注意自己的言行,对双方敏感的问题应有所"忌讳"。

1. 莫将新伴比旧伴

许多丧偶老人都会想念以前的老伴,再婚后也容易将新老伴与原来的老伴相比,若新老伴在某些方面不如原来的老伴,便会不自觉地在新老伴面前夸奖原来的老伴。这样会导致新老伴的心理不平衡,引起摩擦不和。

2. 莫将原来的家庭阴影带入新家庭

许多离婚老人因为在婚姻中遭受重大感情挫折,留下了心理阴影,但如果把原来感情上的阴影带进新的家庭,事事要态度、提防新老伴,这样双方的感情就会出现隔膜,生活在一起也不会幸福。

3. 不要让经济问题侵蚀双方情感

经济问题是再婚后双方最为关注的问题,如果双方都考虑自己的经济利益,私藏小金库或总将钱放在嘴边,为金钱而斤斤计较,这也会给婚姻带来阴影,而使新的婚姻难以维持。

4. 不要因偏心导致婚姻夭折

人们都认为孩子是自家的好,在孩子问题上,如果双方都偏袒自己的孩子,很容易使子女同老人形成对立,从而影响老人之间的感情。

第四节
老年人离退休生活

离退休前应做好哪些准备

为了更好地适应退休后的生活,不至于因失落感和孤独感导致身心疾病,老年人需要在离退休前做好以下心理准备:

(1)正确认识退休,明白不管职位高下,人总有退休的一天,这是生命历程中一个必然经历的过程。

(2)少管事,多找退休人员谈心,领导者则应少坐些公车,少一些应酬,以便让心理与行为提前到位。

(3)多观察社会现象,多参加一些社会活动,发挥自己的余热和特长。

(4)退休老人要善于学习,要抱着老有所用、老有所学的态度,不可产生学了没用的观点,不求上进。

(5)丰富老年生活,扩大自己的社会圈子、朋友圈子,形成新的生活范围,了解不同的生活,充实生活。

(6)多发展业余爱好,在经济条件允许的情况下,可买一些运动器材、结伴旅游或参加钓鱼、爬山等活动。

此外,家人的体谅和帮助很重要。子女要多安慰老人,常和老人聊聊天,鼓励他们,帮助他们尽快适应退休后的新生活。

怎样消除老年人离退休的消极心理

许多老年人尤其是老干部很容易在离退休后产生消极心理,如:

(1)多虑:对自己的健康状况很多心,对别人的态度很多心,很担心"人一走,茶就凉"。

（2）盲目自信：有时达到固执的程度，明明记忆力衰退了，学习差了，思想跟不上形势了，还自以为是。

（3）淡漠：对生活不感兴趣，甚至认为对一切都"看穿了"，这种淡漠心理很容易发展为悲观失望。

那么，如何消除老年人的消极心理因素呢？可参考以下建议：

（1）引导老年人认识到一个人总是要经历从少壮到衰老的过程，到了年龄就应该高兴地退下来，这是一种尊重客观规律的表现。只有这样，老年人才能把自己摆在适当的位置，知足常乐。

（2）帮助老年人科学地安排新的生活，使生活中不至于出现空白点，而是有工作可做，有事可干，有活动可进行，有生活乐趣可享受。

（3）帮助老年人解决家庭纠纷和生活中的其他困难，教育年轻人尊老爱老。

离退休老年人心理上有哪些喜和怕

对于退休生活，老年人一般存在喜欢和害怕的心理：

1. 喜欢活动，怕受寂寞

退休后，老年人从紧张的工作岗位上退下来，一边高兴自己终于有时间去做自己喜欢的事，一方面也感到空虚、苦闷、茫然无措，特别是看到自己的子女和周围的人忙忙碌碌，而自己无所事事，更会增加他们的孤独苦闷感，或郁郁寡欢，或发无名之火。

2. 喜人尊重，怕受冷落

老年人退休后，他们昔日职位带给他们的光环逐渐消失，一些原先对他们百般讨好的趋炎附势之徒便弃他们而去，使他们在心灵上受到很大创伤，普遍产生失落感，觉得社会地位一落千丈，甚至导致性格渐渐内向，深居简出，不愿与人接触。但同时，他们也更加渴望受人尊重。

3. 喜忆往事，怕失传统

退休后，老年人都变得喜欢回忆往事：有时同辈相聚，谈及往事，津津有味，感慨万千；有时与家人闲聊，爱谈自己的少壮经历；有善文者，则欣然命笔，写起回忆录来。而且，老年人对社会风气不正深感忧虑，希望恢复老传统。

4. 喜讲寿道，怕听哀音

随着年龄的增长，老年人越来越注意保养身体，加强锻炼，勤于访医问药，希望健康长寿。尽管老年人不可避免地会想自己的身后之事，但不愿听到老战友、老熟人的噩耗，害怕自己卧床不起，害怕一方先逝。

心理问题对离退休老人健康危害有哪些

退休后，老年人常常因为不适应生活的巨大变化而产生种种心理问题，心理问题对老年人的健康危害主要表现在以下几点：

（1）退休后，许多老年人就天天待在家里，导致长期缺乏与人沟通，易产生孤独、自尊感不强和老而无用的感觉。

（2）心理疾病会诱发或加重常见的高血压、糖尿病、胃肠功能紊乱、阿尔茨海默病等众多的老年疾病。

（3）患有心血管病、脑血管病和恶性肿瘤的老人，其致病的主因往往是心理问题。

（4）消极情绪是破坏身体免疫系统的凶手，是导致身心疾病的诱因。

（5）退休后，老年人如果不及时调整心理状态，容易产生紧张焦虑情绪，频频给脑垂体以不安的刺激，致使它发生各种偏激过敏的信号，扰乱内分泌的良好均衡状态，易导致各种疾病的发生。

老年人退休后如何适应变化

尽管人人都知道，年龄到了就要退休，但真正到了这一天，有的老年人可能会很不适应，甚至因此产生一些心理疾病。那么，老年人退休后要怎样适应变化呢？

（1）老年人要有一个自己的"窝"，最好是与儿女为邻，即人们常说的"一碗汤距离"，既可相互关照，又有自己的空间，进退自如，不要急于把房子财产都给儿女，否则需要用钱时左右为难。

（2）老年人应该保持"活到老，学到老"的精神，去老年大学，选学一两门自己喜欢的课程，无疑是一个好的选择，还可丰富生活。而且，老年人还可以在老年大学认识一些与自己兴趣爱好相同又离自己住处较近的朋友。

（3）老年人不但要经常适量地锻炼身体，还要适量地用脑，坚持读书看报，善于思索一些问题，保持思维的灵活性，培养广泛的生活情趣和丰富的精神生活，使自己的生活充实化、丰富化、意义化，提高适应性，进而从寂寞、烦闷、焦虑的低谷中走出来。

（4）有条件的刚刚退休的老年人可找个单位发挥余热，当当顾问，一周上几天班，即使顾问费少一些也可以，既体现自身价值，又调节自己的心情。余下几天可以享受退休的乐趣，这样一个过渡过程，对适应退休生活是非常有益的。

（5）老年人在身体状况和经济条件较好的时候，结伴出门旅游，饱览祖国名山大川，陶冶情操，充实自我。

（6）退休前，老年夫妻都各忙各的工作，退休后，可适当多做些家务，以增进夫妻感情。

老年人要保持良好的人际关系，有一帮老友，可以一起享受生活，相互关照，也多与本单位的退休人员接触、交流、谈心等，还可以去探望远方的亲友，顺便旅游，这都有利于延缓衰老。

退休老人常见的偏异心理有哪些

许多老年人在退休后，因为不能适应生活的巨大变化，而产生了不少偏异心理，对身心健康极为不利。一般来说，退休老人常见的偏异心理有以下几种：

1. 垂暮感

一些老年人认为退休就是老了、不中用了、来日不多了的象征，从而产生垂暮心理，悲观失望，情志消沉。

2. 孤独感

退休后，由于离开了紧张的工作、朝夕相处的同事，一些老年人会感觉在精神上失去了依托，再加上子女也是忙忙碌碌，没有时间陪在身边，常常感觉已被生活抛弃，无比孤单寂寞。

3. 自卑感

有些老年人退休后生活无人管，意见无处提，周围遇到的都是冷漠的态度，他们的自尊心受到了损伤，觉得自己矮人一等，在生活中已无足轻重，从而产生自卑感和抑郁心情。

4. 急躁易怒

退休后，由于社会角色的演变，加上生理上的老化，耐受力差，一些老年人遇到不顺心、不如意的事，就容易大动肝火，或闷在心中，郁怒难解，就会招致旧病复发，新病接踵而至。

5. 沉湎于过去

退休后，一些老年人思想跟不上时代的步伐，又因为社会和家庭地位的变化，处处感到"今不如昔"，于是只好从往事回忆中去寻找安慰，沉湎于过去的自我之中。

6. 对生命的紧张情绪

人到老年，普遍对生命有一种紧张情绪。特别是一下子由紧张生活变为松懈而散漫的生活，容易把注意力过分集中在身体上，对于自身各个系统的生理功能变化过分敏感，稍有不适，就疑虑重重，以为患了什么不治之症，造成情绪紧张，寝食不安。